Intestinales Mikrobiom und Innere Medizin

UNI-MED

UNI-MED Verlag AG
Bremen - London - Boston

Stange, Eduard F.:
Intestinales Mikrobiom und Innere Medizin/Eduard F. Stange.–
2. Auflage - Bremen: UNI-MED, 2025
(UNI-MED SCIENCE)
ISBN 978-3-8374-1675-6

Printed in Europe

UNI-MED. Die beste Medizin.

In der Reihe UNI-MED SCIENCE werden aktuelle Forschungsergebnisse zur Diagnostik und Therapie wichtiger Erkrankungen "state of the art" dargestellt. Die Publikationen zeichnen sich durch höchste wissenschaftliche Kompetenz und anspruchsvolle Präsentation aus. Die Autoren sind Meinungsbildner auf ihren Fachgebieten.

Der Verlag dankt der Firma Ardeypharm GmbH Pharmazeutische Fabrik für die Unterstützung der Produktion dieser Auflage. Der Verlag versichert, dass der Industriepartner keinerlei Einflussnahme auf den Inhalt des Buches, insbesondere auch nicht auf Therapieempfehlungen, nehmen konnte.

Vorwort und Danksagung

Früher eigentlich fälschlicherweise als "Flora" bezeichnet, steht das intestinale Mikrobiom derzeit im Fokus der Humanmedizin. Zahlreiche Erkrankungen sind zumindest mit Veränderungen der Mikrobiota assoziiert, auch für eine kausale Rolle gibt es zahlreiche Hinweise. Die althergebrachte Vorstellung einer unabhängigen Kohabitation von Mikrobiom und Wirt wird ersetzt durch das Konzept einer gegenseitigen Abhängigkeit: Wir bestimmen durch unsere genetische Ausstattung, aber auch wesentlich durch unsere Umweltexposition unser individuelles Mikrobiom, ebenso wie dieses wesentliche physiologische und pathologische Funktionen bzw. Dysfunktionen beeinflusst.

Erstaunlicherweise gab es bisher im deutschen Sprachraum keine handliche, aktuelle Übersicht zu diesem Thema. Daher werden in diesem Band zunächst Zusammensetzung und Dynamik des humanen intestinalen Mikrobioms erläutert, das Mykobiom und das extrem komplexe Virom erhalten ein eigenes Kapitel. Es ist eine erstaunliche Leistung nicht nur unseres Darmes, diese Unzahl an Mikrobiota, vergleichbar der Gesamtzahl an Zellen im menschlichen Körper, auf Distanz zu halten. Dies gelingt durch eine komplexe Schleimhautbarriere, die normalerweise das Darmepithel steril hält. Entscheidend ist hier das angeborene Immunsystem mit Bildung zahlreicher antibakterieller Peptide, sogenannter Defensine.

In weiteren Kapiteln werden dann die wichtigsten Veränderungen und vor allem die Rolle des Mikrobioms bei zahlreichen Krankheiten wie chronisch entzündlichen Darmerkrankungen, Reizdarmsyndrom, Leber- und Gallenwegs- sowie Autoimmunerkrankungen diskutiert. Es folgen der Komplex Ernährung, Adipositas und Diabetes sowie Atherosklerose mit jeweils eigenen Kapiteln. Schließlich gibt es überraschende Beziehungen der Mikrobiota zur Malignomentstehung, nicht nur zum Kolonkarzinom. Es folgt ein Abschnitt über Antibiotika und deren Rolle bei zum Teil dauerhaften Störungen der intestinalen Bakterien und Pilze. Am Ende des Buches wird auf die therapeutischen Konsequenzen eingegangen, am Beispiel von Mikrobiomtransfer ("Stuhltransplantation") und Probiotika.

In der hier vorliegenden zweiten Auflage wurde der Text überarbeitet und aktualisiert sowie ein eigenes Kapitel über das intestinale Mykobiom ergänzt. Alle Kapitel sind auch für sich lesbar und verständlich, ohne Anspruch auf Vollständigkeit. Es würde uns freuen, wenn dieser kleine Band weiterhin dazu beitragen würde, das Mikrobiom aus seinem Schattendasein im Darm zu führen. Schließlich danke ich der Alfred-Nissle-Gesellschaft für die Unterstützung bei diesem Buch. Vor allem bedanke ich mich bei allen Autoren für ihren Beitrag und dem Verlag für die hervorragende Zusammenarbeit.

Stuttgart, im Oktober 2024 *Prof. Dr. Eduard F. Stange*

Autoren

Herausgeber

Prof. Dr. med. Eduard F. Stange
Happoldstraße 71a
70469 Stuttgart

und

Medizinische Universitätsklinik
Abteilung Innere Medizin 1
Otfried-Müller-Str. 10
72076 Tübingen

Kap. 4., 5.

Autoren

Dr. rer. nat. Tanja Bedke
I. Medizinische Klinik und Poliklinik
Universitätsklinikum Hamburg-Eppendorf
Martinistraße 52
20246 Hamburg

Kap. 8.

Prof. Dr. med. Luc Biedermann
UniversitätsSpital, Zürich
Klinik für Gastroenterologie und Hepatologie
Rämistrasse 100
8091 Zürich
Schweiz

Kap. 1.

Prof. Dr. med. Stephan C. Bischoff
Institut für Ernährungsmedizin
Universität Hohenheim
70593 Stuttgart

Kap. 10.

Prof. Dr. med. Ali Canbay
Medizinische Klinik
Universitätsklinikum Knappschaftskrankenhaus Bochum GmbH
Ruhr-Universität Bochum
In der Schornau 23-25
44892 Bochum

Kap. 7.

Prof. Dr. med. Andreas Erhardt
Klinik für Innere Medizin II – Gastroenterologie, Hepatologie, Diabetologie und Ernährungsmedizin
Petrus-Krankenhaus Wuppertal
Akademisches Lehrkrankenhaus der Heinrich-Heine-Universität Düsseldorf
Carnaper Straße 48
42283 Wuppertal

und

Institut für Mikrobiota und Molekulare Medizin – IM^3
Bergstraße 5-11
42105 Wuppertal

Kap. 6.

Ao.-Prof. med. Christoph Gasche
Klinische Abteilung für Gastroenterologie und Hepatologie
Universitätsklinik für Innere Medizin 3
Medizinische Universität Wien
Spitalgasse 23
A-1090 Wien

und

Loha for Life
Medizinisches Kompetenzzentrum Eisenmangel & Gastroenterologie
Heiligenstädterstraße 50-52
A-1190 Wien

Kap. 13.

Prof. Dr. med. Martin Götz
Medizinische Klinik – Gastroenterologie/Onkologie
Klinikum Sindelfingen-Böblingen
Kliniken Böblingen
Bunsenstraße 120
71032 Böblingen

Kap. 15.

Prof. Dr. med. Samuel Huber
I. Medizinische Klinik und Poliklinik
Universitätsklinikum Hamburg-Eppendorf
Martinistraße 52
20246 Hamburg

Kap. 8.

Prof. Dr. Ilse D. Jacobsen, PhD
Forschungsgruppe Mikrobielle Immunologie
Leibniz-Institut für Naturstoff-Forschung und Infektionsbiologie
Beutenbergstraße 11a
07745 Jena

und

Institut für Mikrobiologie
Friedrich-Schiller-Universität Jena

Kap. 2.

Priv.-Doz. Dr. Dr. med. Ben Arpad Kappel
Klinik für Kardiologie, Angiologie und Internistische Intensivmedizin
Universitätsklinikum Aachen
Pauwelsstraße 30
52074 Aachen

Kap. 12.

Priv.-Doz. Dr. med. Thomas Klag, M.A.
Bauchraum – Gastroenterologisches Zentrum
Bessemerstraße 7
70435 Stuttgart

Kap. 3.

Prof. Dr. Wolfgang Kruis
Medizinische Fakultät der Universität zu Köln
Am Dorfplatz 1
50259 Pulheim

Kap. 16.

Dr. Michaela Lang, PhD
Zentrum für Mikrobiologie und Umweltsystemwissenschaft
Department für Mikrobiologie und Ökosystemforschung
DOME
Djerassiplatz 1 (UBB)
A-1030 Wien

Kap. 13.

Lotta Nowak B. Sc.
Institut für Ernährungsmedizin
Universitätsklinikum Schleswig-Holstein – Campus Lübeck
Ratzeburger Allee 160

23538 Lübeck.

Kap. 9.

Dr. rer. nat. Penelope Pelczar
I. Medizinische Klinik und Poliklinik
Universitätsklinikum Hamburg-Eppendorf
Martinistraße 52
20246 Hamburg

Kap. 8.

Dr. med. Andreas Pütz
Klinik für Kardiologie, Angiologie und Internistische Intensivmedizin
Universitätsklinikum Aachen
Pauwelsstraße 30
52074 Aachen

Kap. 12.

Prof. Dr. med. Dr. phil. Gerhard Rogler
Klinik für Gastroenterologie und Hepatologie
UniversitätsSpital Zürich
Rämistrasse 100
CH-8091 Zürich, Schweiz

Kap. 1.

Alina M. Rüb
Klinik I für Innere Medizin
Universitätsklinikum Köln (AöR)
Kerpener Str. 62
50937 Köln

Kap. 14.

Dr. Björn O. Schröder, PhD
Group Leader Laboratory for Molecular Infection Medicine Sweden (MIMS) – The Nordic EMBL Partnership for Molecular Medicine and Department of Molecular Biology
Umeå University
901 87 Umeå
Schweden

Kap. 4., 5.

Hasibullah Siffeti
Institut für Ernährungsmedizin
Universitätsklinikum Schleswig-Holstein – Campus Lübeck
Ratzeburger Allee 160
23538 Lübeck

Kap. 9.

Marie-Christine Simon, PhD MSc RD
Universität Bonn
Institut für Ernährungs-und Lebensmittelwissenschaften (IEL)
Katzenburgweg 7
53115 Bonn

Kap. 11.

Prof. Dr. Christian Sina
Institut für Ernährungsmedizin
Universitätsklinikum Schleswig-Holstein – Campus Lübeck
Ratzeburger Allee 160
23538 Lübeck

Kap. 9.

Dr. rer. nat. Friederike Stumme
Universitätsklinikum Hamburg Eppendorf
I. Medizinische Klinik und Poliklinik
Martinistraße 52
20246 Hamburg

Kap. 8.

Dr. rer. nat. Svenja Sydor
Medizinische Klinik
Ruhr-Universität Bochum
Universitätsklinikum Knappschaftskrankenhaus Bochum GmbH
In der Schornau 23-25
44892 Bochum

Kap. 7.

Prof. Dr. Maria J.G.T. Vehreschild
Zentrum für Innere Medizin – Schwerpunkt Infektiologie
Universitätsklinikum Frankfurt
Theodor-Stern-Kai 7
60590 Frankfurt am Main

Kap. 14.

Inhaltsverzeichnis

1. Dynamik und Struktur des intestinalen Mikrobioms

Die intestinale Mikrobiota, das "Mikrobiom" (oder früher die "Darmflora") ist ein komplexes Ökosystem einer Vielzahl von Organismen, das in jedem Individuum einerseits in seiner Grobzusammensetzung über das gesamte Leben relativ stabil, aber andererseits kurzfristig über eine Vielzahl von Einflussfaktoren modulierbar ist. Dabei zeigt nicht nur die "genetische" Zusammensetzung (also das eigentliche "Mikrobiom") eine Variabilität und Dynamik, sondern auch die funktionellen Eigenschaften einzelner Bakterienstämme bzw. deren Gesamtheit an Stoffwechselprodukten (das sogenannte "Metabolom"). Die Untersuchungen zur Dynamik und Struktur des intestinalen Mikrobioms werden dadurch erschwert, dass mittels der heute gängigen Methoden wie DNA-Sequenzierung nur grobe Daten zur Bakterienzusammensetzung zwar zu ermitteln sind, aber nur wenig Informationen zur spezifischen Funktion in einem individuellen Ökosystem gewonnen werden können. Zudem hat sich gezeigt, dass es beträchtliche interindividuelle Unterschiede gibt, die dennoch einem physiologischen Zustand ("Eubiose") entsprechen. Diese erhebliche physiologische Varianz betreffend der "normaler" Komposition der Mikrobiota erschwert das Auffinden kausaler Zusammenhänge zwischen Erkrankungen und der Mikrobiota-Komposition. Auf Grund dieser Überlegungen und der großen Streubreite der Eubiose folgt unweigerlich auch, dass es betreffend der Komposition äußerst schwierig ist, eine scharfe Demarkation zwischen normaler und alterierter mikrobieller Komposition ("Dysbiose") zu ziehen, und damit eine mikrobielle Dysbiose überhaupt scharf zu definieren.

1.1. Mikrobiota und Mikrobiom – einige Fakten

Die normale Darm-Mikrobiota des Menschen besteht neben den Bakterien auch aus Pilzen (sog. Mykobiom oder Fungom), Viren (Virom) und einigen Archaeen, die vorwiegend den unteren Darmtrakt besiedeln.

> Der mit Abstand auffälligste, häufigste und zugleich bisher am besten erforschte Bestandteil der normalen Mikrobiota sind aktuell die Bakterien. Bis zu 100 Billionen (10^{14}) Mikroorganismen pro Mensch besiedeln den Darm und machen etwa zwei Kilogramm des Körpergewichts aus. Sie repräsentieren mindestens 300-1.000 verschiedene Arten. Zunehmend werden auch Daten zum Virom (einschliesslich der Bakterien befallenden Bakteriophagen) und zum Mykobiom/Fungom publiziert und nach dem heutigen Kenntnisstand ist es keineswegs ausgeschlossen, dass die beiden letztgenannten bedeutsamer für die humane Gesundheit bzw. Krankheitsentstehung sind, als bisher bekannt.

Das Wissen über die mikrobielle Zusammensetzung des Darminhaltes hat durch die Verwendung kulturunabhängiger Analysemethoden wie der genetischen Sequenzierung erheblich zugenommen. Dennoch ist es schwierig zu definieren, wie viele Bakterienarten tatsächlich in einer Darm-Mikrobiota-Probe vertreten sind. Dies hängt von dem mathematischen Algorithmus ab, der für die Analyse verwendet wird, und von dem Grenzwert für die Ähnlichkeit der DNA-Sequenz: Normalerweise wird eine Sequenzidentität von 97 % gewählt, um verschiedene "Arten" abzugrenzen und eine sogenannte "operationale taxonomische Einheit" (OTU) zu definieren.

Generell sollte man, wenn man die Gesamtheit der Mikroben meint, von der "Mikrobiota" sprechen. Der Terminus "Mikrobiom" meint eigentlich das Genom der Mikrobiota, deren Erbinformationen. Allerdings fokussieren fast alle bisherigen Analysenmethoden auf die genetische Information über Sequenzierung. Das bedeutet gleichzeitig, dass unsere Informationen über die Funktionen der Mikrobiota sehr mangelhaft sind. Wenn wir nur das Mikrobiom kennen, wissen wir wenig über dessen Metaboliten, das Metabolom. Zwar gibt es immer mehr Untersuchungen auch zum bakteriellen Metabolom. Diese Untersuchungen decken aber meist nur einen kleinen Teil der möglichen Stoffwechselleistungen ab und fokussieren häufig auf "klassische" Metaboliten wie kurzkettige Fettsäuren (*short chain fatty acids*, SCFA, z.B. Butyrat). Dieselbe Bakterienspezies kann jedoch in unterschiedlichen Ökosystemen (z.B. sogenannten "Konsortien") sehr unterschiedliche metabolische Funktionen erfüllen. Das metabolische Profil verschiedener Bakterienspezies hängt von deren Umgebung und der Funktion anderer Spezies in der Umgebung ab. Die reine DNA-Sequenzierung sagt uns daher sehr wenig über die Funktion oder eine mögliche Pathologie aus.

Eine "Dysbiose", die als Assoziation bei vielen Erkrankungen gefunden wurde, basiert also weniger auf dem fixen mikrobiologischen bzw. bioinformatischen Definitionen eines kompositorischen Normalzustands ("Eubiose") bzw. in diesem Fall eben der Abwesenheit eines solchen. Der Begriff "Dysbiose" meint vielmehr, dass eine bestimmte mikrobielle Zusammensetzung als Folge verschiedener Einflussfaktoren, wie z.B. Genetik des Wirtes oder Umweltfaktoren (Diät, Medikamente, Geburtsmodus, Lebensumstände und erworbene Erkrankungen mit primär nicht mikrobieller Ätiopathogenese) in ihrer Komposition und metabolischen Integrität gestört ist. Sie kann dadurch zumindest partiell die Ursache einer Krankheitsentstehung sein. Da es sich nur um Assoziationen aber nicht um kausale Zusammenhänge handelt, kann aber eine "Dysbiose" genauso gut die Folge einer Erkrankung sein. Um zwischen Ursache und Folge einer Erkrankung zu unterscheiden, müsste man entsprechende dysbiotische Veränderungen vor Ausbruch einer Erkrankung finden und diese Veränderung müsste statistisch signifikant sehr häufig zum Ausbruch der Erkrankung führen. Dass derartige Untersuchungen extrem aufwändig sind, ist leicht nachvollziehbar. Tatsächlich gibt es jedoch erste Bestrebungen, im Bereich der chronisch entzündlichen Darmerkrankungen etwa durch longitudinale Analysen von einer sehr großen Zahl von gesunden Soldaten in Ausbildung, von welchen ein kleiner Anteil (<1 %) im Beobachtungszeitpunkt eine Erstmanifestation entwickelt, die Relevanz einer Dysbiose vor Krankheitsausbruch zu untersuchen. Die Sequenzierung des Mikrobioms ist zudem nur eine Momentaufnahme im dynamischen Darm-Ökosystem. Umweltfaktoren wie Ernährung, Medikamentenkonsum, Lebensweise, Toxine, das Alter und Geschlecht des Wirtes, der geographische Lebensraum, das Ausmaß der regelmäßigen körperlichen Bewegung, das Klima und andere exogene Faktoren wie Rauchen modulieren ununterbrochen die Zusammensetzung der Mikrobiota im Darm. Von der Geburt an und während seines gesamten Lebens steht der Mensch in einer engen Interaktion mit seiner Mikrobiota, die ihm als Schutz gegenüber Pathogenen aus der Umwelt und Lieferant für essentielle Metaboliten dient. Der zahlenmäßig größte Teil der Mikrobiota lebt im Dickdarm, daneben existieren signifikante Populationen in der Mundhöhle und dem übrigen Gastrointestinaltrakt, auf der Haut, in der Vagina, aber auch physiologischerweise in der Lunge. Inzwischen werden kultivierbare, also lebende Bakterien auch in Körperregionen gefunden, die wir normalerweise als steril betrachtet haben. Dies gilt z.B. für Tumoren (z.B. Fusibakterien in Kolonkarzinomen) oder sogar für die zirkulierenden Immunzellen des Blutes (war letzteres bisher nur bei schwersten Bakteriämien im Rahmen einer Sepsis bekannt, deuten neuere Forschungsresultate darauf hin, dass dies weitaus häufiger in anderen Pathologien, ja evtl. sogar equilibriert physiologisch auftreten dürfte). Vieles deutet also darauf hin, dass kleine Mengen von Bakterien fast überall im Körper vorkommen.

Die Mikrobiota entwickelt sich gemeinsam mit ihrem Wirtsorganismus. Die Zusammensetzung der Mikrobiota kann abhängig von den Lebensbedingungen schnell variieren und wird von Pathogenen immer wieder modifiziert. Diese enge Interaktion mit dem Menschen (und anderen eukaryontischen Lebewesen allgemein) wird noch deutlicher, wenn man sich vergegenwärtigt, dass gemäß der Endosymbiontentheorie, die heutzutage allgemein als erwiesen gilt, diverse Zellorganellen wie etwa die Mitochondrien nichts Anderes als archaische Mikroorganismen sind, die eine Symbiose verfolgend, Teil der Eukaryonten geworden sind. Hiernach sind also höhere Lebensformen alleine schon auf zellulärer Ebene ohne das Vorhandensein von Mikroorganismen nicht möglich.

1.2. Struktur der humanen bakteriellen Mikrobiota

Es wird allgemein angenommen, dass das Verhältnis zwischen den Zellen des menschlichen Körpers und den Bestandteilen seiner Mikrobiota zwischen eins und drei liegt, d.h. auf jede Körperzelle kommen eine bis zu drei mikrobielle Zellen. Allerdings sind diese Zahlen wegen der Bandbreite der Quantifizierung nicht wirklich sehr solide. Während das Genom aller Körperzellen gleich ist, findet sich in der Mikrobiota eine enorme Zahl verschiedener Genome, die wesentlich mehr verschiedene Proteine kodieren. Darüber hinaus können Bakterien Fragmente ihres genetischen Materials über verschiedene Mechanismen austauschen, wodurch die genetische Vielseitigkeit der Mikrobiota erheblich erhöht wird. Bakterien sind wiederum sehr häufig von Bakteriophagen, also Viren, besiedelt, die wiederum die Funktion der Bakterien drastisch beeinflussen können.

Mikroorganismen finden sich über die gesamte Länge des menschlichen Magen-Darm-Trakts vom Mund bis zum Rektum. Die Dichte und Zusammensetzung variieren je nach anatomischer Lage und verschiedenen Einflussfaktoren. Aufgrund des niedrigen pH-Werts ist die Mikroorganismen-Dichte im Magen relativ gering. Im Dickdarm sind die Bedingungen für eine dichte mikrobielle Gemeinschaft hingegen günstig. Die meisten Mikroorganismen sind anaerobe Organismen, was über Jahrzehnte ihre Kultur außerhalb des Darmes erschwert hat. Erst kulturunabhängige Methoden haben es ermöglicht, Erkenntnisse über die obligaten Anaerobier zu gewinnen. Inzwischen stehen je-

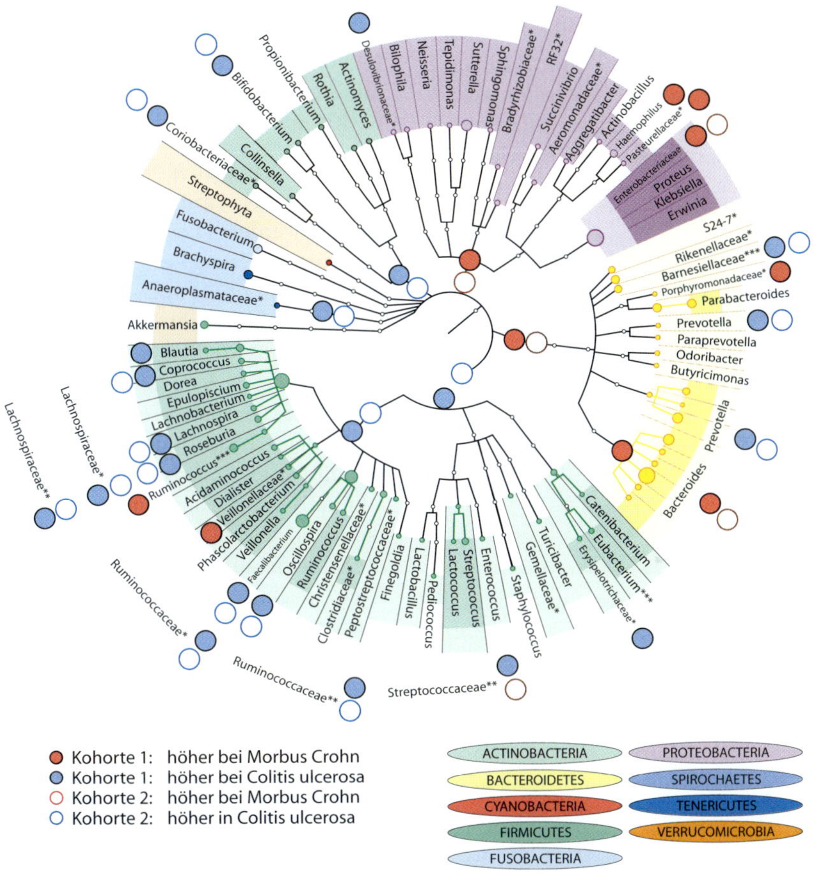

Abb. 1.1: Darstellung der wichtigsten mikrobiellen Taxa. Am rechten Bildrand ist die farbliche Hinterlegung der einzelnen Taxa und deren Zuordnung in die Phyla aufgeführt (nach Yilmaz et al.). Außerdem sind die Veränderungen bei zwei Kohorten mit chronisch entzündlichen Darmerkrankungen gekennzeichnet (☞ Kap. 4.).

* bezeichnet eine klassifizierte, aber nicht benannte Gattung

** bezeichnet eine nicht klassifizierte Gattung

*** bezeichnet Gattungsnamen (aufgrund der Polyphylie der Gattung), die normalerweise von den Kuratoren der Greengenes Database vorgeschlagen werden, von denen jedoch nur einige im NCBI zu finden sind.

doch auch Kulturmethoden für diese obligaten Anaerobier zur Verfügung, so dass auch zunehmend funktionelle Erkenntnisse und Untersuchungen in diesem Bereich möglich sind.

Wie erwähnt umfasst die Mikrobiota Bakterien, Pilze, Protozoen und Viren. Die meisten Schätzungen gehen davon aus, dass die menschliche Darm-Mikrobiota 10^{13} bis 10^{14} Mikroorganismen enthält. Gerne wird betont, dass diese Zahl zehnmal höher ist als die Anzahl menschlicher Körperzellen. Wie oben erwähnt, gehen jüngere Publikationen jedoch eher von einem Verhältnis von 1:3 oder gar 1:1 aus.

Die menschliche Mikrobiota (☞ Abb. 1.1) besteht hauptsächlich aus Bakterien aus dem Phylum *Bacteroidetes* (meistens *Bacteroides-* oder *Prevotella*-Arten), die gramnegativ sind, oder *Firmicutes* (meistens *Clostridium-* und *Lactobacillus*-Arten), die grampositiv sind. Diese beiden Phyla machen in unterschiedlichen individuellen Anteilen das Gros der intestinalen Mikrobiota bei den meisten Menschen aus.

Die Mehrheit der Bakterien der humanen Mikrobiota sind wie erwähnt obligate Anaerobier (bis zu 97 %), die hauptsächlich zu den Phyla *Firmicutes* (rund 65 %), *Bacteroidetes* (rund 25 %), *Proteobacteria* (weniger als 10 %) und *Actinobacteria* (weniger als 5 %) gehören. Einen deutlich geringeren Anteil der Phyla stellen Fusobakterien, *Verrucomicrobia* und *TM7* dar. Pilze und Archaeen machen nach heutigen Kenntnisse weniger als 5 % der gesamten Darm-Mikrobiota aus.

Die *Bacteroidetes* sind in der Lage, eine breite Palette von Substraten zu verwerten und sind die Hauptproduzenten von Propionat. Zu den *Bacteroidetes* zählt z.B. die anaerobe Gattung *Bacteroides*, die im menschlichen Darm mit 10^{11} Mikroorganismen pro Gramm Stuhl zu den häufigsten Bakterien überhaupt gehören. Der Stamm der *Flavobacteria* enthält einige Kommensalen und opportunistisch pathogene Bakterien.

Unter den *Firmicutes* finden sich Arten, die unverdauliche Pflanzenfasern (Polysaccharide) weiter abbauen können und die schließlich SCFA wie Butyrat produzieren. *Firmicutes* bilden zusammen mit den *Actinobacteria* die große Gruppe der meist Gram-positiven Bakterien. Viele *Firmicutes* (wie z.B. *Clostridiales*) können sehr umweltresistente Endosporen bilden. Zu den *Firmicutes* zählen z.B. die für den Menschen wichtigen Klassen *Bacilli* (überwiegend aerob) und *Clostridia* (anaerob oder fakultativ anaerob). Wichtige und bekannte Gattungen sind: *Streptococcus, Lactococcus, Lactobacillus, Bacillus* und *Clostridium.*

Wie oben erwähnt, sind Actinobakterien (einschließlich *Bifidobacterium* spp.), *Proteobakterien* (einschließlich *Escherichia coli*) und *Verrucomicrobia* (einschließlich *Akkermansia mucinophila*) in der **gesunden** Darm-Mikrobiota typischerweise in geringerer Anzahl vorhanden. Allerdings ist z.B. *E. coli* unter **aeroben** Bedingungen sehr gut kultivierbar, was eine gewisse Fokussierung der Forschung auf diese im Darm-Mikrobiom normalerweise eher untergeordnete Spezies erklärt. *Actinobacteria* sind grampositiv und können mehrzellig vorkommen sowie Sporen bilden. Sie bilden zusammen mit den *Firmicutes* die Gruppe der grampositiven Bakterien.

Die oben gemachten Angaben zur Häufigkeit bestimmter Phyla müssen jedoch mit Vorsicht betrachtet werden. Die Darm-Mikrobiota ist in ihrer Zusammensetzung zwischen Individuen stark variabel und hängt auch intraindividuell von den oben genannten Faktoren Alter, Ernährung, Umweltfaktoren, Medikamenten-Einnahme und vielen weiteren ab. Von den mehr als 1.000 identifizierten Bakterienarten finden sich normalerweise bei einem Individuum etwa 160. Wie oben erwähnt sind Anaerobier wesentlich häufiger als fakultative Anaerobier und Aerobier. Bestimmte Bakterien zeigen eine Präferenz zur Anheftung an die Schleimhautoberfläche und werden daher häufiger nachgewiesen, wenn die Mikrobiota-Zusammensetzung aus endoskopischen Biopsien ermittelt wird. Andere Spezies werden bevorzugt im Darmlumen angetroffen. Aber auch dies ist einer gewissen Variabilität unterworfen. In diesem Zusammenhang ist die Beobachtung interessant, dass bei Patienten mit chronisch entzündlichen Darmerkrankungen (CED) die mukosale Barriere dünner und der Abstand zwischen Mukosa-assoziierten Mikroorganismen und Enterozyten kleiner ist und sogar vermehrte bakterielle Einschlüsse in Enterozyten beobachtet wurden (☞ Kap. 5.).

Neben der Verdauung und "Nachverdauung" spielt die Zusammensetzung der Mikrobiota eine Rolle für die Prägung und das Training des Immunsystems und damit für die Protektion gegenüber Pathogenen. Bakterielle Metabolite beeinflussen das endokrine System, dienen als Neurotransmitter und tragen so zu funktionellen Veränderung des Darm-Nervensystems oder auch der mentalen und psychischen Funktionen bei.

Es ist offensichtlich, dass die meisten Mikroorganismen im distalen Kolon anzutreffen sind. Hier tragen sie zur Verdauung von Restsubstraten bei und synthetisieren Vitamine wie Vitamin K, Vitamin B_{12}, Thiamin, Riboflavin und Folsäure sowie essentielle Aminosäuren. Eine weitere wichtige metabolische Funktion der Bakterien im Kolon ist die Metabolisierung von Gallensäuren und die Bildung sekundärer Gallensäuren. So konnte z.B. gezeigt werden, dass Antibiotika Gallensäuren-metabolisierende *Clostridiales*-Spezies reduzieren. Deren Gallensäuren-Metabolite hemmen das Wachstum von *Clostridioides difficile* (früher: *Clostridium difficile*). Wenn diese Gallensäuren-Metabolite nicht mehr oder in geringerem Umfang vorhanden sind, kann *C. difficile* aus dem Sporenzustand in den Vermehrungszustand übergehen und damit eine Infektion wie z.B. eine pseudomembranöse Kolitis verursachen (☞ Kap. 14.).

Wie erwähnt, werden von der Mikrobiota auch SCFAs produziert (Butyrat, Propionat und Acetat), die zum Energiestoffwechsel der Kolon-Epithelzellen beitragen und eine antientzündliche Wirkung besitzen. Dies wird zum Teil als Ursache für die Inflammation von im Zuge chirurgischer Eingriffe ausgeschalteter Dickdarmanteil, der Diversions-Colitis, angesehen. Die höchsten Spiegel an SCFAs finden sich im Blinddarm und im proximalen Dickdarm und nehmen nach distal zum Sigma hin ab. Es wurde gezeigt, dass Butyrat die Differenzierung von regulatorischen T-Zellen (Treg) induziert und damit antientzündlich wirkt. Propionat wird in der Leber absorbiert und zur Glukoneogenese verwendet, dient also als Energielieferant. Acetat kann die Blut-Hirn-Schranke passieren und den Appetit über einen zentralen Mechanismus reduzieren. Acetat verbessert ebenso wie Butyrat zudem die epitheliale Integrität und damit die Barrierefunktion der Darmschleimhaut.

Acetat kann von den meisten Darmbakterien wie *Akkermansia mucinophila*, *Bacteroides* spp., *Bifidobacterium* spp., *Prevotella* spp. und *Ruminococcus* spp. aus Prorionat produziert werden. Über den sogenannten reduktiven Acetyl-CoA-Weg (oder auch Wood-Ljungdahl-Weg) können strikt anaerobe Mikroorganismen wie *Blautia hydrogenotrophica* oder *Clostridium* spp. ebenfalls Acetat produzieren.

Warum aber findet sich im Dünndarm eine deutlich geringere Bakteriendichte? Im Dünndarm gibt es typischerweise einen hohen Gehalt an Säuren, Sauerstoff und antimikrobiellen Peptiden wie z.B. Defensinen sowie eine im Vergleich zum Dickdarm viel kürzere Transitzeit. Diese Eigenschaften begrenzen das Bakterienwachstum. Daher können dort nur schnell wachsende, fakultative Anaerobier, die gleichzeitig die Fähigkeit haben, an Epithelzellen oder Schleim zu haften, wachsen und überleben. Auf dieser Basis wird auch verständlich, dass durch eine Verlängerung der Transitzeit, durch eine Reduktion antibakterieller Peptide (Defensine) oder durch andere schädliche Einflüsse, die die Anheftungsmöglichkeiten verbessern (wie z.B. Chemotherapeutika), eine Überwucherung des Dünndarms mit Bakterien (*small intestinal bacterial overgrowth*, SIBO) möglich wird.

Interessanterweise stellen nicht nur Nahrungsfasern oder Polysaccharide aus der Nahrung eine Energiequelle für die intestinale Mikrobiota dar: Auch die Mukus-Schicht auf der Darmoberfläche kann als Kohlenhydratquelle für die Darm-Mikrobiota fungieren. Ein wesentlicher Bestandteil der Mukus-Schicht ist das hochglykosylierte Mucin MUC2, das von den Becherzellen sezerniert wird (☞ Kap. 4.). Die in Mucinen vorhandenen komplexen Glykanstrukturen, die vor allem N-Acetylgalaktosamin, Galaktose und N-Acetylglukosamin enthalten, sowie Fucose- und Sialinsäure machen bis zu 80 % der Molekülmasse von MUC2 aus. Die Mukus-Schicht ist im Dickdarm am ausgeprägtesten. Sie ist auf der Oberfläche konstant von Mukus-degradierenden Bakterien besiedelt. Der Mukus besteht aus zwei Schichten, einer dichten und undurchlässigen inneren, nahezu sterilen Schicht, und einer losen äußeren Schicht, in die Mikroben eindringen und sie besiedeln. In der äußeren Schleimschicht zeigen kommensale Bakterien andere metabolische Muster und bilden andere Metaboliten als im Darmlumen. Da die Mucin-Glykosilierung individuell spezifisch ist, ergibt sich damit auch eine individuell unterschiedliche Nische für die bakterielle Besiedlung. Ein Beispiel hierfür ist die AB0-Blutgruppe. Die

AB0-Blutgruppe wird durch den FUT2-Genotyp bestimmt, ein Gen, das eine α1,2-Fucosyltransferase kodiert. Die An- oder Abwesenheit von Fucosylresten reguliert das bakterielle Spektrum des Mukus, womit bestimmte Blutgruppen mit bestimmten Bakterien in der Mikrobiota assoziiert sind.

Die Fähigkeit von Komponenten der Darm-Mikrobiota, Mucin-Glykane zur Energiegewinnung zu verwenden, wird beeinflusst durch die Expression von Glykosidhydrolasen und Polysaccharidlyasen durch die Bakterien. Einige Arten sind in der Lage, eine Vielzahl von Polysacchariden als Substrat zu benutzen, während andere nur wenige bzw. ein sehr enges Spektrum von Glykanen spalten und utilisieren kann. Bacteroidetes exprimieren normalerweise sehr viel mehr Glycan-spaltende Enzyme als Bakterien aus dem Phyla *Firmicutes.* Das Genom von *Bacteroides thetaiotaomicron* enthält z.B. mehr als 260 Glycosidhydrolasen im Vergleich zum Menschen, der 97 Glycosidhydrolasen im Genom kodiert hat. Die Glycosidhydrolase-13-Familie, die vor allem Stärke-abbauende Enzyme enthält, ist am häufigsten in der Darm-Mikrobiota vertreten. Der Abbau von komplexen Kohlenhydraten wie Xylan, Mannan, Xyloglukan oder Stärke durch die menschliche Darm-Mikrobiota ist deutlich komplexer als bisher angenommen.

1.3. Pilze und Viren als Bestandteile der intestinalen Mikrobiota

Es wird im Allgemeinen angenommen, dass Pilze nur einen relativ geringen Bestandteil der Darm-Mikrobiota ausmachen und etwa 0,1 % der Mikroorganismen darstellen. Allerdings ist zu bedenken, dass die Annotation von Pilzen in den aktuellen Genomdatenbanken unvollständiger ist und daher die Möglichkeit einer erheblichen Unterschätzung des Anteils von Pilzen an der intestinalen Mikrobiota besteht. Die falsche Zuordnung von DNA-Sequenzen und die Probleme bei der Klassifizierung sexueller und asexueller Formen desselben Pilzes sind einige der aktuellen Einschränkungen bei der Charakterisierung von Pilzpopulationen (dem Mykobiom/Fungom). Im allgemeinen sind Pilz-Zellen 100 mal größer als Bakterienzellen und enthalten ein Vielfaches der genetischen Information.

Traditionell wurde die Zusammensetzung des Mykobioms/Fungoms ebenso wie im Falle der intestinalen Bakterien mit kulturbasierter Methoden untersucht. Auch für Pilze gilt jedoch, dass die meisten Pilzmikroorganismen des Mikrobioms nicht leicht kultiviert werden können und so ein falsches Bild über die Zusammensetzung des Mykobioms/Fungoms entsteht. Daher wurden ebenso wie bei den Bakterien Kultur-unabhängige Methoden entwickelt: Auch für Pilze wurde die Sequenzierung von variablen, aber in allen Pilzen vorhandenen DNA-Abschnitten und der Vergleich mit annotierten Datenbanken als Standard-Methode etabliert. Durch die Verwendung von Referenzsequenzdatenbanken können Zielsequenzen taxonomisch zugeordnet und die mikrobielle Häufigkeit geschätzt werden. Im Falle der Pilze wird nicht die 16S-RNA wie bei Bakterien zur Sequenzierung herangezogen, sondern z.B. die 18S-RNA. Die Sequenzierung dieses 18S-RNA-Gens und der Vergleich mit annotierten Datenbanken haben zu einem besseren Verständnis des Mykobioms/Fungoms in komplexen mikrobiellen Gemeinschaften wie dem Darm in den letzten Jahren geführt. Alternativen zur 18S rNA-Gen-Sequenzierung stellen die 23S-rRNA-Gen-Sequenzierung und das Chaperonin-60-Universaltarget (cpn60 UT) dar. Zwischen den 18S- und 28S-rRNA-Genen befinden sich die sogenannten internen transkribierten Spacer (ITS) ITS1 und ITS2. Auch diese Regionen werden zur weiteren Spezifizierung verwendet.

Pilze kommen in der Natur ubiquitär vor. Daher ist zu erwarten, dass sie auch alle Körperoberflächen des Menschen besiedeln. Der menschliche Urogenitaltrakt, die Mundhöhle und der Magen-Darm-Trakt, in denen Taxa der Gattung *Candida* vorherrschen, enthalten ungefähr 150-200 Pilzarten. Es gibt Spezies-spezifische Besiedlungsmuster von *Candida* bei Säugetieren: *Candida tropicalis* findet man z.B. häufig bei Mäusen, während beim Menschen *Candida albicans, Candida glabrata* und *Candida parapsilosis* vorherrschen. In Mausversuchen zeigte sich, dass im Gegensatz zur relativen Stabilität des intestinalen Bakterien-Ökosystems "Käfigeffekte" auftreten, die eine zeitliche Dynamik aufweisen, was möglicherweise bedeutet, dass Umweltbedingungen sich auf die Mykobiota stärker auswirken als auf die Bakterienzusammensetzung. Zu den neben *Candida* am häufigsten nachgewiesenen Pilzgattungen zählen *Cladosporium, Aureobasidium*, unidentifizierte *Saccharomycetales, Aspergillus, Fusarium* und *Cryptococcus*.

Insgesamt dominieren also Hefen das Mykobiom/ Fungom: Hierzu zählen auch in vielen Studien OTU, die *Saccharomyces (S. cerevisiae)*, *Malassezia (M. restricta)* und wie erwähnt *Candida (C. albicans)* repräsentieren. Sie werden in rund 90 % aller Proben dominant gefunden.

Wie für Bakterien gezeigt, wird auch die Mykobiota stark durch eine Diät beeinflusst. Kohlenhydratreiche Diäten scheinen beim Menschen z.B. das Wachstum von *Candida* günstig zu beeinflussen; dies im Gegensatz zu Diäten mit hohem Gehalt an Aminosäuren, Proteinen und Fettsäuren. Diese Tatsache bestätigte sich in einer klinischen Studie mit Probanden: *Candida*-Arten waren bei Probanden, die sich pflanzlich ernährten, vermehrt und bei Probanden, die sich überwiegend von tierischen Produkten ernährten, reduziert. Eine Reihe von Pilzen, die in Stuhlproben identifiziert werden, sind sogenannte *food-borne microorganisms*, die in häufig konsumierten tierischen und pflanzlichen Nahrungsmitteln vorkommen und daher im Rahmen der Nahrungsaufnahme zu transienten Besiedlern werden.

Experimentelle Daten sprechen für eine – zumindest teilweise – kompetitive Beziehung zwischen Bakterien und Pilzen im Darm. Bekanntlich führt beim Menschen ein längerer Einsatz von Antibiotika zu häufigeren Pilzinfektionen. Das Vorhandensein von Schimmelpilzen kann zu einer Aktivierung des Immunsystems und zu Asthma führen. Auch für einen Beitrag zur Pathogenese chronisch entzündlicher Darmerkrankungen gibt es Hinweise: So besteht z.B. eine komplexe und unvollständig charakterisierte angeborene Immunantwort gegen Moleküle in Pilzzellwänden. Glykoprotein-Zellwandkomponenten, Beta-Glukane, Chitin und Mannane können Komponenten des angeborenen Immunsystems aktivieren wie z.B. die *Toll-like*-Rezeptoren TLR 2 und 4, Dectin-1, Mitglieder der Scavenger-Rezeptorfamilie (CD5, CD 36 und SCARF1) und Komponenten des Komplementsystems. Die Aktivierung dieser Moleküle führt zur Sekretion von Interleukin-17 (IL-17), IL-22 und zur Aktivierung von NF-κB, NFAT und anderen pro-entzündlichen Transkriptionsfaktoren.

Auch Viren (☞ Kap. 3.) stellen einen wesentlichen Bestanteil der intestinalen Mikrobiota dar, das sogenannte "Virom" (wobei damit eigentlich wiederum nur die genetischen Eigenschaften gemeint sind). Ein großer Teil der im Darm vorkommenden Viren, die Bakteriophagen, infiziert prokaryotische Organismen wie Bakterien und Archaea. Bakteriophagen haben einen virulenten (lytischen) Zyklus, der oft zu einer schnellen Virusreplikation und Lyse von Bakterienzellen führt, sowie einen gemäßigten (lysogenen) Zyklus, der zu Prophagen führt, die ihr genetisches Material in prokaryotische Genome integrieren oder als extrachromosomale Plasmide vorliegen. Die Übertragung von Antibiotikaresistenz-Genen oder Virulenzfaktoren in das Bakteriengenom sind zwei Beispiele dafür, wie die Lysogenese die biologische Funktion von Darmbakterien und die Gesundheit des Wirts verändern kann. Ein Beispiel hierfür ist die Phagenherkunft von Cholera- und Shiga-Toxinen.

Es wird angenommen, dass die Zahl der Bakteriophagen die der Bakterien um den Faktor 10 übertrifft. Allerdings steht diese Annahme auf einer unsicheren Basis, da die Möglichkeiten der Charakterisierung des Viroms immer noch problematisch und technisch anspruchsvoll sind. Das Virom beeinflusst nicht nur stark die Zusammensetzung der intestinalen bakteriellen Mirkobiota, sondern auch deren Funktion. Es gibt bemerkenswerte interindividuelle Unterschiede im prokaryotischen Virom des menschlichen Darms, gleichzeitig aber wohl eine hohe intraindividuelle Stabilität über die Zeit. Wie Bakterien und Pilze kann auch das Virom auf Diätveränderungen reagieren. Als Abwehrmechanismus gegen Bakteriophageninfektionen verfügen Bakterien und Archaeen über einen Mechanismus, der als *clustered, regularly interspaced short palindromic repeat* (CRISPR)-System bekannt geworden ist. Über CRISPR wird eine erworbene Phagenresistenz erreicht. Dieser prokaryotische Mechanismus hat zur Entwicklung der CRISPR-Interferenztechnik für das Genome-Editing geführt, dessen Entdeckung mit dem Chemie-Nobelpreis 2020 ausgezeichnet wurde.

Der Wirkung von Bakteriophagen auf die intestinalen Bakterien kann auch therapeutisch genutzt werden, was einen Forschungsschwerpunkt z.B. in Georgien darstellte. Die Zunahme multiresistenter Bakterienstämme und der Mangel an neuen Antibiotika hat zu einem erneuten Interesse an der Verwendung von Phagen als antimikrobielle Therapeutika geführt.

Darüber hinaus gibt es aber auch Hinweise, dass das prokaryotische Virom das Immunsystem des Menschen ohne den Umweg über die Modulation der Bakterienzusammensetzung direkt beeinflusst. Allerdings fehlt es teilweise noch an korrekt annotierten Datenbanken viraler DNA-Sequenzen und besseren Techniken zur Charakterisierung von RNA-Viren. Es ist technisch schwierig, Viren in Stuhlproben mithilfe von metagenomischen Shotgun-Sequenzierungen zu untersuchen. Beim Versuch, humane und bakterielle DNA abzutrennen, geht immer auch Virus-DNA verloren. Dass Viren die intestinale Homöostase drastisch beeinflussen können, ist von Pathogenen wie z.B. Noroviren oder Rotaviren hinreichend bekannt.

1.4. Intestinale Mikrobiota als Ökosystem

Prinzipiell kann dieselbe Bakterienspezies in verschieden zusammengesetzten bakteriellen Ökosystemen, unterschiedliche metabolische "Hauptfunktionen" annehmen (z.B. "Hauptfunktion Laktat-Produzent", "Hauptfunktion Succinat-Verstoffwechsler"). Gleichzeitig stellen bestimmte Spezies innerhalb eines solchen Ökosystems Metaboliten zur Verfügung, die das Wachstum anderer Stämme beeinflussen. So kann z.B. Acetat, das durch die Fermentation resistenter Stärke durch *R. bromii* entsteht, oder Lactat, das durch Milchsäurebakterien wie Lactobacillen und Biobakterien gebildet wird, als Substrat für andere Mikrobiota-Komponenten wie *Eubacterium hallii* und *Anaerostipes caccae* dienen, die dann wiederum Butyrat bilden. Eine Übersicht über solche gegenseitigen Abhängigkeiten findet sich in Abb. 1.2.

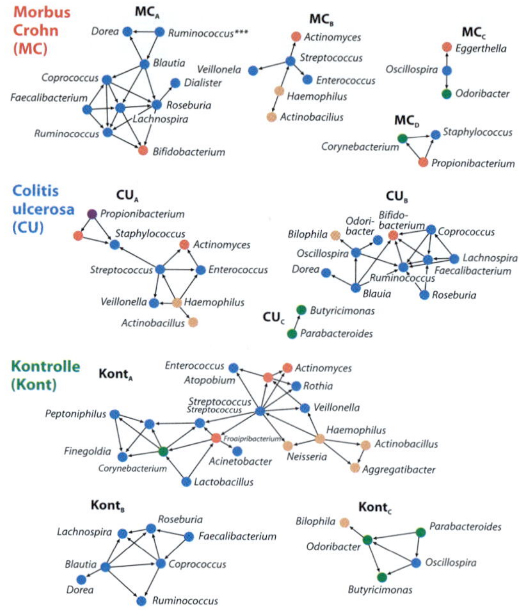

Abb. 1.2: Das bakterielle Ökosystem bei Kontrollen, Colitis ulcerosa und M. Crohn. Das musterhafte Vorkommen (bzw. auch Fehlen) bestimmter Bakterien-Stämme in Abhängigkeit anderer wird in dieser Graphik dargestellt (nach Yilmaz et al.): Metabolische Eigenschaften und Produkte bestimmter Bakterienstämme (bzw. das Angewiesensein auf bestimmte Produkte anderer Stämme auf Grund einer fehlenden Fähigkeit des selbständigen Metabolismus bzw. der selbständigen Produktion) fördern bzw. unterdrücken das Vorhandensein von Bakterien mit komplementären metabolischen Kompetenzen.

B. ovatus trägt zur extrazellulären Degradation von Inulin ohne eigenen Benefit bei, was jedoch zum Wachstum anderer Spezies führt, die wiederum Substrate für *B. ovatus* bilden. Eine solche enge "Kooperation" zeigt sich vor allem in der lumennahen Mukus-Schicht, in der Mucin-degradierende Spezies Mono- oder Oligosaccharide und weitere Substrate für Bakterien liefern, die keine mukolytischen Fähigkeiten haben. So ist z.B. die Fähigkeit, Sialinsäure von Mucinen abzuspalten, auf Bakterienspezies beschränkt, die bestimmte Sialidasen exprimieren. Vielen Bakterienspezies wie z.B. den Pathogenen *Salmonella typhimurium* oder *C. difficile* fehlt eine solche Sialidase. Sie sind also auf andere Bakterien-Spezies als Kohlenstoffquelle angewiesen. Es lässt sich also zusammenfassend festhalten, dass der Pluralismus verschiedener metabolischer Kapazitäten mit teils exklusivem Charakter einzelner Mikroben ebensolche parallel bestehende Defizite in einer komplexen Interaktion ergänzt bzw. ausgleicht, so dass im Zusammenspiel ein komplexes und äußerst vielschichtiges System resultiert – im besten Sinne des Begriffs Konsortium und vergleichbar mit dem Idealbild einer komplexen Gesellschaftsstruktur beim Menschen.

Entzündungen des Darmes, wie sie bei CED in einer chronischen Form vorkommen, führen zu einer veränderten Zusammensetzung der Mukus-Schicht, z.B. zu einer Anreicherung an kurzen, sialylierten Mucin-Glykanen. Auch akute Entzündungen, wie etwa bakterielle Infekte, medikamentös induzierte Kolitiden oder Divertikulitiden, beeinträchtigen die Integrität der Mukus-Schicht auf den Enterozyten. Dies führt konsekutiv zu einer Veränderung der ökologischen Nische, die zu einer Modifikation der mikrobiellen Zusammensetzung führt. Mitunter kann so eine kurzfristige bzw. eher als banal einzustufende Ursache wie etwa eine bakterielle Reisediarrhoe oder kurzfristige Einnahme von nicht-steroidalen Antirheumatika (NSAR) eine unerwartet protrahierte mikrobielle Alteration womöglich mit begleitenden klinischen Konsequenzen bedingen.

1.5. Dynamik der Mikrobiota im Lebenszyklus

Während in der Gebärmutter der gesamte werdende Organismus weitgehend steril ist, erfolgt die anfängliche Besiedlung des Neugeborenen mit Mikroorganismen nicht nach der Geburt, wie oft fälschlicherweise angenommen, sondern tatsächlich während des Durchtritts durch den vaginalen Geburtskanal – einem charakteristischen Ökosystem mit seiner eigenen Evolutionsgeschichte in Richtung seiner gegenwärtigen mikrobiellen Zusammensetzung, die von *Lactobacillus* und *Prevotella* spp. dominiert wird. Daher enthält die Mikrobiota von vaginal entbundenen Säuglingen in den ersten Tagen einen hohen Anteil an *Lactobacillus* ssp. Im Gegensatz dazu enthält die Mikrobiota von Säuglingen, die durch Kaiserschnitt entbunden werden, initial weniger *Bacteroides*, dafür jedoch mehr fakultative Anaerobier wie *Clostridium*-Arten. Während die fäkale Mikrobiota von 72 % der vaginal entbundenen Säuglinge derjenigen ihrer Mutter ähnelt, liegt dieser Prozentsatz bei Babys, die mit Kaiserschnitt entbunden wurden, nur bei 41 %.

In der frühen Säuglingsphase ist die Diversität der intestinalen Mikrobiota im Allgemeinen gering und wird von zwei Hauptphyla dominiert, *Actinobacteria* und *Proteobacteria*. Während des ersten Lebensjahres nimmt die mikrobielle Vielfalt zu, und die Zusammensetzung der Mikrobiota verändert sich zu einem Profil, das mehr dem von Erwachsenen ähnlich ist. Mit etwa 2,5 Jahren ähneln Zusammensetzung, Diversität und metabolische Funktion der Mikrobiota bei Kindern der erwachsenen Mikrobiota. Interessanterweise wurde gezeigt, dass die mikrobielle Zusammensetzung der Darm-Mikrobiota sich bei älteren Menschen wieder ändert. Bei Menschen über 65 Jahren verschiebt sich die mikrobielle Zusammensetzung im Vergleich zu Jüngeren zu einem erhöhten Anteil von *Bacteroidetes* und *Clostridium Cluster IV* (bei Jüngeren *Cluster XIVa* häufiger). Bei einer Kohorte von Hundertjährigen zeigte sich eine Zunahme der Häufigkeit fakultativer Anaerobier (z.B. *Escherichia coli*) und Abnahme von *Faecalibacterium prausnitzii*. Auf die Diversität hat das Lebensumfeld wie z.B. Wohnen in der Familie oder in Langzeitpflegeheimen ebenfalls einen Einfluss. Beim älteren Menschen ist zudem die Fähigkeit der Mikrobiota, Metabolite wie z.B. SCFAs zu bilden, reduziert. Dies könnte die Zunahme intestinaler Entzündungen wie z.B. Divertikulitis beim älteren Menschen mit erklären.

Es ist unklar, ob diese genannten Unterschiede in der Zusammensetzung und der zeitlichen Stabilität direkt auf Unterschiede in der Physiologie bei älteren Menschen oder vielmehr auf eine Art Summationseffekt durch modulierende Faktoren (einschließlich der Umwelt) während des gesamten menschlichen Lebens zurückzuführen sind.

1.6. Beeinflussung der Struktur der Mikrobiota durch Ernährung

Die Ernährung ist sicherlich für einige Aspekte der Struktur und Dynamik der intestinalen Mikrobiota von zentraler Bedeutung (Details ☞ Kap. 10.). Personen, die ihre Lebensbedingungen ändern, verändern auch die Zusammensetzung der Mikrobiota. Zum Beispiel führt der Wechsel von einer gemischten zu einer vegetarischen Ernährung zu

Veränderungen in der mikrobiellen Zusammensetzung der Mikrobiota.

Ein Schlüsselexperiment in der Untersuchung des Wechselspiels von Ernährung und Mikrobiota war der Befund, dass bei adipösen Mäusen im Vergleich zu mageren Mäusen eine Veränderung der relativen Häufigkeit der beiden vorherrschenden bakteriellen Phyla *Firmicutes* und *Bacteroidetes* mit einem deutlichen Anstieg des Verhältnisses von *Firmicutes* zu *Bacteroidetes* von etwa 50 % gefunden wurde. Ein sehr ähnliches Ergebnis wurde in Humanstudien erzielt. Zudem löst die Übertragung eines mit Adipositas assoziierten Mikrobioms in den Darm keimfreier Mäuse einen adipösen Phänotyp aus. Eine Erklärung dieser Ergebnisse ist eine Erhöhung der Energieextraktion aus Lebensmittelkomponenten in einer *Firmicutes*-reichen Darm-Mikrobiota. Als Unterstützung dieser These fand sich im Kot fettleibiger Mäuse im Vergleich zu mageren ein signifikant geringerer "Rest-Energiegehalt".

In einer Studie mit adipösen Jugendlichen, die an einem Gewichtsreduktionprogramm (einschließlich einer kalorienarmen Diät und eines strukturierten Programms für körperliche Aktivität) teilnahmen, wurde eine deutliche Verschiebung der mikrobiellen Zusammensetzung des Darminhaltes festgestellt: Der Erfolg beim Abnehmen war sehr variabel, jedoch abhängig davon, ob eine strukturelle Veränderung des Mikrobioms eintrat. Der Gewichtsverlust war bei Personen, die reich an *Bacteroides fragilis*, *Lactobacillus* und *Bifidobacterium* waren, wesentlich höher. Interessanterweise wird die Expression mehrere Gene, die eine wichtige Rolle bei der intestinalen Absorption von Lipiden spielen, durch die Zusammensetzung der Mikrobiota moduliert.

Die Art und Menge von nicht verdaulichen Kohlenhydraten (Pflanzenfasern bzw. Faserstoffe, früher Ballaststoffe genannt) bestimmt, ob sich eine geringe oder hohe Mikrobiomdiversität ausbildet. Eine Mikrobiota mit geringerer Diversität wird häufig von *Bacteroides* dominiert. Eine fettarme und ballaststoffreiche Langzeitdiät kann zu einer Erhöhung des *Firmicutes*-Anteils führen, eine fettreiche Diät zu einer Anreicherung von *Actinobacteria*. Eine diätetische Intervention kann die Zusammensetzung der Mikrobiota innerhalb von 24 Stunden verändern, das Ausmaß des Effekts übersteigt jedoch nicht die intraindividuelle Variabilität.

Deutlichere Veränderungen in der Zusammensetzung der Mikrobiota sind zu beobachten, wenn eine grundlegendere Adaptation einer Diät mit einem hohen Anteil von tierischen Produkten hin zu einer vegetarischen oder veganen Diät erfolgt. Innerhalb weniger Tage kann eine drastische Veränderung der Mikrobiomzusammensetzung beobachtet werden. Eine Diät mit tierischen Produkten erhöhte die Häufigkeit von Gallensäure-toleranten Mikroorganismen (*Alistipes, Bilophila und Bacteroides*) und verringerte den *Firmicutes*-Anteil, der vor allem pflanzliche Pflanzenpolysaccharide metabolisiert wie z.B. *Roseburia* spp., *Eubacterium rectale* und *Ruminococcus bromii*. Diese kurzfristigen Veränderungen sind nach Wiederaufnahme der vorherigen Diät jedoch meist nicht stabil.

Eine Diät auf pflanzlicher Basis oder eine mediterrane Diät scheint auch zu einem höheren Gehalt an fäkalen SCFAs zu führen, was mit einer Zunahme von *Prevotella* und einigen faserabbauenden *Firmicutes* korrelliert. Vollkornprodukte erhöhen den Anteil von *Bifidobacterium* spp. und der *Lactobacillus/Enterococcus*-Gruppe an der Mikrobiota. Auch ein gesteigerter Anteil von Obst an der Diät führt zu einem Anstieg von *Bifidobacterium* spp.

Die tägliche Aufnahme von Rotwein-Polyphenol während vier Wochen erhöhte die Anzahl der *Enterococcus-*, *Prevotella-*, *Bacteroides-*, *Bifidobacterium-*, *Bacteroides uniformis-*, *Eggerthella lenta-* und *Blautia coccoides-Eubacterium rectale*-Gruppen. Die beiden letztgenannten Befunde wurden als Erklärung für die positive Wirkung einer mediterranen Ernährung angeführt.

Generell führen Polyphenole, die in höheren Konzentrationen in verschiedenen Obstsorten, in Samen, Gemüse, Tee, Kakaoprodukten und Wein vorkommen zu einer Zunahme von *Bifidobacterium* und *Lactobacillus*. Fruchtpolyphenole wirken gegen die Enteropathogene *Staphylococcus aureus* und *Salmonella typhimurium*.

Interessant ist darüber hinaus, dass stark verarbeitete (*highly processed*) und konservierte Lebensmittel die Aufnahme von kommensalen Bakterien reduzieren und ebenfalls zu einer Reduktion der Diversität beitragen können.

1.7. Beeinflussung der Struktur der Mikrobiota durch Antibiotika

Einer der offensichtlichsten Faktoren, der die Struktur der intestinalen Mikrobiota beeinflusst (neben Probiotika und Präbiotika), ist die Therapie mit Antibiotika, die ja darauf ausgerichtet sind, Bakterien oder Pilze abzutöten. Dies geschieht natürlich auch im Darm (Details ☞ Kap. 14.).

Es ist offensichtlich, dass Antibiotika eine Dysbiose verursachen. Weniger offensichtlich ist die Frage nach Ausmaß und vor allem Dauer dieser induzierten Veränderungen. Diese Veränderungen der Zusammensetzung der Darm-Mikrobiota sind jedoch wie erwartet Substanz-spezifisch. So induziert z.B. Metronidazol unmittelbar nach der Behandlung einen signifikanten Rückgang der Mikrobiota-Diversität, die jedoch nach einer recht kurzen Erholungsphase wieder in den Vorbehandlungs-Status zurückkehrt. Im Gegensatz dazu zeigt Doxycyclin unmittelbar nach der Behandlung nur geringe Auswirkungen auf die bakterielle Diversität, jedoch einen anhaltenden Einfluss auf die Zusammensetzung nach der Erholungsphase. Doxycyclin hat also Langzeitauswirkungen auf die Struktur der Mikrobiota, die bei Metronidazol nicht beobachtet werden. Metronidazol führt zu einer deutlichen Verringerung von *Clostridiales* und hat relativ geringe Auswirkung auf *Bacteroides*. Eine kürzlich durchgeführte Studie, in der die Wirkung von Metronidazol auf die Zusammensetzung der Mikrobiota in einem Modell der älteren Darmfermentation untersucht wurde, ergab eine sehr ausgeprägte Verschiebung der Zusammensetzung von Darm-Mikrobiota. *Clostridium Cluster IV, F. prausnitzii* und *Roseburia* spp. waren die Bakteriengruppen, die besonders von der Metronidazol-Behandlung betroffen waren mit einer unvollständigen Erholung nach 10 Tagen ohne Behandlung.

Es gibt eine Reihe von epidemiologischen Studien, die zeigen, dass Antibiotika das Risiko für chronisch entzündliche Darmerkrankungen (CED) erhöhen können. So wurde in mehreren Registern und Kohorten gezeigt, dass der Einsatz von Antibiotika im Kindesalter das Risiko einer entzündlichen Darmerkrankung erhöht. Insbesondere die Tetracyclin-Klasse von Antibiotika und insbesondere die Verwendung von Doxycyclin wurden mit der Entwicklung von CED, insbesondere Morbus Crohn, assoziiert. Zudem scheint ein Zusammenhang zwischen dem Einsatz von Antibiotika im ersten Lebensjahr und einer entzündlichen Darmerkrankung bei Kindern wie auch bei Erwachsenen zu bestehen. Eine Metaanalyse, die 12 Studien zusammenfasste, zeigt ein *Odds Ratio* von 1,57 mit hoher statistischer Signifikanz für das Risiko einer CED, was darauf hinweist, dass der Einsatz von Antibiotika später tatsächlich eine CED verursachen bzw. zumindest das Risiko hierfür erhöhen kann.

1.8. Beeinflussung der Struktur der Mikrobiota durch Rauchen

Ein weiterer Umweltfaktor, der die Struktur der Mikrobiota beeinflusst, ist das Zigarettenrauchen. Wir konnten zeigen, dass eine Raucherentwöhnung eine signifikante Veränderung der Zusammensetzung der Darm-Mikrobiota hervorruft. Interessanterweise ist die Verschiebung der mikrobiellen Zusammensetzung auf der Phylum-Ebene nach Raucherentwöhnung ähnlich derjenigen wie bei adipösen gegenüber mageren Menschen.

Die oropharyngealen und trachealen mikrobiellen Gemeinschaften bei Rauchern scheinen aufgrund des direkten Kontakts von Zigarettenrauch mit den respiratorischen Epithelzellen und dem Schleim, der die lokalen Mikrobiota beherbergt, hervorgerufen zu sein. Die pathophysiologischen Zusammenhänge, die den Einfluss des Rauchens und der Raucherentwöhnung auf die mikrobielle Zusammensetzung des Darms erklären, sind viel weniger offensichtlich. Hier kommen über das Blut transportierte Substanzen in Frage ebenso wie Veränderungen der Mikrozirkulation in der Darmwand.

Auch acht Wochen nach der Raucherentwöhnung zeigte sich eine andauernde Veränderung der mikrobiellen Struktur. Dennoch lässt dieser relativ kurze Beobachtungszeitraum keine Rückschlüsse auf eine langfristige Veränderung zu.

1.9. Beeinflussung der Struktur der Mikrobiota durch Entzündung

Die Zusammensetzung der Mikrobiota ist bei einer Reihe von Darm- und Lebererkrankungen verändert, wie in den letzten Jahren gezeigt werden konnte. Hierzu zählen unter anderem die chronisch entzündlichen Darmerkrankungen (CED), Zöliakie oder verschiedene Lebererkrankungen wie Nicht-alkoholische Steatohepatitis oder Leberzirrhose.

Gerade im Feld der CED haben zahlreiche Arbeiten an großen Patientenkollektiven Unterschiede in der mikrobiellen Zusammensetzung zwischen Patienten mit CED und der Allgemeinbevölkerung gezeigt. Interessanterweise ergaben sich auch deutliche Unterschiede zwischen M. Crohn- und Colitis ulcerosa-Patienten (Details ☞ Kap. 5.).

Wie bereits weiter oben erwähnt, zeigte sich bei diesen Untersuchungen auch, dass das Vorhandensein von bestimmten Bakterien noch nicht mit einer relevanten funktionellen bzw. metabolischen Aktivität gleichzusetzen ist. So konnte etwa gezeigt werden, dass bestimmte Bakterien bzw. bakterielle Stämme der Mukosa-assoziierten Mikrobiota bei CED-Patienten nicht nur quantitativ verändert (☞ Abb. 1.1), sondern auch vermehrt aktiviert sind, wohingegen andere wiederum eher in einer Art inaktivem Schlafzustand verharren. Dies untermauert, dass die metabolische Aktivität weitaus bedeutender sein dürfte als der pure Nachweis eines Vorhandenseins oder Fehlens bestimmter bakterieller Gen-Signaturen (OTUs).

Ein Beispiel einer umfassenden wissenschaftlichen Mikrobiota-Analyse zwischen CED Patienten und der Normalbevölkerung ist eine große Untersuchung innerhalb der Schweizerischen CED-Kohorten-Studie. Hier wurden rund 500 Patienten mit CED gegenüber mehr als 200 Menschen ohne bekannte chronische Darmerkrankungen verglichen. In Abb. 1.1 und 5.1 (☞ Kap. 5.) sind die wesentlichen Resultate in der generellen mikrobiologischen Zusammensetzung aufgeführt. Die mathematische Darstellung derartiger Unterschiede zwischen verschiedenen Gruppen mit unzähligen einzelnen Komponenten, die die zu untersuchenden Unterschiede repräsentieren (in diesem Fall die hohe Zahl der einzelnen Mikroben oder genauer gesagt OTUs bei jedem einzelnen Menschen pro Gruppe), erfolgt über eine sogenannte *Principal Component Analysis* (PCA), welche zu den multivariaten statistischen Verfahren gehört. Der Grundgedanke hierbei ist die Überlegung, dass die Unterschiede mit zunehmender Anzahl einzelner Menschen pro Gruppe und zu betrachtender Komponenten (Mikroben) komplexer werden und immer mehr mathematische Freiheitsgrade entstehen. Durch eine mathematische Transformation wird nun dieses komplexe System in einen Vektor-Raum übertragen und die Unterschiede zwischen Gruppen in sogenannte Hauptachsen (*principal components*) überführt. Entscheidend ist, dass diese Hauptachsen im Ausmaß des Unterschieds, den sie repräsentieren, sortiert werden können. Am Ende kann durch eine massive Vereinfachung auf wenige Hauptachsen (natürlich wählt man hier die, welche das größte Ausmaß des Unterschieds ausdrücken) ein Großteil des Unterschieds vereinfacht ausgedrückt und graphisch dargestellt werden. In diesem Beispiel (☞ Kap. 5. Abb. 5.1) zeigt sich ein signifikanter Unterschied zwischen den CED-Patienten und der Non-CED-Kontrollgruppe seitens der Hauptachse 1, jedoch nicht hinsichtlich der nächsten Hauptachse [2]. Wie bereits aufgeführt, konnte in dieser Arbeit auch bestätigt werden, was zahlreiche Untersuchungen gezeigt haben: Die mikrobielle Zusammensetzung ist nicht nur zwischen CED und gesunden Kontrollen verschieden, sondern auch innerhalb der CED, also zwischen Patienten mit M. Crohn und Colitis ulcerosa (☞ Abb. 1.1). Dies bringt wichtige Implikationen mit sich: So kann also keineswegs ein Nutzen einer bestimmten mikrobiellen Manipulation bei einer Erkrankung auf die andere Erkrankung ohne individuelle Prüfung transformiert werden.

1.10. Fazit

Kulturunabhängige experimentelle Techniken haben zu einem verbesserten Verständnis der Struktur und Dynamik des Darm-Mikrobioms beigetragen. Dabei sind die Kenntnisse bezüglich der bakteriellen Zusammensetzung wesentlich tiefer als diejenigen zu Pilzen und Viren. Eine Reihe von Umweltfaktoren beeinflusst die Struktur des Mikrobioms. Zu diesen zählen z.B. Ernährung, Antibiotika und das Rauchen. Möglicherweise noch wichtigere Einflussfaktoren werden durch den Wirt bestimmt. Hierzu zählen genetische Faktoren, Alter, körperliche Aktivität und Erkrankungen. Die Zusammensetzung der intestinalen Mikrobiota konnte mit einer Vielzahl von Erkrankungen wie kardiovaskuläre Erkrankungen, neurologische Erkrankungen, Autoimmunerkrankungen und CED assoziiert werden. Es wird jedoch für die Entwicklung Mikrobiom-basierter Therapien essentiell sein, die funktionellen Eigenschaften des intestinalen Mikrobioms besser zu verstehen. Hierfür reicht die Analyse der Zusammensetzung allein nicht aus, da dasselbe Bakterium in verschiedenen "intestinalen Ökosystemen" verschiedene Funktionen übernehmen kann. Dies wird jedoch sicherlich in den nächsten Jahren gelingen und dann zu neuen Therapieansätzen für CED und vermutlich einer Reihe von anderen Erkrankungen führen.

Literatur

1. Zubeldia-Varela E, Barber D, Barbas C, et al. Sample pre-treatment procedures for the omics analysis of human gut microbiota: Turning points, tips and tricks for gene sequencing and metabolomics. J Pharm Biomed Anal 2020;191:113592.

2. Vandana UK, Barlaskar NH, Gulzar ABM, et al. Linking gut microbiota with the human diseases. Bioinformation 2020;16:196-208.

3. Selber-Hnatiw S, Sultana T, Tse W, et al. Metabolic networks of the human gut microbiota. Microbiology (Reading) 2020;166:96-119.

4. Kachrimanidou M, Tsintarakis E. Insights into the Role of Human Gut Microbiota in Clostridioides difficile Infection. Microorganisms 2020;8.

5. Illiano P, Brambilla R, Parolini C. The mutual interplay of gut microbiota, diet and human disease. FEBS J 2020;287:833-855.

6. Gomaa EZ. Human gut microbiota/microbiome in health and diseases: a review. Antonie Van Leeuwenhoek 2020.

7. Vrancken G, Gregory AC, Huys GRB, et al. Synthetic ecology of the human gut microbiota. Nat Rev Microbiol 2019;17:754-763.

8. Sen P, Oresic M. Metabolic Modeling of Human Gut Microbiota on a Genome Scale: An Overview. Metabolites 2019;9.

9. Ding RX, Goh WR, Wu RN, et al. Revisit gut microbiota and its impact on human health and disease. J Food Drug Anal 2019;27:623-631.

10. Angers A, Kagkli DM, Patak Dennstedt A, et al. The Human Gut Microbiota: Overview and analysis of the current scientific knowledge and possible impact on healthcare and well-being. 2018; JRC Technical Reports.

11. Thursby E, Juge N. Introduction to the human gut microbiota. Biochem J 2017;474:1823-1836.

12. Lin L, Zhang J. Role of intestinal microbiota and metabolites on gut homeostasis and human diseases. BMC Immunol 2017;18:2.

13. Harmsen HJ, de Goffau MC. The Human Gut Microbiota. Adv Exp Med Biol 2016;902:95-108.

14. Simpson HL, Campbell BJ. Review article: dietary fibre-microbiota interactions. Aliment Pharmacol Ther 2015;42:158-79.

15. Scarpellini E, Ianiro G, Attili F, et al. The human gut microbiota and virome: Potential therapeutic implications. Dig Liver Dis 2015;47:1007-12.

16. Avershina E, Rudi K. Confusion about the species richness of human gut microbiota. Benef Microbes 2015; 6:657-9.

17. Putignani L, Del Chierico F, Petrucca A, et al. The human gut microbiota: a dynamic interplay with the host from birth to senescence settled during childhood. Pediatr Res 2014;76:2-10.

18. Wu GD, Bushmanc FD, Lewis JD. Diet, the human gut microbiota, and IBD. Anaerobe 2013;24:117-20.

19. Lagier JC, Million M, Hugon P, et al. Human gut microbiota: repertoire and variations. Front Cell Infect Microbiol 2012;2:136.

20. Clemente JC, Ursell LK, Parfrey LW, et al. The impact of the gut microbiota on human health: an integrative view. Cell 2012;148:1258-70.

21. Yilmaz B, Juillerat P, Øyas O, et al. Microbial network disturbances in relapsing refractory Crohn's disease. Nature Medicine 2019; 25,323-336.

2. Das intestinale Mykobiom

Wie in den vorangegangenen Kapiteln erwähnt, sind neben Bakterien, Archaeen, Viren und Protozoen auch Pilze ein integraler Bestandteil des menschlichen Mikrobioms der Haut und der Schleimhäute. Zur Abgrenzung von anderen Mitgliedern des Mikrobioms wird für die Gesamtheit der Pilze in einer Nische Pilze der Begriff **Mykobiota** bzw. **Mykobiom** verwendet. Der tatsächliche Einfluss der Mykobiota auf den Wirt und das mukosale Ökosystem ist wahrscheinlich größer, als sein geringer prozentualer Anteil bezogen auf die Anzahl der Zellen (ca. 0,1 % im Darm) vermuten lässt: Zum einen sind Pilzzellen deutlich größer als Bakterien, Hefezellen haben typischerweise einen 4-8fach größeren Durchmesser als Kokken. Zum anderen verfügen viele Pilze über spezifische metabolische Funktionen, die nicht durch Bakterien realisiert werden können. Dies ist für die Verdauung von Pflanzenmaterial im Pansen von Wiederkäuern (bspw. Kühen) essenziell; die Bedeutung für die menschliche Verdauung ist hingegen weitestgehend unklar. Des Weiteren können Pilze über Interaktionen mit dem Immunsystem einen signifikanten Einfluss auf den Wirt nehmen. Eine besondere Bedeutung haben dabei pilzliche Zellwandbestandteile wie Beta-Glukane, Mannane und Chitin, die über *Pattern Recognition*-Rezeptoren Immunantworten induzieren und so zur Ausreifung des Immunsystems beitragen.

2.1. Charakteristika und Funktion des humanen intestinalen Mykobioms

Aktuelle Studien zur Zusammensetzung der Mykobiota beruhen fast ausschließlich auf dem Nachweis entsprechender DNA, insbesondere der Sequenzierung der ITS1- und ITS2-Region der rRNA-DNA. Aufgrund der Zusammensetzung der pilzlichen Zellwand sind DNA-Extraktionsmethoden, die für das bakterielle Mikrobiom entwickelt wurden, für die Isolierung pilzlicher DNA meist weniger effizient. Bei Metagenomanalysen können Pilze daher unterrepräsentiert sein. Ein weiterer Einflussfaktor ist die Qualität der verwendeten Datenbanken, die in den letzten Jahren deutlich zugenommen hat, aber seltene Pilzarten vermutlich noch nicht vollständig erfassen können. Eine Schwierigkeit bei der Interpretation von Mykobiom-Analysen ist zudem die Unterscheidung von DNA, die mit der Nahrung in den Magendarmtrakt gelangt von einer tatsächlichen transienten oder dauerhaften Besiedlung. Zu den regelmäßig im Darm oder in Stuhlproben nachgewiesenen Pilzen gehören u. a. die Gattungen *Saccharomyces*, *Candida* und *Malassezia*, aber auch *Debaryomyces*, *Cladosporium*, *Penicillium*, *Aspergillus*, *Fusarium* und *Cryptococcus*. Da bspw. *Saccharomyces*, *Debaryomyces* und *Fusarium* jedoch auch in Nahrungsmitteln vorkommen, lässt sich vom Nachweis einer hohen Menge an DNA nicht zwingend auf eine hohe Besiedlungsdichte im Darm schließen. Der kulturelle Nachweis ist daher nach wie vor hilfreich, um die tatsächliche Besiedlung zu belegen. Dabei sollte allerdings beachtet werden, dass auch eine transiente Besiedlung durchaus Einfluss auf die Entwicklung des Immunsystems oder entzündliche Darmerkrankungen nehmen kann.

Trotz dieser technischen Einschränkungen haben Untersuchungen der letzten Jahre klar gezeigt, dass das Mykobiom ähnlich wie das bakterielle Mikrobiom durch die Art der Geburt, das Alter und die Ernährung beeinflusst wird. Ein weiterer, wesentlicher Faktor ist die Verwendung von Antibiotika. Durch die Depletion von Bakterien verringert sich die Konkurrenz und es kommt zur Vermehrung von Pilzen im Darm. Dieses Phänomen zeigt sich klinisch insbesondere durch ein erhöhtes Risiko für *Candida*-Infektionen. Zudem sind verschiedene intestinale Erkrankungen, wie beispielsweise chronisch-entzündliche Darmerkrankungen, mit einer verringerten Diversität des Mikrobioms und einer Expansion von *Candida* assoziiert.

Lange lag der Fokus bei der Untersuchung des Mykobioms auf opportunistischen Krankheitserregern und der Kolonisierung als Ausgangspunkt für Infektionen. In den letzten Jahren wurde jedoch deutlich, dass die Kolonisierung durch Pilze, insbesondere *Candida* (*C.*) *albicans*, nicht-redundante Funktionen für die Ausreifung des Immunsystems hat. So führt die Kolonisierung von Labormäusen mit *Candida albicans* zu einer Stärkung der Darmbarriere sowie erhöhten Granulopoese und systemischen Th17-Antwort, die unabhängig voneinander die Resistenz gegenüber systemischen Infektionen mit grampositiven Bakterien wie *Staphylococcus aureus* erhöhen. *C. albicans* induziert auch bei Menschen Th17-Antworten. Aufgrund der Kreuzreaktion der induzierten T-Zellen mit anderen Pilzen wie *Aspergillus fumigatus* und der Migration dieser T-Zellen aus dem Darm in die Lunge kann die Kolonisierung des Darms mit *C. albicans* zu einer Verstärkung von allergischen Reaktionen auf *Aspergillus* kommen. Es gibt zudem Hinweise darauf, dass in Patienten mit schweren COVID-19-Infektionen eine übermäßige Besiedelung mit *Candida* zur ausgeprägten Entzündungsreaktion beiträgt.

Diese Beispiele verdeutlichen den Einfluss des intestinalen Mykobioms auf das Immunsystem hinsichtlich der Abwehr bakterieller Infektionen, aber auch entzündlicher Erkrankungen. Im folgenden Teil dieses Kapitels sollen Beispiele erläutert werden, für die ein Einfluss des Mykobioms angenommen wird.

2.2. Das Mykobiom bei entzündlichen Darmerkrankungen

Anti-*Saccharomyces-cerevisiae*-Antikörper (ASCA) werden seit über 20 Jahren als Marker für entzündliche Darmerkrankungen (*Inflammatory Bowel Disease*; IBD), insbesondere Morbus Crohn diskutiert. Eine direkte Beeinflussung der Erkrankung durch *Candida*-Arten wurde jedoch erstmals 2012 postuliert, als Iliev et al. in einem Mausmodell zeigen konnten, dass die Deletion des Pilz-spezifischen *Pattern Recognition*-Rezeptors Dectin-1 zu einer erhöhten Suszeptibilität gegenüber DSS-induzierter Colitis führt. In Dectin-1-defizienten

Organsystem/ Erkrankung	Beteiligte Taxa	Effekte
Immunsystem allgemein	*Candida*, v.a. *C. albicans*	Systemische Th17-Antwort • erhöhte Resistenz gegen bakterielle Infektionen • Verstärkung von Entzündungsreaktionen bei allergischen Erkrankungen und viralen Infektionen
Entzündliche Darm-erkrankungen	*Candida*, v.a. *C. albicans* *Malassezia*, v.a. *M. restricta*	Verstärkung der Entzündung • bei Funktionsverlust/Polymorphismen relevanter C-Typ-Lektinrezeptoren (Dectin-1, Dectin-2) • abhängig vom Peptidtoxin Candidalysin (*Candida*) • indirekt über Einfluss auf die Zusammensetzung des bakteriellen Mikrobioms
Leber • MASDL	vermehrt *Kazachstania* und *Mucor* im Darm	Unklar
• ALD	Vermehrt *Saccharomyces*, *Kluyveromyces* und *Scopulariopsis* im Darm	Unklar
	C. albicans *M. restricta*	Verstärkung der Ethanol-induzierten Leberschädigung • über C-Typ-Lektinrezeptoren(Dectin-1, Dectin-2) • Produktion/Induktion von Prostaglandinen • spezifische Th17-Zellen in der Leber ⇒ Produktion von IL-17 • direkte Zellschädigung durch Candidalysin
Pankreas-karzinom	*Malassezia*	Induktion der Bildung von IL-33 im Tumor ⇒ Rekrutierung von Th2-Zellen und ILC2 ⇒ lokale Immunsuppression

Tab. 2.1: Einfluss des intestinalen Mykobioms.

Mäusen kam es während der Colitis zu einer erhöhten Dichte von *C. tropicalis* im Darm, Invasion des Pilzes in entzündetes Darmgewebe und einem schwereren Krankheitsverlauf, der durch Antimykotika gelindert werden konnte. In Genom-weiten Assoziationsstudien wurde neben Dectin-1-Polymorphismen auch Mutationen in CARD-9, einem Signalmolekül unterhalb von Dectin-1 und anderen C-Typ-Lektin-Rezeptoren, die primär Bestandteile von Pilzzellwänden erkennen, als Risikofaktor für entzündliche Darmerkrankungen beim Menschen identifiziert. Analog zur DSS-Colitis im Mausmodell konnten Sokol et al. auch bei Patienten mit IBD eine Expansion von *Candida* feststellen.

Es erscheint also plausibel, dass das Mykobiom einen Einfluss auf IBD hat und die Schwere der Symptomatik verstärken kann. Dies trifft jedoch nicht auf alle Patienten mit IBD zu und die zugrunde liegenden Pathomechanismen sind bislang nur ansatzweise verstanden. Auch ist bislang nicht vollständig geklärt, welche Pilzarten IBD beeinflussen können und ob dies von art- oder stammspezifischen Eigenschaften abhängig ist. Für *C. albicans* konnte im Mausmodell gezeigt werden, dass sich klinische Isolate deutlich in ihrer Zytotoxizität und Induktion von Entzündungsreaktionen unterscheiden; nur Stämme, die das Peptidtoxin Candidalysin exprimierten und eine hohe Zytotoxizität aufweisen, verstärkten im Mausmodell DSS-induzierte Colitis. Auch *C. tropicalis* kann Candidalysin produzieren, es findet sich jedoch nicht bei *Malassezia*-Arten, die ebenfalls gehäuft bei Patienten mit IBD vorkommen und im Tiermodell die Schwere der Entzündung beeinflussen. Möglicherweise spielt hier neben der direkten Interaktion mit dem Immunsystem auch der Einfluss von Pilzen auf die Zusammensetzung des bakteriellen Mikrobioms eine Rolle. Es sind also weitere Untersuchungen notwendig, um zu verstehen ob und bei welchen Patienten antimykotische Therapien als Teil der IBD-Behandlung erfolgversprechend sind.

2.3. Einfluss des Mykobioms auf Lebererkrankungen

Das Darmmikrobiom beeinflusst über verschiedene Mechanismen die Leber und Lebererkrankungen. Dazu gehören der Einfluss auf die Darmbarriere und somit die Translokation von Zellwandbestandteilen und Endotoxinen, die systemische Entzündungsreaktionen auslösen können, sowie mikrobielle Stoffwechselprodukte, die mit dem Pfortaderblut in die Leber transportiert werden. Bei verschiedenen Lebererkrankungen wie der "*Metabolic Dysfunction-Associated Steatotic Liver Disease*" (MASLD), der primär sklerosierenden Cholangitis, Alkoholbedingten Lebererkrankungen (*Alcohol-associated Liver Disease*, ALD), Leberzirrhose und hepatozellulärem Karzinom kann es zu Veränderungen im Mykobiom kommen. Die Expansion einzelner Taxa unterscheidet sich abhängig von der Art der Lebererkrankung; in einer Studie von Viebahn et al. konnte anhand des Mykobioms mit hoher Zuverlässigkeit zwischen ALD und MASLD unterschieden werden. Bei MASLD wurden vermehrt Pilze der Gattungen *Kazachstania* und *Mucor* nachgewiesen, bei ALD hingegen *Saccharomyces*, *Kluyveromyces*, *Scopulariopsis*, *C. albicans* und *Malassezia restricta* (*M. restricta*). Inwieweit die Zusammensetzung des Mykobioms ursächlich an der Lebererkrankung beteiligt ist oder ob es sich bei den Unterschieden im Mykobiom um direkte oder indirekte Folgen der Grunderkrankung oder therapeutischer Interventionen handelt, muss noch geklärt werden. Zudem kommen verschiedene Studien zu unterschiedlichen Ergebnissen hinsichtlich der Assoziation von Mykobiom-Veränderungen mit Lebererkrankungen. Ob dies die Folge von geographischen Unterschieden oder durch limitierte Kohortengrößen verursacht ist, wird durch weitere Untersuchungen zu klären sein.

Für Alkoholbedingte Lebererkrankungen hingegen konnte ein direkter Einfluss von Pilzen nachgewiesen werden. So kommt es bei Patienten mit Alkoholbedingter Lebererkrankung häufig zu einer Zunahme von *C. albicans* im Darm. Diese Kolonisierung führt in Mausmodellen zu einer Verstärkung der Ethanol-induzierten Leberschädigung. Ähnliches konnte für *M. restricta* nachgewiesen werden. Für die Induktion oder Verstärkung von Entzündungsreaktionen sind die C-Typ-Lektinrezeptoren Dectin-1 und Dectin-2 relevant, die Zellwandbestandteile von Pilzen, bspw. Beta-Glukane, erkennen. Als Entzündungsmediatoren sind auch Prostaglandine, die von den Pilzen selbst produziert werden oder in der Leber als Reaktion auf die Kolonisierung mit Pilzen gebildet werden, an der Pathogenese beteiligt. Zudem kommt es zu einer Erhöhung der Anzahl *C. albicans*-spezifischer Th17-Zellen in der Leber, die über die Produktion von IL-17 die Entzündung verstärken. Neben diesen immunologischen Reaktionen auf die Kolonisierung mit Pilzen gibt es deutliche Hinweise darauf, dass auch das von *C. albicans* gebildete Peptidtoxin Candidalysin die Erkrankung beeinflusst: Im Mausmodell ist die Auswirkung der Kolonisierung mit *C. albicans* davon abhängig, ob die kolonisierenden Stämme das Peptidtoxin Candidalysin produzieren. In der entsprechenden Studie von Chu et al. war zudem bei Patienten der Nachweis von Candidalysin im Stuhl sowohl mit einer erhöhten Leberschädigung als auch einer geringeren 90-Tage-Überlebenswahrscheinlichkeit verbunden. Es ist anzunehmen, dass Candidalysin im Rahmen der durch die alkoholbedingte Lebererkrankungen verursachte erhöhte Darmpermeabilität in den Blutstrom und in die Leber gelangt und dort direkt zur Schädigung von Hepatozyten beiträgt.

2.4. Mykobiom und Tumorerkrankungen

In Anbetracht der Rolle von Pilzen bei entzündlichen Darm- und Lebererkrankungen ist es naheliegend, dass das Mykobiom auch bei der Entstehung von Karzinomen relevant sein könnte. Als Verstärker chronischer Entzündungen könnten Pilze indirekt zur Tumorgenese in Darm und Leber beitragen. Zudem bauen verschiedene *Candida*-Arten Alkohol zu Acetaldehyd ab, das als karzinogen gilt und bei oralen Tumoren in Verbindung mit chronischer Entzündung durch *Candida*-Infektion relevant sein könnte. Die karzinogene Wirkung verschiedener Mykotoxine die insbesondere durch Schimmelpilze wie *Aspergillus* gebildet werden, bspw. Aflatoxin, nach oraler Aufnahme ist seit langem bekannt; allerdings ist bislang unklar, ob diese Pilze dauerhaft und in ausreichender Menge kolonisieren und während der Kolonisierung entsprechende Toxine produzieren.

Mikroorganismen können das Pankreas besiedeln und die Kolonisierung fördert die Entstehung und Progression von Pankreaskarzinomen. Aykut et al. stellten fest, dass Pilze aus dem Darmlumen in das Pankreas einwandern können und dass es sowohl bei Mäusen als auch bei Menschen eine Anreicherung von *Malassezia* in Pankreastumoren auftritt. Alam et al. konnten im Mausmodell zeigen, dass für die Entstehung von Pankreaskarzinomen die IL-33-vermittelte Rekrutierung von Th2-Zellen und Angeborenen Lymphozyten Typ-2 (ILC2) entscheidend ist. Die IL-33-Produktion wiederum hing von der Kolonisierung des Pankreas durch Pilze, insbesondere *Malassezia*, ab. In beiden Studien verlangsamte eine antifungale Behandlung im Mausmodell die Tumorprogression. Dieser mögliche Zusammenhang zwischen *Malassezia*-Kolonisierung und Tumorentstehung konnte jedoch bislang beim Menschen nicht sicher bestätigt werden. Ähnliches gilt für den Nachweis verschiedener Pilze auf DNA-Ebene in einer Vielzahl verschiedener Tumorarten; bislang ist unklar, ob es in diesen Fällen einen Kausalzusammenhang zwischen Mykobiom und Tumorentstehung oder -progression gibt.

Das Mikrobiom beeinflusst neben der Tumorentstehung und -progression auch die Effizienz von therapeutischen Interventionen. Die mögliche Rolle des Mykobioms wurde in diesem Zusammenhang bislang nur wenig untersucht. Die Arbeit von Shiao et al. zeigt, dass in verschiedenen Mausmodellen die Depletion von Bakterien und parallele Expansion von Pilzen durch Antibiotikatherapie zu einer geringeren Effizienz der Bestrahlung führt. Ursächlich scheint der Effekt der Mikrobiota bzw. Mykobiota auf die Immunantwort zu sein.

2.5. Ausblick

Das Mykobiom wird erst seit gut 10 Jahren intensiver hinsichtlich seiner Bedeutung für die menschliche Gesundheit, seiner Rolle bei Erkrankungen und für die Effektivität von Therapien untersucht. Entsprechend begrenzt sind die bisherigen Erkenntnisse, insbesondere zu der Frage, inwieweit Veränderungen des Mykobioms lediglich die Folge einer Erkrankung sind oder ob das Mykobiom die Pathogenese beeinflusst. Die Ergebnisse der letzten Jahre lassen jedoch darauf schließen, dass das Mykobiom einen weitaus größeren Einfluss hat als der Anteil der Pilzzellen am Gesamtmikrobiom vermuten lässt. Zudem wird deutlich, dass das Mykobiom nicht nur als Quelle möglicher Infektionen relevant ist, sondern auch ganz wesentlich die Ausreifung des Immunsystems und somit den Gesamtorganismus beeinflusst.

Literatur

1. Alam A, Levanduski E, Denz P, Villavicencio HS, Bhatta M, Alhorebi L, Zhang Y, Gomez EC, Morreale B, Senchanthisai S et al (2022) Fungal mycobiome drives IL-33 secretion and type 2 immunity in pancreatic cancer. Cancer Cell 40: 153-167.e111

2. Aykut B, Pushalkar S, Chen R, Li Q, Abengozar R, Kim JI, Shadaloey SA, Wu D, Preiss P, Verma N et al (2019) The fungal mycobiome promotes pancreatic oncogenesis via activation of MBL. Nature 574: 264-267

3. Bacher P, Hohnstein T, Beerbaum E, Röcker M, Blango MG, Kaufmann S, Röhmel J, Eschenhagen P, Grehn C, Seidel K et al (2019) Human anti-fungal Th17 immunity and pathology rely on cross-reactivity against *Candida albicans.* Cell 176: 1340-1355.e1315

4. Chen YH, Yeung F, Lacey KA, Zaldana K, Lin JD, Bee GCW, McCauley C, Barre RS, Liang SH, Hansen CB et al (2023) Rewilding of laboratory mice enhances granulopoiesis and immunity through intestinal fungal colonization. Sci Immunol 8: eadd6910

5. Chu H, Duan Y, Lang S, Jiang L, Wang Y, Llorente C, Liu J, Mogavero S, Bosques-Padilla F, Abraldes JG et al (2020) The *Candida albicans* exotoxin candidalysin promotes alcohol-associated liver disease. J Hepatol 72: 391-400

6. Dohlman AB, Klug J, Mesko M, Gao IH, Lipkin SM, Shen X, Iliev ID (2022) A pan-cancer mycobiome analysis reveals fungal involvement in gastrointestinal and lung tumors. Cell 185: 3807-3822.e3812

7. Fan Y, Wu L, Zhai B (2023) The mycobiome: interactions with host and implications in diseases. Curr Opin Microbiol 75: 102361

8. Fiers WD, Gao IH, Iliev ID (2019) Gut mycobiota under scrutiny: fungal symbionts or environmental transients? Curr Opin Microbiol 50: 79-86

9. Fletcher AA, Kelly MS, Eckhoff AM, Allen PJ (2023) Revisiting the intrinsic mycobiome in pancreatic cancer. Nature 620: E1-e6

10. Helmink BA, Khan MAW, Hermann A, Gopalakrishnan V, Wargo JA (2019) The microbiome, cancer, and cancer therapy. Nat Med 25: 377-388

11. Iliev ID, Funari VA, Taylor KD, Nguyen Q, Reyes CN, Strom SP, Brown J, Becker CA, Fleshner PR, Dubinsky M et al (2012) Interactions between commensal fungi and the C-type lectin receptor Dectin-1 influence colitis. Science 336: 1314-1317

12. Kusakabe T, Lin WY, Cheong JG, Singh G, Ravishankar A, Yeung ST, Mesko M, DeCelie MB, Carriche G, Zhao Z et al (2023) Fungal microbiota sustains lasting immune activation of neutrophils and their progenitors in severe COVID-19. Nat Immunol 24: 1879-1889

13. Leonardi I, Gao IH, Lin WY, Allen M, Li XV, Fiers WD, De Celie MB, Putzel GG, Yantiss RK, Johncilla M et al (2022) Mucosal fungi promote gut barrier function and social behavior via Type 17 immunity. Cell 185: 831-846.e814

14. Li J, Chen D, Yu B, He J, Zheng P, Mao X, Yu J, Luo J, Tian G, Huang Z et al (2018) Fungi in gastrointestinal tracts of human and mice: from community to functions. Microb Ecol 75: 821-829

15. Li L, Huang X, Chen H (2024) Unveiling the hidden players: exploring the role of gut mycobiome in cancer development and treatment dynamics. Gut Microbes 16: 2328868

16. Li XV, Leonardi I, Putzel GG, Semon A, Fiers WD, Kusakabe T, Lin WY, Gao IH, Doron I, Gutierrez-Guerrero A et al (2022) Immune regulation by fungal strain diversity in inflammatory bowel disease. Nature 603: 672-678

17. Liu L, Shah K (2022) The potential of the gut microbiome to reshape the cancer therapy paradigm: A review. JAMA Oncol 8: 1059-1067

18. Narunsky-Haziza L, Sepich-Poore GD, Livyatan I, Asraf O, Martino C, Nejman D, Gavert N, Stajich JE, Amit G, González A et al (2022) Pan-cancer analyses reveal cancer-type-specific fungal ecologies and bacteriome interactions. Cell 185: 3789-3806.e3717

19. Ost KS, Round JL (2023) Commensal fungi in intestinal health and disease. Nat Rev Gastroenterol Hepatol 20: 723-734

20. Paterson MJ, Oh S, Underhill DM (2017) Host-microbe interactions: commensal fungi in the gut. Curr Opin Microbiol 40: 131-137

21. Sey EA, Warris A (2024) The gut-lung axis: the impact of the gut mycobiome on pulmonary diseases and infections. Oxf Open Immunol 5: iqae008

22. Shiao SL, Kershaw KM, Limon JJ, You S, Yoon J, Ko EY, Guarnerio J, Potdar AA, McGovern DPB, Bose S et al (2021) Commensal bacteria and fungi differentially regulate tumor responses to radiation therapy. Cancer Cell 39: 1202-1213.e1206

23. Sokol H, Leducq V, Aschard H, Pham HP, Jegou S, Landman C, Cohen D, Liguori G, Bourrier A, Nion-Larmurier I et al (2017) Fungal microbiota dysbiosis in IBD. Gut 66: 1039-1048

24. Underhill DM, Braun J (2022) Fungal microbiome in inflammatory bowel disease: a critical assessment. J Clin Invest 132

25. Viebahn G, Hartmann P, Lang S, Demir M, Zhang X, Fouts DE, Stärkel P, Schnabl B (2024) Fungal signature differentiates alcohol-associated liver disease from non-alcoholic fatty liver disease. Gut Microbes 16: 2307586

26. Wu X, Xia Y, He F, Zhu C, Ren W (2021) Intestinal mycobiota in health and diseases: from a disrupted equilibrium to clinical opportunities. Microbiome 9: 60

27. Zeng S, Hartmann P, Park M, Duan Y, Lang S, Llorente C, Wang Y, Cabré N, Fouts DE, Bacher P et al (2023) *Malassezia restricta* promotes alcohol-induced liver injury. Hepatol Commun 7: e0029

3. Das intestinale Virom

Die Gesamtheit der intestinalen Mikrobiota ist, wie im vorherigen Kapitel beschrieben und häufig in der allgemeinen Diskussion begrifflich unscharf verwendet, nicht nur über bakterielle Mikroorganismen definiert, sondern besteht ebenso aus Viren, Pilzen, Protozoen und Helminthen. Für den viralen Anteil dieses intestinalen Ökosystems hat sich der Begriff des **intestinalen Viroms** etabliert. Dieses Virom ist bisher weitaus schlechter wissenschaftlich charakterisiert als das bakterielle Mikrobiom. Dies hat u.a. mit der Komplexität der molekularbiologischen Eigenschaften der Viren im Sinne der methodischen Identifizierung und Klassifizierung zu tun. Im Gegensatz zu Viren können Bakterien durch ihre 16S rRNA charakterisiert werden, bei der eine große Homologie bakterieller Spezies vorliegt. Dies erlaubt es vergleichsweise einfach, Bakterien mittels PCR zu identifizieren und durch Sequenzierung zu typisieren. So kann prinzipiell die Gesamtzahl aller in einer Probe vorhandenen Bakterienspezies charakterisiert werden, wenngleich die Standardisierung der Verfahren noch methodische Herausforderungen darstellen.

Bei Viren ist aufgrund weitgehend fehlender homologer Sequenzen (Ausnahme z.B. humane endogene Retroviren [HERV], ☞ Kap. 3.3.), eine komplexere Analyse notwendig, bei der alle Nukleinsäuren einer Probe sequenziert werden und nach Trennung der humanen Sequenzen Virussequenzen anschließend mit Hilfe der Bioinformatik identifiziert werden (Metagenomik). Durch die Fortschritte dieser Technologie hat sich in den letzten ca. zehn Jahren die Zahl der neu identifizierten Virussequenzen stark erhöht und liegt ca. 5-mal höher als die Zahl der kultivierbaren und somit detaillierter studierbaren Viren. Somit kam es bezüglich des Viroms zunächst vor allem zu einer Erhöhung des deskriptiven Wissens, zunehmend jedoch auch zu funktionalen Erkenntnissen – physiologisch und pathologisch.

So wird zunehmend ersichtlich, dass es unzureichend ist, lediglich die bakterielle Mikrobiota zu untersuchen, da es im Hinblick auf die Funktionen des gesamten intestinalen Mikrobioms, welche über die Interaktion aller Bestandteile und dieser mit dem Wirt konstituiert werden, nicht zielführend sein kann, den Fokus auf eine einzelne Komponente dieses komplexen Systems zu legen. Das Verständnis der Komplexität der Interdependenzen zwischen den verschiedenen Elementen des Gesamtmikrobioms mit dem Wirt scheint vielmehr der Schlüssel zu dessen zukünftiger therapeutischer und diagnostischer Anwendbarkeit zu sein. Für diese Interaktionen hat sich in der englischsprachigen Literatur der Begriff der *trans-kingdom interactions* etabliert.

Aus den genannten Gründen ist die verfügbare Literatur zum intestinalen Virom zwar weiterhin zahlenmäßig geringer als die zum bakteriellen Mikrobiom, nimmt jedoch stetig zu. In diesem Kapitel soll ein Überblick über die wichtigsten Entwicklungen in diesem Forschungsbereich gegeben werden, dessen mögliche Assoziationen mit Verdauungs- und Stoffwechselerkrankungen beleuchtet und mögliche zukünftige Rollen des Viroms bei der Diagnostik und Therapie diskutiert werden.

3.1. Charakteristika des humanen intestinalen Viroms

Viren sind die am meisten verbreiteten biologischen Entitäten auf der Erde. Sie haben die höchste Diversität mit einer geschätzten Anzahl von 10^{31} sogenannten *virus-like particles* (VLPs; dsDNA, ssDNA und RNA-VLPs). Die Erkenntnisse über Viren werden v.a. durch die in jüngster Vergangenheit kostengünstig verfügbar gewordenen Hoch-Durchsatz-Sequenziermethoden befeuert, die es erlaubt haben, Viren in zahlreichen Lebensräumen (z.B. Ozeane, Gastrointestinal[GI]-Trakt) zu identifizieren.

> Das humane intestinale Virom ist definiert über alle Nukleinsäuren viraler Partikel im Ökosystem des GI-Traktes.

Es soll darauf hingewiesen werden, dass in anderen Körperregionen wie z.B. der Haut, der Lunge, der Nase etc. andere Viromkompositionen vorliegen, die sich jeweils in ihrer Komplexität unterscheiden. Vor der Ära der Metagenomik wurden Viren hauptsächlich durch klassische Methoden wie Elektronenmikroskopie (EM) und Kultivierung studiert. Basierend auf Erkenntnissen der EM enthalten intestinale mukosale Proben ca. 1,2 × 10^9 VLPs pro Biopsie. In Stuhlproben konnten so 10^8 bis 10^9 VLPs/Gramm Stuhl nachgewiesen werden.

Im intestinalen Virom können verschiedene VLPs identifiziert werden wie (Bakterio-)Phagen, die Prokaryoten wie Bakterien und *Archaea* (Einzeller) infizieren können, und zu einem geringeren Anteil humanpathogene eukaryote Viren, die zu mehr oder minder starken akuten oder chronischen Infektionen führen können wie z.B. Retroviren, Noroviren, Rotaviren, Astroviren, Picornaviren, Adenoviren oder Herpesviren. Allerdings können prokaryote Viren wie Phagen ebenso einen Einfluss auf die Physiologie oder Pathophysiologie des GI-Traktes haben, indem sie die Eigenschaften und Funktionen von Bakterien verändern können und somit das bakterielle Mikrobiom verändern, worauf in den Kap. 3.2 und 3.2.1 näher eingegangen werden soll.

Insgesamt ist das Virom interpersonell stark individuell und nach bisherigen Erkenntnissen über die Zeit äußerst stabil. Stark überwiegender Hauptbestandteil sind Phagen.

Die Entwicklung des Viroms vollzieht sich ähnlich wie die des bakteriellen Mikrobioms ab der Geburt. Untersuchungen des Mekoniums ergaben keinen Hinweis auf VLPs, wohingegen im Stuhl von einer Woche alten Säuglingen ca. 10^8 VLPs/Gramm Stuhl festgestellt werden können. Die Entwicklung der viralen und der prokaryoten Zusammensetzung des Darm-Milieus vollzieht sich innerhalb der ersten Lebensjahre parallel und in gegenseitiger Abhängigkeit. Es wird vermutet, dass die Phagenpopulation durch eine kleine persistierende, individuelle und stabile Population definiert ist, welche die interpersonelle Variabilität erklärt, verbunden mit einer schnellen adaptiven "Evolution" von geringeren Populationen. Dies konnte u.a. in einer longitudinalen Studie gezeigt werden. Über ein Jahr zeigte sich bei vier monozygoten Zwillingspaaren und ihren Müttern zwar eine Ähnlichkeit des bakteriellen Mikrobioms, wohingegen die Virome individuell weitgehend unterschiedlich waren und blieben, wenngleich Zwillinge und deren Mütter eine höhere Viromübereinstimmung haben als nicht direkt verwandte Individuen. Die intrapersonale Diversität des Viroms blieb über den genannten Zeitraum in dieser Studie zu >95 % identisch. Lediglich kurze, zeitweise Intervalle unterschiedlicher Phagenvarianzen konnten festgestellt werden. Vermutlich spielen bei diesen geringen, zeitlich begrenzten Veränderungen Umwelteinflüsse eine Rolle.

Es ergeben sich vielfältige Hinweise, dass ähnlich wie beim bakteriellen Mikrobiom auch das Virom auf Umwelteinflüsse wie Ernährung, sozioökonomischen Status, geographische Herkunft, Alter, Medikamente (insbesondere Antibiotika) und *Life Style* wie z.B. Kontakt mit Tieren bezüglich seiner Diversität reagiert. Dass das Virom nicht nur durch die Wirtsseite und dessen genetische Konstitution, verbunden mit den diesbezüglichen Interaktionen mit dem Darmökosystem konstituiert wird, konnte erst kürzlich in Zwillingsstudien (monozygot) gezeigt werden. In dieser Studie zeigte sich, dass die Virome monozygoter Zwillinge im Kindesalter ähnlicher sind als im Erwachsenenalter. Die Arbeit zeigte, dass, sobald sich die Umweltbedingungen und das Mikrobiom ändern, sich auch das Virom ändert. Allerdings ist bisher unklar, zu welchem Grad z.B. das bakterielle Mikrobiom oder andere Faktoren hierfür verantwortlich sind. Es zeigt sich jedoch, dass Mikrobiom-diskonkordante Zwillinge eine höhere Viromvarianz aufweisen als Mikrobiom-konkordante. Zudem gibt es eine gleichgerichtete Korrelation zwischen der Diversität des bakteriellen Mikrobioms und des Viroms. Die Charakteristika sind dabei durch die Phagenpopulation definiert, welche wie bereits erwähnt den weitaus größten Anteil des Viroms darstellt. Somit kann insgesamt von einer Rolle des bakteriellen Mikrobioms bezüglich der Definition des Viroms ausgegangen werden und natürlich umgekehrt. Dies wird u.a. durch eine Studie unterstützt, die gezeigt hat, dass nach fäkalem Mikrobiomtranfser (FMT) ein shift in der Phagenpopulation des Empfängers hin zur Population des Donors stattfindet, die im untersuchten Zeitraum von 26 Wochen stabil blieb. Die Wechselwirkungen zwischen Virom und bakteriellem Mikrobiom werden auch dadurch nachvollziehbar, dass ein Zusammenhang zwischen Antibiotikatherapie und Virom festgestellt werden kann, obwohl es keinen direkten Effekt von Antibiotika auf Phagen gibt. Allerdings scheint durch den Einfluss der Antibiotika auf die prokaryote Population des Mikrobioms (Wirtspopulation der Phagen) ein indirekter Effekt auf die Phagen vorzuliegen. So konnte beispielsweise gezeigt werden, dass Fluorchinolone im Tierversuch Shigatoxin kodierende Prophagen in *Escherichia coli* induzieren können.

Einen Überblick über die Einflüsse auf das intestinale Virom gibt Abb. 3.1.

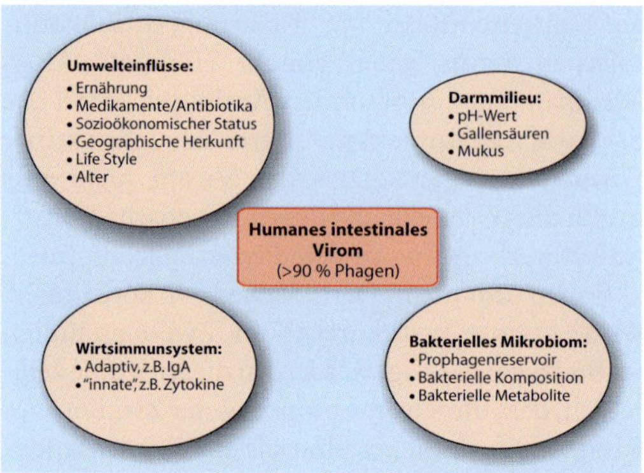

Abb. 3.1: Einflussfaktoren auf das intestinale Virom.

Neben den oben genannten Interaktionen des Viroms mit Umweltfaktoren besteht natürlich auch eine Wechselwirkung zwischen dem Wirtsimmunsystem und der Darmbarriere mit dem Virom. So produziert das Immunsystem Antikörper (z.B. sekretorisches IgA) gegen Phagen ebenso wie proinflammatorische Zytokine, die eine Auswirkung auf die Phagenpopulation haben. Dass das Wirtsimmunsystem eine wesentliche Rolle spielt wird auch dadurch ersichtlich, dass bei Patienten mit einer immunologischen Einschränkung die Phagenanzahl erhöht ist, die Diversität jedoch vermindert. Phagen induzieren sowohl eine adaptive als auch eine "*innate*" Immunantwort. Neben diesen Faktoren werden sie jedoch auch durch das intestinale Milieu wie z.B. durch den pH-Wert oder Gallensäuren moduliert.

3.2. Phagen – Hauptbestandteile des humanen intestinalen Viroms

Wie bereits erwähnt hat sich in allen bisher untersuchten Proben des Intestinums (Stuhl, Mukus) gezeigt, dass Phagen den größten Teil des Viroms ausmachen. Aufgrund der genannten methodischen Schwierigkeiten variieren die prozentualen Anteile der Gensequenzen in Mikrobiomproben, die Phagen zugeordnet werden, zwischen 14-87 %, wobei in neueren Untersuchungen stabil von >95 % ausgegangen wird. Die Ordnung der Phagen der DNA-Caudoviren macht hierbei zusammen mit den DNA-*Microviridae* den größten Anteil aus. Es sind geschätzt etwa 10^{15} Phagen im GI-Trakt vorhanden. Die Ordnung der DNA-Caudoviren umfasst die Familie der *Myoviridae*, *Siphoviridae* und *Podoviridae*. Diese Phagen infizieren hauptsächlich bestimmte Bakterienstämme wie die Firmicuten, Bacteriodeten, *Proteobacteria* und *Actinobacteria*. Phagen können hierbei in Bakterien Gene transfizieren wie kodierende Sequenzen für Toxine (z.B. Shigatoxin), aber auch Gene, die den Polysaccharid- und Kohlenhydrat -Stoffwechsel von Bakterien beeinflussen. Sie können so als Co-Faktoren fungieren, die das bakterielle Wachstum unter bestimmten Konditionen mitbestimmen können und auch Antibiotika-Resistenzgene übertragen.

Neben der Hauptgruppe der DNA-Phagen beinhaltet das Virom auch RNA-Phagen, die allerdings transiente Mitglieder des Viroms zu sein scheinen und am ehesten durch die Nahrung aufgenommen werden.

Phagen können verschiedene Lebenszyklen durchlaufen. Es wird unterschieden zwischen einem lytischen und lysogenen Zyklus, welche die beiden Hauptzyklen darstellen (auf die bisher weniger gut untersuchten und vermutlich funktionell weniger bedeutenden chronischen und pseudolysogenen Zyklen soll hier nicht näher eingegangen werden).

Beim (virulenten) lytischen Zyklus kommt es zu einer raschen viralen Replikation und Lyse des Wirtsbakteriums mit Ausschleusen von replizierten Phagen. Der temporäre lysogene Zyklus hingegen ist gekennzeichnet durch in die Zelle integrierte sogenannte Prophagen, welche genetisches Material in das prokaryote Genom integrieren oder dieses extra-chromosomal als Plasmid einfügen (☞ Abb. 3.2). Der Prophage repliziert dabei mit dem bakteriellen Wirt, ohne ihn zu zerstören. Phagen-eigene Repressorgene verhindern die Transkription eines Großteils der Prophagengene, was andernfalls zu einer Phagenproduktion und Zelllyse führen würde. Eine so erfolgte Transmission von Antibiotika-Resistenzgenen oder Virulenzfaktoren wie dem Shigatoxin sind Beispiele dafür, wie der lysogene Zyklus die Funktionalität des bakteriellen Anteils des Mikrobioms beeinflussen kann. Allerdings können Umwelteinflüsse (z.B. Chemikalien bzw. Medikamente) zu einer Aktivierung des bakteriellen SOS-Systems führen oder zu anderen metabolischen Veränderungen, die zu einer Aktivierung von Prophagen und Übergang in den lytischen Zyklus führen können (☞ Abb. 3.2).

Durch ihre Unterschiedlichkeit kann das überwiegende Auftreten des lytischen oder lysogenen Zyklus zu Veränderungen des bakteriellen Mikrobioms führen. So führt ein überwiegend lytischer Zyklus z.B. zu einem hohen Umsatz von Nährstoffen und zu einer hohen bakteriellen Diversität. Allerdings können lytische Phagen durch ihren selektiven Einfluss auf Bakterienstämme auch zur Dysbiose führen. Im Normalfall scheint im GI-Trakt der lysogene Zyklus zu überwiegen, aus methodischen Gründen ist dies jedoch noch nicht abschließend geklärt.

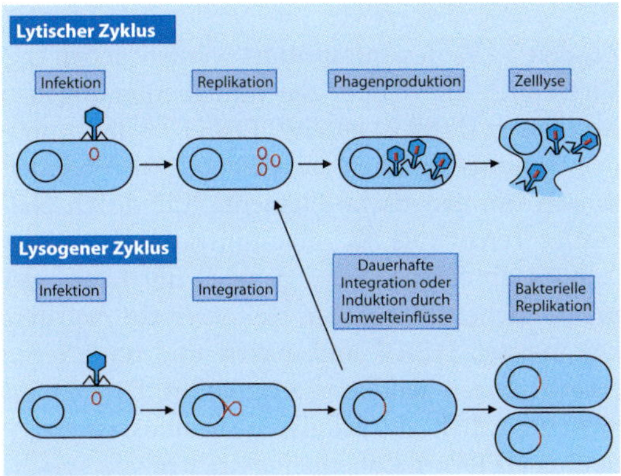

Abb. 3.2: Lebenszyklen von (Bakterio-)Phagen.

Phagen können durch ihre Replikationszyklen Selektionsdruck auf das bakterielle Mikrobiom ausüben, aber auch potentiell als therapeutische Option genutzt werden, um z.B. inflammatorische Erkrankungen des GI-Traktes zu behandeln. Durch ihre bakteriziden Effekte können sie möglicherweise eine Alternative darstellen, um intestinale Eubiose herzustellen oder bakterielle Pathogene wie z.B. invasiv adhärente *Escherichia coli* bei Morbus Crohn zu therapieren. In Bezug auf ihre antibakterielle Schutzfunktion im GI-Trakt ist ihre Anordnung an der Darmbarriere von Interesse. Durch ihre Bindung an Glykoproteine des Mukus kommt es zu einer Anreicherung von Phagen an der Mukosa mit einem antibakteriellen Infektionsschutz durch eine Minimierung im Mukus vorhandener Bakterien (*"bacteriophage adherence to mucus model of protection"*; BAM). Die Effektivität dieses BAM Systems wird durch neuere Daten aus dem Bronchialtrakt unterstützt die zeigen, dass verschiedene Phagen in Abhängigkeit ihrer Bindung zum Mukus effektiver gegen Pseudomonas aeruginosa sind. Phagen sind somit als Teil des nicht-adaptiven Immunsystems an der Darmbarriere anzusehen. Allerdings haben Bakterien auch Abwehrmechanismen gegen Phagen entwickelt. Einer der bekanntesten Schutzmechanismen von Bakterien gegen Phagen ist das *Clustered Regularly Interspaced Short Palindromic Repeat* (CRISPR)-System. Wenn eine Transfektion von Phagengenen stattfindet, wird ein kurzer Abschnitt davon zwischen CRISPR-Sequenzen der prokaryoten DNA inseriert. Die so entstandenen Abschnitte zwischen den CRISPR-Sequenzen dienen als Bindungsstelle für Proteinkomplexe, die als molekulare Schere fungieren können und die Phagengene somit eliminieren können.

3.2.1. Phagen bei Erkrankungen der Darmbarriere

Aufgrund ihres Einflusses auf das bakterielle Mikrobiom und somit auf die Darmbarriere ist es wichtig, die Rolle der Phagen bei inflammatorischen gastrointestinalen Erkrankungen zu verstehen. Es ergeben sich insbesondere Hinweise, dass Phagen auch eine Bedeutung für die chronisch entzündlichen Darmerkrankungen (CED) Colitis ulcerosa und Morbus Crohn haben können. Bei der C. ulcerosa können substantielle Veränderungen des Viroms festgestellt werden. Es zeigt sich ein erhöhtes Vorkommen der Phagen der Ordnung der Caudoviralen, jedoch mit einer geringeren Diversität und im Vergleich zu gesunden Kontrollpersonen nicht gleichmäßigen Verteilung im Mukus. Metagenomische Untersuchungen zeigen aus Proben der rektalen Mukosa von C. ulcerosa-Patienten, dass das so veränderte mukosale Virom mit Entzündung assoziiert ist. Auch wenn weiterhin aktuell insgesamt noch wenige Untersuchungen zu Phagen und deren Rolle bei CED vorliegen wird vermutet, dass ein Shift vom überwiegend lysogenen zum lytischen Zyklus im Virom vorliegen könnte, der mitverantwortlich für die Dysbiose bei CED sein kann. Daher wird es in Zukunft

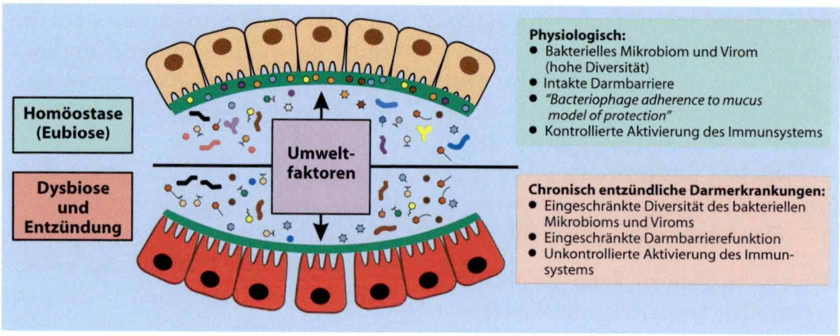

Abb. 3.3: Interaktionen zwischen dem bakteriellen Mikrobiom, Virom und der Darmbarriere bei chronisch entzündlichen Darmerkrankungen.

wichtig sein, solche Faktoren zu identifizieren, welche lysogene Prophagen aktivieren, um ggf. so therapeutische Targets zu identifizieren.

Der erste Hinweis eines Zusammenhangs zwischen Phagen und CED zeigte sich in einer Untersuchung mukosaler Proben von M. Crohn-Patienten. Diese wiesen in der Kolonmukosa ein höheres Vorkommen von Phagen auf als gesunde Kontrollprobanden ($2{,}9 \times 10^9$ vs $1{,}2 \times 10^8$ VLPs/Biopsie). In verschiedenen neueren Studien, basierend auf metagenomischen Viromanalysen, hat sich dies sowohl für Kolon- als auch Ileumproben bei M. Crohn-Patienten mehrfach bestätigt. Zudem zeigte sich hier, dass die Virome der MC-Patienten weniger Diversität aufweisen. Mehrere Studien ergaben eine geringere Phagen-*Richness* bei CED, assoziiert mit einer geringeren bakteriellen *Richness*. Möglicherweise ist dies wie bereits erwähnt durch einen Shift zum überwiegend lytischen Zyklus zu erklären. Phagen, die *Lactococcus-*, *Lactobacillus-*, *Clostridium-*, *Enterococcus-* und *Streptococcus*-Spezies infizieren, sind signifikant mit CED assoziiert. Interessanterweise sind ebenso die Kernphagenpopulationen bei CED geringer ausgeprägt. Gesunde Kontrollen zeigen durchschnittlich 62 % von 23 *core phages*, wohingegen dieser Anteil bei C. ulcerosa und M. Crohn lediglich bei 30-37 % liegt. Abb. 3.3 soll die Zusammenhänge zwischen bakteriellem Mikrobiom, Virom und der Darmbarriere bei CED zusammenfassen.

O.g. deskriptiven Erkenntnissen konnten mittlerweile experimentell funktionelle Bedeutung zugewiesen werden. So kommt es bei Mäusen mit experimentell induzierter Colitis (DSS) zu einer Aggravation wenn Phagenextrakte von Colitis-ulcerosa-Patienten zugeführt werden im Vergleich zu physiologischen Phagenextrakten. Dies wird durch einer weitere Arbeit unterstützt bei der fäkale Viromtransfers von Viren, die populationsbasiert mit CED assoziiert sind zu einer Modulation der experimentellen Colitis im Mausmodell führt.

3.3. Humane endogene Retroviren (HERV)

Zu den VLPs des Intestinums werden neben o.g. Viren auch die Gruppe der humanen endogenen Retroviren (HERV) gezählt. Etwa 8 % des humanen Genoms bestehen aus HERVs. Dabei handelt es sich um genetische Elemente, die durch ehemalige retrovirale Keimbahninfektionen in das Genom integriert wurden und im Laufe der menschlichen Evolution weitervererbt wurden. Die meisten HERV sind inaktiv und unterliegen einer strengen zellulären Regulation. Dies ist aus Sicht des Erhalts der zellulären Homöostase essentiell, da HERVs u.a. ehemalige virale regulatorische Elemente darstellen, z.B. Promotor- und *Enhancer*-Elemente, virale Polymerase-Sequenzen und *Envelope*-Sequenzen (kodieren für ehemalige Virushüllproteine). So sind transkribierte HERVs zwar nicht infektiös, allerdings sind ihre Elemente regulatorisch aktiv und können so z.B. die Expression benachbarter Gene beeinflussen und zur Translation funktionaler viraler Proteine führen, welche pathophysiologische Konsequenzen haben können (☞ Kap. 3.3.1.).

Die Klassifikation von HERVs erfolgt über homologe Sequenzen der Polymerasegene. Es können so drei Hauptklassen mit definierten Untergruppen unterschieden werden. Die älteste HERV-Gruppe scheint vor ca. 70 Millionen Jahren, die jüngste vor

5 Millionen Jahren in das menschliche Genom integriert worden zu sein.

HERVs haben wichtige physiologische Funktionen im menschlichen Organismus übernommen. HERVs sind notwendig für die Placentabildung und Funktion. Die *Envelope* (Hüll)-Proteine der HERV-W und -FRD-Gruppe Syncytin-1 und -2 sind durch ihre fusogenen Eigenschaften essentiell für die Fusion von Trophoblasten zu Syncytiotrophoblasten als zentrale Elemente der Placenta. Störungen in der Funktion und Expression der Syncytine sind mit Schwangerschaftserkrankungen wie der Eklampsie assoziiert. Syncytine enthalten zudem eine stark konservierte Region in ihrer Proteinstruktur, die als immunsuppressive Domäne (ISD) bezeichnet wird. Diese ISD scheint wichtig für die feto-maternale Immuntoleranz zu sein. Synthetisch hergestelltes ISD-Peptid zeigt immunsuppressive Eigenschaften auf mononukleäre Zellen des peripheren Blutes sowie immunmodulatorische Effekte im Mausmodel inflammatorischer Erkrankungen der Haut oder des Peritoneums. Somit könnte hieraus auch eine therapeutische Anwendung von HERV-Proteinen möglich sein. Wie auch beim gesamten bakteriellen Mikrobiom und dem Virom wird die HERV-Expression ebenfalls durch Umweltfaktoren beeinflusst. Gezeigt werden konnte dies in unterschiedlichen zellulären Kontexten z.B. für Nikotinabusus, UV-Strahlung oder virale Infektionen (z.B. Herpesviren).

3.3.1. HERV: potentielle Bedeutung bei inflammatorischen und malignen Erkrankungen

Durch die genannten Eigenschaften von HERVs wurden deren Regulation und Expression bei verschiedenen Erkrankungen untersucht und so mit verschiedenen inflammatorischen (z.B. Lupus erythematodes, rheumatoide Arthritis) und malignen Erkrankungen assoziiert. Mit am besten untersucht ist ihre veränderte Regulation und Funktion bei Multipler Sklerose (MS). Die HERV-W-Gruppe ist z.B. in neuronalen Plaques von MS-Patienten überexprimiert. Deren Hüllproteine können in zerebralen MS-Läsionen nachgewiesen werden, was mit einem neurodegenerativen Phänoytp der MS assoziiert ist. Weitere Daten zeigen, dass eine humorale Antikörperantwort gegen HERV-W-Hüllproteine als Biomarker verwendet werden kann, wobei ein höherer Antikörpertiter bei aktiver Erkrankung vorliegt und somit Krankheitsaktivität-und progression abbilden kann.

Auch bei malignen Erkrankungen zeigt sich eine deregulierte Expression von HERVs wie z.B. bei Prostata-, Brust-, Pankreas- und Lungenkrebs sowie bei Lymphomen und dem malignen Melanom. Beim kolorektalen Karzinom (KRK) konnte erst kürzlich eine erhöhte HERV-H-Expression als potentielles therapeutisches Target identifiziert werden. HERV-H wird bei 50 % des KRK durch eine Hypomethylisierung des viralen Promotors mit nachfolgender Translation in ein HERV-H-Protein exprimiert. Funktionelle Untersuchungen zeigten, dass diese Expression mit Metastasierung und Mikrosatelliteninstabilität sowie Chemotherapieresistenz verbunden ist. Eine Synergie zytostatischer und antiviraler Therapie zeigen therapeutisches Potential *in vitro*.

Studien zur Bedeutung von HERVs bei inflammatorischen Erkrankungen des GI-Traktes sind bisher selten. Allerdings sind CED sowohl durch Umwelteinflüsse u.a. an der Darmbarriere als auch durch genetische Faktoren determiniert, was eine pathophysiologische Bedeutung von HERVs hypothetisch zulässt. Eigene Untersuchungen zeigten, dass bei M. Crohn ein charakteristisches HERV-Expressionsmuster im Kolon und terminalen Ileum vorzuliegen scheint im Vergleich zur gesunden Kontrollgruppe. Die Expression der HERV-Gruppen HERV-W, HERV-FRD und HERV-K-T47D (HML-4) zeigten sich am deutlichsten verändert. Insbesondere zeigt sich auch eine veränderte mRNA und Proteinexpression von Syncytinen an der Darmbarriere mit einer teils verminderten Expression in der Inflammation und einem möglichen Verlust ihrer immunmodulatorischen und fusogenen Eigenschaften. Diese veränderte Expression von HERVs bei M. Crohn ist zunächst deskriptiver Natur. Allerdings wurde erst kürzlich gezeigt, dass im Mausmodel eine verminderte Expression von SETDB1, einer Histon-Methyltransferase, zu einer gesteigerten Expression von HERVs führt, die als virale Mimikry zu einer Nekroptose des Darmepithels und einer spontanen Ileitis und Kolitis führen kann. Diese Mechanismen wie Genominstabilität, veränderte Expression von HERVs und Nekroptose können auch in Darmbiopsien von CED-Patienten festgestellt werden.

Auch Umwelteinflüsse wie eine Infektion mit Herpesviren zeigen sich in Bezug auf HERVs und CED in einer weiteren Arbeit relevant. HERV-Sequenzen können im intestinalen Virom von CED-Patienten festgestellt werden, insbesondere bei einer Co-Infektion mit Herpesviren. Zukünftige Studien sind notwendig, um die pathophysiologische, diagnostische oder therapeutische Bedeutung dieser Beobachtungen einzuordnen.

3.4. Weitere Assoziationen des Viroms mit Verdauungs- und Stoffwechselerkrankungen

In diesem Kapitel sollen, ergänzend zu den bereits diskutierten Assoziationen des intestinalen Viroms mit Erkrankungen des GI-Traktes, neue Erkenntnisse zu einigen Verdauungs- und Stoffwechselerkrankungen in diesem Kontext aufgeführt werden. Es handelt sich hierbei um eine Auswahl ohne Anspruch auf Vollständigkeit.

NAFLD

Die Nicht-alkoholische Fettlebererkrankung (NAFLD) ist assoziiert mit einer Veränderung des bakteriellen Mikrobioms. In einer metagenomischen Studie zum fäkalen Virom bei NAFLD zeigt sich ein Zusammenhang zwischen dem histologischen Grad der Steatose und einer verminderten viralen Diversität und verminderten Phagendichte mit steigendem Grad der Leberverfettung. Basierend auf diesen Daten kann ein statistisches Model errechnet werden, welches den Grad der Steatose und Fibrose besser vorhersagen kann als klinische Daten oder Daten des bakteriellen Mikrobioms. Von Interesse sind Phagen in Bezug auf NAFLD v.a. bezüglich ihres Einflusses auf die Darm-Leber-Achse. Phagen können als Alternative zu Antibiotika eingesetzt werden, um NAFLD verursacht durch Klebsiella pneumoniae zu beeinflussen in dem lytische Phagen gegen *Klebsiella pneumoniae* verwendet werden.

Kolorektales Karzinom

Auch bei Patienten mit kolorektalem Karzinom (KRK) ist eine veränderte Signatur des bakteriellen Mikrobioms bekannt. Auch hier wurden erste metagenomische Viromstudien publiziert. Viromuntersuchungen aus Stuhlproben von Patienten mit KRK und einer gesunden Kontrollpopulation zeigen, dass die Phagendiversität bei KRK signifikant erhöht ist. Dabei können 22 virale Taxa zwischen KRK und gesunden Kontrollen diskriminieren. Eine Kombination von vier taxonomischen Markern ist assoziiert mit einer schlechteren Prognose, unabhängig vom Tumorstadium oder weiteren klinischen Parametern. Somit konnten auch hier Viromsignaturen identifiziert werden, die zukünftig möglicherweise zur Diagnostik und Prognoseabschätzung eingesetzt werden können.

Neben diesen deskriptiven Untersuchungen werden zunehmend auch funktionelle Viromstudien publiziert. Der Einfluss des bakteriellen Mikrobioms auf das metabolische Syndrom ist bekannt, wohingegen der Einfluss des Viroms wenig untersucht ist. Im Mausmodell des metabolischen Syndroms, welches Adipositas und Insulinresistenz widerspiegelt, führt ein Transfer des fäkalen Viroms von schlanken Mäusen auf übergewichtige Mäuse zu einer Gewichtsreduktion und geringeren Blutglukosespiegeln. Ob diese Effekte dem Virom direkt oder seinem Einfluss auf das bakterielle Mikrobiom zuzurechnen sind ist bisher nicht geklärt.

Die funktionelle Bedeutung des Viroms wird bei bisher wenig spezifisch angelegten Therapieansätzen wie z.B. dem fäkalen Mikrobiota-Transfer (FMT) bei der therapierefraktären *C. difficile*-Enteritis (☞ auch Kap. 15.) ersichtlich. Es zeigte sich, dass auch steril filtrierter Stuhl, der Patienten transferiert wird, zu einem Therapieansprechen gegen *Clostridioides difficile* (früher: *Clostridium difficile*) führt. Steril filtrierter Stuhl enthält zwar keine prokaryoten Anteile des Mikrobioms, allerdings Proteinbestandteile, antimikrobielle Peptide, metabolische Produkte und nicht zuletzt Phagen. Zur Klärung der Rolle der Phagen in diesem Zusammenhang konnten Zuo et al zeigen, dass bei der *C. difficile*-Enteritis eine hohe Anzahl der Caudoviren vorliegt, allerdings mit einer geringeren Diversität im Vergleich zu gesunden Kontrollen. Nach FMT zeigt sich bei denjenigen Patienten, die auf die Therapie ansprechen, dass die Caudoviren Taxa des Stuhlspenders eine große Fraktion des Viroms des Empfängers einnimmt. Der Erfolg des FMT zur Behandlung einer *C. difficile*-Enteritis ist höher, wenn eine höhere Diversität der Phagen der Ordnung der Caudoviren seitens des Spenders vorliegt als beim Empfänger. Ist das Verhältnis umgekehrt, kommt es gehäuft zu einem *C. difficile*-Rezidiv. Eine alleinige konstituierte Veränderung des bakteriellen Mikrobioms nach FMT ist offenbar nicht ausreichend, um *C. difficile*-Rezidive zu verhindern. Weitere Untersuchungen sind notwendig, um dies zu verifizieren und ggf. eine auf dem Virom basierende, personalisierte FMT-Spenderauswahl zu treffen.

An dieser Stelle soll nochmals der virale Einfluss auf chronisch entzündliche Darmerkrankungen (CED) erwähnt werden. Neben der im Kap. 3.2.1. erwähnten Rolle der Phagen gibt es auch Hinweise, dass eukaryote Viren wie das *Norovirus* eine Rolle bei der Pathogenese der CED spielen können. Ein Polymorphismus im ATG16L1-Autophagie-Gen führt zu morphologischen Veränderungen der Paneth-Zelle. Dieser Phänotyp kann auch bei einem hypomorphen ATG16L1-Allel im Mausmodel beobachtet werden, allerdings nur in Anwesenheit von Noroviren. Eine mögliche Rolle weiterer (nicht Phagen-)Viren bei CED ergibt sich zusätzlich aus Daten, die zeigen, dass RNA-Viren in Kolonbiopsien von CED-Patienten häufiger sind als bei gesunden Kontrollen. Adenoviren waren in dieser Studie mit einer kleinen Patientenkohorte in CED-Proben enthalten, nicht jedoch bei der Kontrollgruppe.

3.5. Ausblick: das intestinale Virom in der Diagnostik und Therapie von Verdauungs- und Stoffwechselerkrankungen

Die oben aufgeführten Erkenntnisse zum intestinalen Virom ergeben ein bisher überwiegend deskriptives Bild in Bezug auf dessen physiologische und pathophysiologische Bedeutung, wenngleich in den letzten 3 Jahren funktionelle Untersuchungen die Bedeutung des Viroms unterstreichen. Es zeigt sich, dass ein Bedarf an weiteren Untersuchungen diesbezüglich besteht; insbesondere, um die funktionellen Interaktionen des Viroms mit dem Gesamtökosystem des GI-Traktes zu verstehen. Es ergeben sich aus dem bisherigen Stand der Wissenschaft allerdings klare Anhaltspunkte, dass das Virom für die Diagnostik und Therapie im Sinne einer personalisierten Medizin wichtig sein kann. Auf Seiten des bakteriellen Mikrobioms haben sich aus den initial ebenfalls deskriptiven Untersuchungen bereits therapeutische Optionen entwickelt, wie sich in den nächsten Kapiteln dieses Buches zeigen wird. Viele Therapien mit dem Ziel, das Mikrobiom zu beeinflussen, sind bisher allerdings wenig zielgerichtet und personalisiert, sondern eher auf einer für den jeweiligen Patienten *trial and error*-Basis ausgelegt. Phagen und ihre Rolle im Mikrobiom könnten an dieser Stelle zukünftig hilfreich sein, z.B. molekularbiologische zielgerichtete Therapie z.B. im Gebiet der CED, aber auch bei Antibiotikaresistenzen zu finden.

Infektionen durch antibiotikaresistente Keime tragen weltweit substantiell zur Morbidität und Mortalität bei. Eine Therapie mit lytischen Phagen stellt eine potentielle Therapie solcher Infektionen dar. Antibiotikaresistente *Pseudomonas aeruginosa*-Wundinfektionen können z.B. effektiv mit lytischen Phagen behandelt werden, ebenso ergaben Untersuchungen zur Behandlung von Blutstrominfektionen z.B. mit *Acinetobacter baumanii* durch zielgerichtete lytische Phagen vielversprechende Ergebnisse mit einem raschen Therapieansprechen. Es gibt aber auch Ansätze, die Endolysine von Phagen als antibakterielle Therapeutika untersuchen.

Nicht nur therapeutisch, auch diagnostisch bergen Viromuntersuchungen ein großes Potential. Allerdings setzt dies voraus, dass, um das Ziel einer personalisierten Therapie des Gesamtmikrobioms zu erreichen, kombinierte diagnostische Techniken wie die des bakteriellen Mikrobioms, Metaboloms und Viroms kombiniert werden müssen, um individuelle Mikobiom-Ökosysteme zu verstehen und diagnostisch nutzen zu können. Dass jedoch auch vermeintlich einfache Ansätze lohnend sein können, zeigt sich bei der immunsuppressiven Therapie von Patienten nach solider Organtransplantation. Das Vorhandensein einer Virussignatur (*Anellovirus*-Last) korreliert invers mit einer Abstoßungsreaktion. Die Virussignatur ist somit Surrogatmarker für eine ausreichende Immunsuppression. Dies könnte auch für andere Krankheitsentitäten hilfreich sein, bei denen immunsuppressive Therapien angewendet werden, um eine möglicherweise optimalere Dosierung individualisiert zu steuern.

Somit steht das Forschungsfeld des Viroms weiterhin erst am Anfang seiner Möglichkeiten. Eine zukünftige therapeutische und diagnostische Anwendbarkeit scheint sich jedoch abzuzeichnen.

Literatur

1. Barr JJ et al. Bacteriophage adhering to mucus provide a non–host-derived immunity. PNAS 2013;(110)26: 10771-10776.

2. Carding SR et al. Review article: the human intestinal virome in health and disease. Aliment Pharmacol Ther 2017;46:800-815.

3. Geis FK et al. Silencing and transcriptional regulation of endogenous retroviruses: An Overview. Viruses 2020; 12(8):884-896.

4. Grabski DF et al. Close to the bedside: A systematic review of endogenous retroviruses and their impact in Oncology. J Surg Res 2019;240:145-155.

5. Klag T et al. Human endogenous retroviruses: Residues of ancient times are differentially expressed in Crohn's disease. Inflamm Intest Dis 2019;3(3):125-137.

6. Lang S et al. Intestinal virome signature associated with severity of nonalcoholic fatty liver disease. Gastroenterology 2020;S0016-5085(20)34923-4 [online ahead of print].

7. Mirzaei MK et al. Ménage à trois in the human gut: interactions between host, bacteria and phages. Nat Rev Microbiol 2017;15(7):397-408.

8. Mirzaei MK et al. Challenges of studying the human virome – relevant emerging technologies. Trends in Microbiology 2020 [epub ahead of print].

9. Moreno-Gallego JL et al. Virome diversity correlates with intestinal microbiome diversity in adult monozygotic twins. Cell Host Microbe 2019;25(2):261-272.

10. Nakatsu G et al. Alterations in enteric virome are associated with colorectal cancer and survival outcomes. Gastroenterology 2018;155(2):529-541.

11. Priyanka G et al. Population-specific differences in the human microbiome: Factors defining the diversity 2025:148923

12. Rasmussen TS et al. Faecal virome transplantation decreases symptoms of type 2 diabetes and obesity in a murine model. Gut 2020;gutjnl-2019-320005 [online ahead of print].

13. Reyes A et al. Gut DNA viromes of Malawian twins discordant for severe acute malnutrition. PNAS 112 (38):11941-11946.

14. Ruberto S. Correlation between antibodies against the pathogenic pHERV-W envelope protein and the inflammatory phase of multiple sclerosis Immunology. 2024;171:270-276.

15. Santiago-Rodriguez TM et al. Human virome and disease: High-throughput sequencing for virus discovery, identification of phage-bacteria dysbiosis and development of therapeutic approaches with emphasis on the human gut. Viruses 2019;11(7):656.

16. Sartor RB et al. Roles for intestinal bacteria, viruses, and fungi in pathogenesis of inflammatory bowel diseases and therapeutic approaches. Gastroenterology 2017;52(2):327-339.

17. Tian et al. Gut virome-wide association analysis identifies cross-population viral signatures for inflammatory bowel disease. Microbiome 2024;12:130

18. Wang R et al. Gut stem cell necroptosis by genome instability triggers bowel inflammation. Nature 2020;580 (7803):386-390.

19. Wang W et al. Metagenomic analysis of microbiome in colon tissue from subjects with inflammatory bowel diseases reveals interplay of viruses and bacteria. Inflamm Bowel Dis 2015;21:1419-1427.

20. Zeng C. Fecal virome transplantation: A promising strategy for the treatment of metabolic diseases. Biomedicine & Pharmacotherapy 2024;177:117065.

21. Zuo T et al. Bacteriophage transfer during faecal microbiota transplantation in *Clostridium difficile* infection is associated with treatment outcome. Gut 2018;67: 634-643.

22. Zuppi et al. Fecal microbiota transplantation alters gut phage communities in a clinical trial for obesity. Microbiome 2024;12:122

4. Intestinales Mikrobiom und Schleimhautbarriere

Ohne ein Gleichgewicht von Darminhalt, im Wesentlichen dem Mikrobiom und Nahrungsbestandteilen, und einer intakten Schleimhautbarriere ist keine gesunde Existenz möglich. Diese grundlegende Homöostase ist immer noch nicht völlig in ihrer Komplexität verstanden, aber die vier wesentlichen Komponenten sind etabliert (☞ Abb. 4.1):

1. Mukus und antibakterielle Peptide, sezerniert durch das Mukosaepithel

2. Das Mukosaepithel als physische Barriere, stabilisiert durch *Tight Junctions*

3. Granulozyten, Makrophagen und dendritische Zellen des angeborenen Immunsystems zur Sofortreaktion

4. Das adaptive Immunsystem mit seiner zellulären (T-Zellen) und humoralen (B-Lymphozyten und Plasmazellen) Abwehr

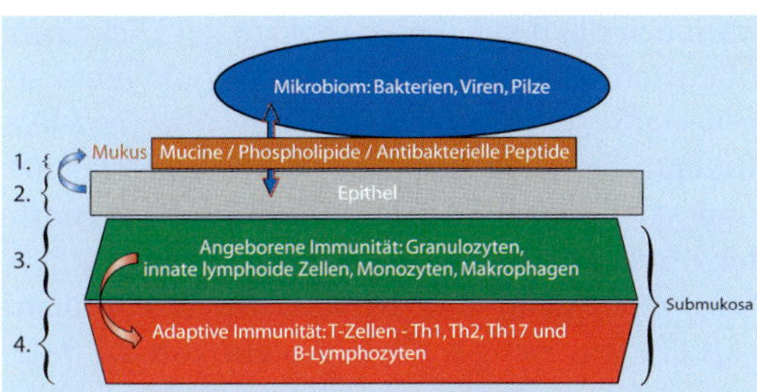

Abb. 4.1: Die vier Verteidigungsebenen der Schleimhaut.

Die Aufgabe dieser komplexen Barriere ist die Etablierung eines immunologischen Zustandes der Toleranz, d.h. eine möglicherweise gewebsdestruktive Immunreaktion wie bei chronisch entzündlichen Darmerkrankungen (CED; ☞ Kap. 5.) soll durch strenge Begrenzung der Zahl eindringender kommensaler Bakterien vermieden werden. Gleichzeitig muss aber auch die Infektionsabwehr gesichert sein. Darüber hinaus steuern diese Instanzen, insbesondere die antibakteriellen Peptide, auch die Zusammensetzung des Mikrobioms im Darmlumen und vor allem an der Mukosa. Wegen seiner ebenso relevanten absorptiven Kapazität hat das Epithel also im Wesentlichen die Funktion der Selektion, welche (Makro-)Moleküle und Mikroorganismen passieren dürfen und welche nicht.

4.1. Epithel und Mukus

Das intestinale Epithel ist eine kontinuierliche, aus den unterschiedlichsten absorptiven und sekretorischen Zelltypen bestehende Struktur. Es entsteht aus wenigen Stammzellen in der Kryptenbasis, die den Marker Lgr5 exprimieren und durch die Paneth-Zellen in der unmittelbaren Nachbarschaft mit Wachstumsfaktoren versorgt werden. Die Stammzellen spezialisieren sich unter Kontrolle verschiedenster Differenzierungsfaktoren (Wnt, *Notch*, *Indian Hedgehog* und andere) entweder zu eben diesen Paneth-Zellen (normalerweise nur im Dünndarm), Becherzellen (Goblet-Zellen), entero-endokrinen oder – in der Mehrheit – zu den regulären absorptiven Zellen der Dünndarmzotten bzw. der Kolonoberfläche. Nach genetischer Störung der Stammzellen kommt es zu deren Nekroptose und nachfolgend zu einer Kolitis und Enteritis.

Zwischengeschaltet verstärken die sog. *Transit Amplifying Cells* die Zellproduktion. Anschließend kommt es zu einem Stop der Zellproliferation, und die differenzierten Zellen haben nur noch eine begrenzte Lebenszeit. Die Überlebenszeit der absorptiven Zelle liegt bei etwa fünf Tagen, dann wird sie im Dünndarm nach kontinuierlicher Aufwärtsmigration an der Zottenspitze abgestoßen. Im Gegensatz zum Dünndarm besteht das Kolonepithel nur aus Krypten und einer flachen Oberfläche ohne Zotten, die supportive Rolle der Paneth-Zellen wird hier durch andere (*Paneth-like*) Zellen in der Umgebung der Stammzellen übernommen. Die meisten Nährstoffe und Gallensäuren werden im Dünndarm resorbiert, im Kolon neben Wasser und Elektrolyten hauptsächlich nur noch kurzkettige Fettsäuren, welche in großen Mengen von Ballaststoff-fermentierenden Darmbakterien produziert werden und dem Wirt als zusätzliche Kalorienquelle dienen sowie das Immunsystem stimulieren. Spezialisierte Epithelzellen für die Aufnahme von luminalen Antigenen sind die M-Zellen, die typischerweise über Lymphozytenaggregaten, den Peyer'schen Plaques, liegen. Außerdem gibt es *Tuft Cells* und dendritische Zellen, die der Antigenpräsentation dienen. Aber auch normale Epithelzellen exprimieren MHC-Klasse I- und -II-Moleküle und sind zur Antigenpräsentation fähig.

Entscheidend für die Barrierefunktion des Epithels sind die Adhäsionsmoleküle, die als Adhärens- oder *Tight Junction*-Proteine wie ZO-1, Claudine oder Occludin diese Zellen miteinander verbinden, und zwar negativ reguliert durch Zonulin. Bezüglich dieser *Tight Junctions* sowie der oben genannten Wachstums- bzw. Differenzierungsfaktoren besteht eine enge Abhängigkeit von einem intakten Mikrobiom, d.h. die Interaktion von Mukosa und Mikrobiom beruht auf Gegenseitigkeit. Diese betrifft übrigens auch die Produktion und Degradation von Mukus und die Induktion von antibakteriellen Peptiden.

Die Darmschleimhaut steht auch beim Gesunden unter einem andauernden Invasionsdruck durch eine Masse (0,2-1 kg) an bakteriellen Symbionten und Pathobionten, Pilzen, Viren und bisweilen Parasiten, ohne im Normalfall entzündlich zu reagieren. Dieses erstaunliche Phänomen erklärt sich durch die oben erwähnte effektive Kombination von Schleimhautbarriere und immunologischer Toleranz.

- Die erste Verteidigungslinie (☞ Abb. 4.1) stellt der Mukus dar, eine im Dünndarm diskontinuierliche und im gesunden Kolon in zwei Schichten unterteilte komplexe Schleimschicht (☞ Abb. 4.2).
- Die zweite Verteidigungslinie entspricht dem Epithel selbst als physische, durch *Tight Junctions* verbundene Zellschicht, die den Mukus produziert, aber gleichzeitig für absorptive Prozesse zuständig ist.
- Die dritte Verteidigungslinie wird durch Phagozyten wie Granulozyten und Makrophagen/Monozyten dargestellt, die nach Versagen der ersten beiden Funktionsebenen eingreifen, um eingedrungene Mikrobionten zu eliminieren.

Erst wenn alle diese Barrieren überwunden sind muss das adaptive Immunsystem (T- und B-Zellen) von Toleranz auf Reaktion umschalten. Dies geschieht bei bakteriellen gastrointestinalen Infektionen (beispielsweise Salmonellen, Shigellen, *Campylobacter*, Yersinien) und bei chronisch entzündlichen Darmerkrankungen (CED).

Der das Epithel schützende Mukus wird konstitutiv von spezialisierten Zellen, den Becherzellen produziert, welche über das intestinale Epithel verteilt sind. Im Dünndarm sind Becherzellen hauptsächlich in den Krypten von Lieberkühn, aber auch in geringerer Anzahl in den Dünndarmzotten lokalisiert. Im Dickdarm hingegen befinden sich die schleimsezernierenden Zellen vor allem an der Öffnung der Dickdarmkrypten, zusätzlich jedoch auch tiefer in den Krypten und auf der Dickdarmoberfläche. An der Öffnung der Kolonkrypten liegen sog. Wächter-Becherzellen, die über *Toll-like*-Rezeptoren eingedrungene Bakterien erkennen und Alarmsignale an ihre Umgebung zur verstärkten Mukussekretion weitergeben. Das wesentliche Strukturelement des Mukus ist das Mucin2 (Muc2), ein riesiges Glykoprotein von 2,7 MDa und 5.100 Aminosäuren. Sezerniertes Mucin2 besitzt einen extrem hohen Anteil an Glykosylierung (>80 % des Molekulargewichts), wodurch frisch sezernierter Mukus äußerst wasseranziehend ist.

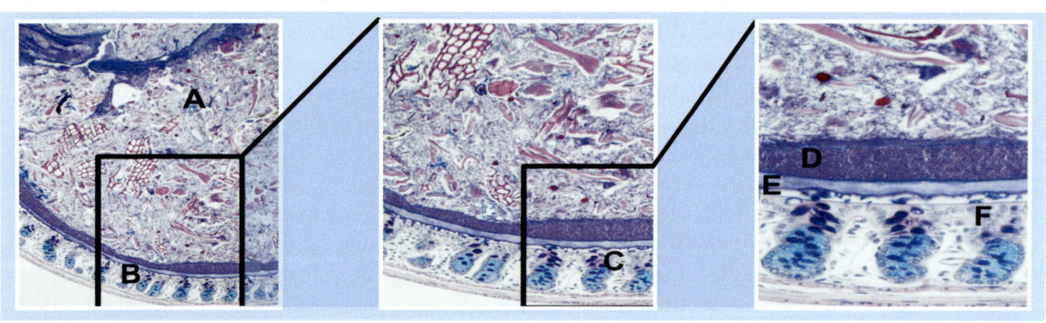

Abb. 4.2: Die Schleimhautbarriere (Kolon der Maus, AB/PAS-Färbung. **Links**: Darmbakterien und Nahrungsbestandteile (**A**) gegenüber der Darmmukosa (**B**). **Mitte**: Dunkelblau gefärbte Becherzellen (**C**) und Epithel-bedeckender Mukus. **Rechts**: Im Dickdarm ist der Mukus in eine äußere Schicht (**D**) und eine innere Schicht (**E**) unterteilt, die direkt dem Epithel (F) aufliegt. Vergrößerungen 10x, 20x und 40x von links nach rechts. Quelle: B.O. Schröder.

Diese Zuckerstrukturen besitzen jedoch nicht nur strukturelle Aufgaben, sondern dienen durch ihre enorme Vielfalt zusätzlich als Nahrungsquelle für ausgewählte Darmbakterien.

Muc2 wird in sekretorischen Vesikeln der Becherzellen gespeichert, wo ein niedriger pH-Wert, eine hohe Ca^{2+}-Konzentration und die Abwesenheit von Wasser eine organisierte Verpackung in der Form von Di- und Trimeren erlaubt. Die anschließende Mukussekretion ist am besten im Dünndarm erforscht und lässt sich durch folgende Prozesse beschreiben: Die Sekretion von Hydrogenkarbonat (HCO_3^-) durch den CFTR-Kanal (*Cystic Fibrosis Transmembrane Conductance Regulator*) führt zu lokalen alkalischen Bedingungen und einer Abnahme der Ca^{2+}-Konzentration. Diese Milieuveränderung ermöglicht eine massive Volumenexpansion (100- bis 1.000-fach) des kompakten Mucins, wodurch zweidimensionale, hochorganisierte Schichten erzeugt werden, die mit den zuvor gebildeten Schichten interagieren, um das dreidimensionale Mukusgel-Netzwerk aufzubauen. Im Dickdarm hingegen ist die Mukussekretion noch nicht vollständig verstanden. Eine aktuelle Studie in Mäusen hat allerdings bereits gezeigt, dass kurzkettige Fettsäuren, welche von den Darmbakterien nach Ballaststoffverdau produziert werden, den Rezeptor Ffar2 (*Free fatty acid receptor 2*, auch *G-protein coupled receptor 43*) des Darmepithels stimulieren, was die Mukussekretion direkt erhöht. Weiterhin, und unabhängig davon, scheint der Prozess der Autophagie eine Rolle bei der Regulierung der Mukussekretion zu spielen.

Zusätzlich zum Hauptprotein Muc2 enthält Mukus mindestens 50 weitere Proteine, u.a. weitere ebenfalls negativ geladene Mucine und die unten besprochenen, sämtlich positiv geladenen und damit ionisch bindenden antibakteriellen Peptide, aber auch das Phospholipid Lecithin. Im Dünndarm sitzt der Mukus in einer homogenen Schicht nur locker dem Epithel auf, im Dickdarm kann er durch zwei lose definierte Schichten definiert werden: einer basalen von etwa 100 µm Durchmesser, die mit dem Epithel fest verbunden und praktisch steril ist, sowie einer lumenwärts gelegenen von bis zu 700 µm, die vom Lumen her bakteriell besiedelt ist (☞ Abb. 4.2). Während die finale Prozessierung des Mukus im Dünndarm unter dem Einfluss der bakteriell-induzierten Protease Meprin-β steht, sorgen die Metalloprotease CLCA1 sowie vermutlich weitere bakterielle Proteasen im Dickdarm für den Übergang von innerer zu äußerer Mukusschicht. Da auch die Glykosylierung durch bakterielle Glykosyltransferasen modifiziert wird, besteht auch bezüglich der Mukusstruktur eine enge Interaktion zwischen Wirt und Mikrobiom. Die zentrale Rolle der Mukusschicht konnte anschaulich im Tierexperiment gezeigt werden, in dem eine Muc2-*Knockout*-Maus eine schwere Kolitis entwickelte sowie eine schwerer verlaufende Infektion durch ein darmpathogenes Bakterium hatte.

Obwohl Mukus eine zentrale Barriere gegen Darmbakterien darstellt, ist die Anwesenheit genau dieser Bakterien für die Entwicklung der vollen Funktionalität des Mukus erforderlich. Frühe histochemische Analysen beschrieben bereits eine dünnere oder lokal sogar fehlende Schleimschicht im Dickdarm keimfreier Ratten. Diese Ergebnisse wurden später durch spezifischere Lektin-Färbungen ergänzt, die auf eine unterschiedliche Zuckerdekoration in keimfreien Mäusen hindeuten. Interessanterweise können einige Darmbakterien sogar spezifisch die Expression von bestimmten Glykoslytransferasen des Wirtes induzieren, so dass Zuckerstrukturen in den Mukus eingebaut werden, die diesem Bakterium dann als Energiequelle dienen. Die Bereitstellung von Wirt-produzierten Kohlenhydraten ist jedoch nicht vollkommen altruistisch: Es konnte kürzlich gezeigt werden, dass die Besiedelung des losen Dünndarmmukus durch Darmbakterien den Wirt vor einer Infektion darmpathogener Bakterien schützen kann. Diese durch kommensale Bakterien generierte Kolonisierungsresistenz dient daher als zusätzliche Abwehrstrategie des Wirtes, der eine intakte Struktur des Mukus voraussetzt.

Die Zusammensetzung der Darmbakterien ist spezifisch für jeden einzelnen Wirt und ist weiterhin stark abhängig von der Ernährung. Angesichts des entscheidenden Einflusses der Darmbakterien auf die Mukusfunktion ist es daher nicht überraschend, dass Unterschiede in der mikrobiellen Zusammensetzung die Eigenschaften des Mukus beeinflussen können. Bis auf wenige Ausnahmen ist jedoch der Einfluss individueller Bakterien auf den Mukus weitestgehend unbekannt, und es ist ebenso möglich, dass die Mukusfunktion eher von der Gesamtstruktur des Mikrobioms als von einzelnen Taxa abhängt. Zunehmende Hinweise deuten in der Tat allerdings darauf hin, dass bestimmte Bakterienstämme ein stärkeres Potential als andere haben, die Mukusfunktion zu beeinflussen. Als prominentes Beispiel sei hier *Akkermansia muciniphila* genannt, welches sich auf den Mukusabbau spezialisiert hat. *A. muciniphila* kommt gewöhnlicherweise im gesunden Darm vor und wurde mit positivem Einfluss auf den Wirtsmetabolismus assoziiert. Studien in Mäusen, die mit vereinfachten oder komplexen Darmbakteriengemeinschaften besiedelt waren konnten jedoch zeigen dass unter einer Ernährung die einen verminderten oder ganz fehlenden Anteil an Ballaststoffen enthielt, *A. muciniphila* beginnt den schützenden Mukus abzubauen, welches das Risiko für eine Infektion oder Darmentzündung erhöhte. Im Gegensatz dazu wurden Bakterien wie *Bifidobacterium longum* oder *Blautia coccoides* mit positiven Eigenschaften für die Mukusfunktion assoziiert.

Bisher konzentrieren sich Darm-Mikrobiota-Analysen vor allem auf Mitglieder der Bakteriengemeinschaft, wobei der potentielle Einfluss von Viren (☞ Kap. 3.) und Pilzen weniger untersucht wird. Insbesondere Bakteriophagen (☞ Kap. 3.) – bakterienspezifische Viren, die den Darm in hoher Diversität bevölkern – können sich über Wechselwirkungen mit Ig-ähnlichen Domänen ihrer Viruskapsidproteine an Glykanresten der Mucin-Glykoproteine haften und so einen zusätzlichen, wirtsunabhängigen antimikrobiellen Schutzschild gegen die Darmbakterien bilden.

4.2. Antibakterielle Peptide und angeborene Immunität

Das angeborene Immunsystem, das ohne vorhergehende Prägung (“*Priming*”) sofort nach Geburt gegenüber invasiven Keimen schützt, umfasst neben den oben erwähnten phagozytären Zellen (Granulozyten und Makrophagen), die Epithelzellen mit der Expression einer Vielzahl von extrazellulären *Toll-like*-Rezeptoren (TLR) und intrazellulären NOD (*nucleotide oligomerisation domain*)-*like*-Rezeptoren zur Erkennung bakterieller und viraler Bestandteile (z.B. Flagellin, Endotoxin oder Muramyldipeptid, sog. *microbe* oder *pathogen associated molecular patterns*, MAMPs/PAMPs). Durch deren Aktivierung werden die eigentlichen Effektormoleküle wie Defensine und andere antibakterielle oder antivirale Peptide induziert, sofern sie nicht konstitutiv exprimiert werden.

Peptid	Chromosom	Molekularmasse	Syntheseort	Funktion
HNP1-4	8p23.1	3,5-4,5 kDa	Entzündungszellen	• antimikrobiell • chemotaktisch
HD5-6	8p23.1	3,5-4,5 kDa	Paneth-Zellen	• antimikrobiell
HBD1	8p23.1	3,9 kDa	Epithelzellen	• antimikrobiell • chemotaktisch
HBD2-4	8p23.1	3,5-4,5 kDa	Epithelzellen	• antimikrobiell • chemotaktisch
Elafin SLPI	20q13.12 20q13.12	9,8 kDa 11,7 kDa	Epithelzellen Entzündungszellen	• antimikrobiell • chemotaktisch
RELMβ Resistin	3q13.1 19p13.2	12,5 kDa 45 kDa (variabel)	Becherzellen Entzündungszellen	• antimikrobiell • immunaktivierend
Cathelicidin LL37	3p21.3	18 kDa	Epithelzellen Neutrophile	• antimikrobiell • immunmodulatorisch
BPI	20q11.23	57 kDa	Epithelzellen	• antimikrobiell • Endotoxin-neutralisierend
Lysozym	12q15	14,4 kDa	Ubiquitär	• antimikrobiell • chemotaktisch
HIP/PAP (REGIIIα) REGIIIγ	2p12	16 kDa	Paneth-Zellen und Epithelzellen	• antimikrobiell

Tab. 4.1: Überblick über die antimikrobiellen Peptide im menschlichen Darm.

Defensine sind in praktisch allen potentiell bakteriell kontaminierten Oberflächen wie Haut und Darm produzierte und lokal sezernierte antimikrobiell wirksame Substanzen mit einer breiten Aktivität gegen Gram-positive und Gram-negative Bakterien sowie Pilze, Viren und Protozoen. Allerdings hat jedes Peptid natürlich sein spezifisches antibakterielles Spektrum, aber auch die durch Proteolyse im Darm entstandenen Fragmente können noch antibakteriell aktiv sein: Dies erweitert das Spektrum nochmals. Zusätzlich zu der direkten antibakteriellen Aktivität als endogene Antibiotika sind sie auch immunmodulatorisch aktiv. Die gemeinsamen Merkmale der Defensine sind die niedrige Molekularmasse, die kationische Ladung und Disulfidbrücken, deren intramolekulare Positionen eine Unterscheidung zwischen den α- und β-Defensinen ermöglicht. Neben den granulozytären α-Defensinen HNP1-4 (neutrophile Defensine) und HD5-6 (Paneth-Zell-Defensinen) sowie den β-Defensinen HBD1-4 existieren beim Menschen auch noch zahlreiche weitere antibakterielle Peptide, wie beispielsweise Elafin, SLPI (*secretory leukocyte protease inhibitor*) und das einzige humane Cathelicidin LL37. Die Tab. 4.1. zeigt eine Auflistung der wesentlichen bisher bekannten und im Darm nachweisbaren antimikrobiellen Peptide und ihre Funktion.

Antimikrobielle Peptide sind multifunktional, da sie nicht nur direkt antibakteriell aktiv sind, sondern auch die TLR-Signale und die Mukusproduktion (Muc2) ebenso wie die *Tight-Junction*-Funktion verstärken, viele sind auch chemoattraktiv und aktivieren Makrophagen sowie dendritische Zellen. Auch bei der Wundheilung scheinen sie eine Rolle zu spielen oder sind antiapoptotisch. Das HBD1 (humanes β-Defensin 1) ist im Kolon bei gesunden Individuen das dominante, konstitutiv exprimierte und epitheliale Defensin, es bildet somit den basalen Schutz vor den Kommensalen des Darmes. HBD2-4, Elafin, SLPI, BPI (*bactericidal permeability increasing protein*) und LL37 sind induzierbar, weisen dagegen nur eine geringe basale Expression auf. Weitere endogene Peptidantibiotika im menschlichen Darm sind zwei aus der REGIII-Familie, HIP/PAP (*hepatocarcinomal intestine pancreas associated protein*) und Reg3γ sowie RELMβ aus der RELM (*resistin like molecules*)-Gruppe. Ihre synergistische Hauptaufgabe liegt im Wesentlichen in der Verhinderung einer bakteriellen Invasion bei einer Infektion, denn in diesem Fall wird die Sekretion dieser antimikrobiellen Substanzen induziert. Die Induktion erfolgt über bakterielle Komponenten oder Stoffwechselprodukte (z.B. Flagellin, DNA, Muramyldipeptid, Propionat und Butyrat) und Zytokine wie IL-22, vermittelt über MAP-Kinasen und/oder NFκB. Da es im normalen Kolon kaum Paneth-Zellen gibt, spielen die α-Defensine HD5 und HD6 im gesunden Dickdarm keine Rolle.

Im gesunden Dünndarm dagegen sind es eben diese Paneth-Zell-Defensine HD5 und HD6, die in großen Mengen konstitutiv sezerniert werden und so die mukosalen und luminalen Mikroben unter Kontrolle halten. HD5 ist direkt antimikrobiell wirksam und neutralisiert auch Toxine aus *C. difficile.* HD6 kann darüber hinaus auch Netze bilden, um Bakterien nicht zu töten, sondern quasi einzuwickeln und in ihrer Mobilität in der Krypte zu behindern. Lysozym und HIP/PAP sowie REGIIIγ sind weitere antimikrobielle Peptide der Paneth-Zelle, welche jedoch zumindest mengenmäßig eine kleinere Rolle zu spielen scheinen. Die meisten Paneth-Zellen liegen im terminalen Dünndarm; teleologisch gesehen, um die Keimaszension aus dem Kolon und damit eine bakterielle Fehlbesiedlung im Dünndarm zu verhindern. Erst wenn diese epitheliale Barriere überwunden ist, kommen die sogenannten Fresszellen (Makrophagen/Monozyten) sowie Granulozyen, die ebenfalls α-Defensine enthalten, zum Zuge um die eingedrungenen (sub-)mukosalen Bakterien zu eliminieren.

Während die Rolle der antibakteriellen Peptide ursprünglich vor allem im Kontext pathogener Mikroorganismen untersucht wurde, steht heutzutage vor allem die Interaktion mit den kommensalen Bakterien im Fokus. So konnte kürzlich gezeigt werden, dass viele kommensale Bakterien eine intrinsische Resistenz gegen antibakterielle Peptide haben, die zum Teil durch eine besondere Struktur des LPS verursacht wird. Diese Resistenz ist wahrscheinlich auch ein wichtiger Faktor, warum die kommensalen Bakterien den Darm überhaupt langfristig kolonisieren können.

Trotz der intrinsischen Resistenz der kommensalen Darmbakterien kann die Präsenz antibakterieller Peptide die Zusammensetzung der Darmbakterien beeinflussen. Fehlen auch nur einzelne dieser Komponenten, ändert sich die Bakterienzusammensetzung. Wie jedoch die generell angenommene Resistenz und die Modulation der Darmbakterien zusammengebracht werden kann, ist noch nicht im Detail verstanden. So kann es sein, dass die Modulation der Darmbakterien vor allem im jungen Alter eine Rolle spielt, wenn die bakterielle Kolonisation des Darms noch nicht vollständig ausgereift ist. Diese Theorie wird von einer kürzlich erschienenen Studie unterstützt, in welcher eine defekte antibakterielle Peptidfunktion in Mäusen zu keiner Veränderung der Darmbakterien im Lumen führte. Direkt an der Mukosa wurden hingegen kleinere Veränderungen der Zusammensetzung beobachtet.

Antibakterielle Peptide beeinflussen in gewissem Ausmaß die Zusammensetzung der Darmbakterien, aber im Gegenzug können auch die Darmbakterien antibakterielle Peptide beeinflussen. So ist die Expression bestimmter antibakterieller Peptide beim Menschen mit der Abundanz bestimmter Bakterienspezies in der Mukosa assoziiert. Mäuse mit genetisch manipulierter Defensinausstattung verändern ihr Mikrobiom und werden beispielsweise nach einem "*Knock-in*" von humanem HD5 resistent gegenüber einer Salmonelleninfektion, die sonst tödlich verläuft. Bestimmte Mechanismen sind dabei recht spezifisch; so beeinflusst das Lysozym aus Paneth-Zellen vor allem die mukolytische Mikrobiota.

Auch nach genetischer Manipulation oder bei Mutationen der übergeordneten Signaltransduktionsebene, z.B. von NOD-*like*-Rezeptoren, verändert sich das mukosale und luminale Mikrobiom bei Mäusen bzw. Menschen. Umgekehrt wird u.a. NOD2 durch Bakterien reguliert. Ähnliches gilt für den zytoplasmatischen Sensor für zyklische Nukleotide STING (*stimulator of interferon genes*), der vorwiegend REGIIIγ reguliert und vor Infektion schützt. Eine besondere Rolle spielt, unter Kontrolle des NLRP-6 und des sog. Inflammasoms, das Interleukin 18, dem ähnlich wie dem IL-22 eine Barriere-fördernde Rolle zugeschrieben wird. Letzteres Zytokin beeinflusst sowohl die Zellregeneration als auch die Produktion antibakterieller Peptide. Einerseits können pathogene Bakterien diese Abwehr gezielt inaktivieren, andererseits fördern Kommensale die Produktion von Defensinen in Epithelzellen durch die Degradation von komplexen Kohlehydraten zu kurzkettigen Fettsäuren wie Butyrat und Acetat. Diese Erkenntnisse bilden derzeit die Grundlage für die Entwicklung von antiinfektiösen Therapien, die die angeborene Immunabwehr des Wirts verstärken. Andererseits ist das antibakterielle Peptidsystem auch bei schweren extraintestinalen Erkrankungen wie Leberzirrhose und Pankreatitis von Relevanz, da es hier regelhaft zu einer bakteriellen Translokation bis hin zu einer durch Barrierestörung intestinal ausgelösten Sepsis kommt. Auf die Rolle dieses Systems bei CED wird im nächsten Kapitel eingegangen.

4.3. Adaptive Immunität

Wie in anderen peripheren lymphatischen Organen werden im Darm-assoziierten Immunsystem Antigene aufgenommen, in subepitheliale Gewebe transportiert und den Lymphozyten präsentiert, um eine adaptive Immunantwort auszulösen. Die Peyer'schen Plaques und Lymphfollikel als organisierte lymphatische Gewebe und die Lymphozyten im Epithel und der Lamina propria stellen hierbei das Induktions- und Effektorkompartiment dar.

Das intestinale Immunsystem steht jedoch vor einer besonderen Aufgabe, da es an der größten Grenzfläche des Körpers steht. Es muss vor einer übersteigerten Immunantwort auf eine Vielzahl von harmlosen Antigenen der Nahrung und der Darmmikrobiota schützen, vermittelt aber auch eine adäquate Abwehr gegen pathogene oder toxische Substanzen, die jederzeit in das Darmlumen eintreten können. Das intestinale adaptive Immunsystem verfügt über Mechanismen der Toleranzinduktion, die eine Immunisierung durch harmlose intraluminale Antigene vermeiden. Die Entwicklung einer systemischen Toleranz nach oraler Antigenaufnahme wird als orale Toleranz bezeichnet. Welche Mechanismen der Entstehung einer oralen Toleranz zugrunde liegen, ist letztendlich noch nicht geklärt. Folgende Mechanismen sind beschrieben: Regulation der Immunität durch das Zytokin TGFβ, die Induktion oraler Toleranz in Abhängigkeit von der Art der Antigenprozessierung, z.B. durch intestinale Epithelzellen oder fehlende co-stimulatorische Moleküle, und eine dosisabhängige zelluläre Suppression, klonale Deletion oder Anergie von T-Zellen.

Eine besondere, eher seltene Zellart, die bei der Toleranzinduktion eine wesentliche Rolle spielt und angeborene mit adaptiver Immunität verbindet, sind die sogenannten angeborenen lymphoiden Zellen (*innate lymphoid cells*, ILC3). Sie präsentieren bakterielle Antigene und induzieren bei stark reagierenden CD4-T-Zellen eine Apoptose, die die autoinflammatorische Potenz dieser T-Zellen verhindert. T-Lymphozyten der Lamina propria sind überwiegend $CD4^+$-T-Zellen (60-70 %) mit einem $\alpha\beta$-T-Zellrezeptor und tragen typischerweise den Phänotyp von Gedächtnis-T-Zellen, sind also antigenerfahren. Intraepitheliale Lymphozyten sind dahingegen in der Mehrzahl $CD8^+$-T-Zellen mit stark eingeschränktem T-Zellrepertoire und ausgeprägter spontaner zytolytischer Aktivität.

Das B-Zellsystem des Darms hat sich in besonderem Maße an die Notwendigkeit angepasst, eine protektive Immunantwort auszubilden und produziert vorwiegend neutralisierende Antikörper vom Typ 1. In den Lymphfollikeln findet nach Antigenkontakt unter T-Zellhilfe ein Wechsel von IgM- zu IgA-spezifischen B-Lymphozyten statt. Diese migrieren in die Lamina propria und produzieren als Plasmazellen dimere IgA-Antikörper, die durch die Epithelschicht transportiert werden und als sekretorisches IgA (sIgA) extrazelluläre mikrobielle oder virale Antigene binden und inaktivieren. Im Vergleich zu IgG besitzt sekretorisches IgA nur schwache komplement- oder zellaktivierende Eigenschaften und verhindert somit ausgeprägte Entzündungsreaktionen.

Während die Rolle von sIgA bei der Prävention von Infektion gut verstanden ist, ist dessen Einfluss auf die bakterielle Kolonisation weniger gut erforscht. Dies scheint jedoch besonders relevant zu sein, da bis zu 50 % der nicht-pathogenen Bakterien im Darm mit sIgA überzogen sind. Da Patienten mit einer sIgA-Defizienz auch eine Veränderte Darmbakterienzusammensetzung haben, wird mittlerweile vermutet, dass sIgA bakterielle Besiedelung je nach Zusammenhang entweder begünstigen oder verhindern kann.

Aufgrund der hohen Dichte an Mikroorganismen im Darmlumen besitzen dendritische Zellen des intestinalen Immunsystems im Vergleich zu nichtmukosalen dendritischen Zellen besondere Eigenschaften, die eine überschießende Immunantworten verhindern und das Immunsystem des Darmes im Gleichgewicht halten können. Im Wesentlichen ist das die Sekretion antiinflammatorischer Zytokine nach Antigenkontakt mit kommensalen Bakterien, wodurch regulatorische T-Zellen und B1-Zellen, die IgA produzieren, induziert werden. Außerdem aktivieren dendritische Zellen im Darm $CD8^+$-T-Zellen, die über die Expression des Chemokin-Rezeptors CCR9 und des Integrins $\alpha_4\beta_7$ in die entzündeten Läsionen der Darmmukosa migrieren. Dabei spielen zusätzliche Signale der intestinalen Epithelzellen eine wesentliche Rolle bei der tolerogenen bzw. proinflammatorischen Konditionierung der mukosalen dendritischen Zellen.

4.4. Fazit

Diese kurze Zusammenfassung der wichtigsten Komponenten der Mukosabarriere lässt, ohne Anspruch auf Vollständigkeit, ihre Komplexität erkennen. Dabei sollen die vier beschriebenen "Verteidigungswälle" keineswegs hermetisch abdichten, sondern sehr selektiv die Translokation von bakteriellen Bestandteilen oder auch intakten Bakterien zulassen, unter Erhaltung einer hinreichenden Kontrolle. Nur bei einem perfekten Zusammenspiel von Strukturelementen wie Mukus und Epithel, aber auch angeborener und adaptiver Immunität, kann in der Konfrontation mit dem Mikrobiom eine Entzündung mit nachfolgender Gewebedestruktion vermieden werden. Wichtig ist auch die Erkenntnis, dass prinzipiell durch die gleichen Effektoren, insbesondere die antibakteriellen Peptide, die Zusammensetzung und Lokalisation der intestinalen Bakterien, vermutlich aber auch der Pilze und Viren, im Darmlumen gesteuert wird: Das Mikrobiom führt kein Eigenleben, sondern existiert in einem – hoffentlich – friedlichen und intensivem Zusammenleben mit dem Wirt.

Literatur

1. Abbas AK, et al. T cell tolerance and autoimmunity. Autoimmun Rev 2004;3:471-475.

2. Antoni L, et al. Human colonic mucus is a reservoir for antimicrobial peptides. J Crohns Colitis 2013;7:e652-64

3. Abbas AK, et al. Mucosal cytokine network in inflammatory bowel disease. World J Gastroenterol 2008;14: 5154-5161.

4. Bergman P, et al. Host directed therapy against infection by boosting innate immunity. Front Immunol 2020; 11:1209

5. Birchenough GMB, et al. Muc2-dependent microbial colonization of the jejunal mucus layer is diet sensitive

and confers resistance to enteric pathogen infection. Cell Reports 2023;42(2):112084.

6. Blyth GAD, et al. The network of colonic host defense peptides as an innate immune defense against enteropathogenic bacteria. Front Immunol 2020;11:965

7. Cullen TW, et al. Antimicrobial peptide resistance mediates resilience of prominent gut commensals during inflammation. Science 2015;347:170-175.

8. Desai, MS., et al. A dietary fiber-deprived gut microbiota degrades the colonic mucus barrier and enhances pathogen susceptibility. Cell 2016;167:1339-1353.

9. Elias-Oliveira J, et al. NLR and intestinal dysbiosis-associated inflammatory illness: Drivers or dampers? Front Immunol 2020;11:1810.

10. van Es JH, et al. Wnt signalling induces maturation of Paneth cells in intestinal crypts. Nat Cell Biol 2005;7:381-386.

11. Hepworth MR1, et al. Immune tolerance: Group 3 innate lymphoid cells mediate intestinal selection of commensal bacteria-specific CD4-T cells. Science 2015; 348 (6238):1031-5.

12. Holmberg S, et al. The gut commensal *Blautia* maintains colonic mucus function under low fiber consumption through secretion of short-chain fatty acids. Nat Communications 2024;15:3502.

13. Kitani A, Xu L. Regulatory T cells and the induction of IL-17. Mucosal Immunol 2008;1 Suppl 1:43-6.

14. Moor K, et al. High-avidity IgA protects the intestine by enchaining growing bacteria. Nature 2017;544 (7651):498-502.

15. Naama M, et al. Autophagy controls mucus secretion from intestinal goblet cells by alleviating ER stress. Cell Host & Microbe 2023;31(3):433-446.e4.

16. Neumann, M., et al.Deprivation of dietary fiber in specific-pathogen-free mice promotes susceptibility to the intestinal mucosal pathogen *Citrobacter rodentium.* Gut Microbes 2021;13:1966263.

17. Jalanka J et al. Colonic mucosal microbiota and association of bacterial taxa with the expression of host antimicrobial peptides in pediatric ulcerative colitis. Int J Mol Sci 2020;21(17):6044

18. Lee HK, Iwasaki A. Innate control of adaptive immunity: dendritic cells and beyond. Semin Immunol 2007; 19:48-55.

19. Mayer L, Shao L. Therapeutic potential of oral tolerance. Nat Rev Immunol 2004;4:407-19.

20. Medzhitov R, Janeway CA, Jr. Innate immune recognition and control of adaptive immune responses. Semin Immunol 1998;10:351-353.

21. Mora JR, et al. Generation of gut-homing IgA-secreting B cells by intestinal dendritic cells. Science 2006;314: 1157-1160.

22. Mowat AM, VineyJL.The anatomical basis of intestinal immunity. Immunol Rev 1997;156:145-66

23. Ostaff M, Stange EF, Wehkamp J. Antimicrobial peptides and gut microbiota in homeostasis and pathology. EMBO Mol Med 2013;5:1465-83

24. Pueìrtolas-Balint F, Schroeder BO. Does an apple a day also keep the microbes away? The interplay between diet, microbiota, and host defense peptides at the intestinal mucosal barrier. Front Immunol 2020;11: 1164

25. Puértolas-Balint F, Schroeder BO. Intestinal α-defensins play a minor role in modulating the small-intestinal microbiota composition as compared to diet. Microbiol. Spectrum 2023;11(3).

26. Rimoldi M, et al. Intestinal immune homeostasis is regulated by the crosstalk between epithelial cells and dendritic cells. Nat Immunol 2005;6:507-514

27. Salzman NH, Ghosh D, Huttner KM et al. Protection against enteric salmonellosis in transgenic mice expressing a human intestinal defensin. Nature 2003;422:522-526.

28. Schroeder BO. Fight them or feed them: how the intestinal mucus layer manages the gut microbiota. Gastroenterol Rep 2019;7:3-12.

29. Stange EF, Schroeder BO. Microbiota and mucosal defense in IBD: an update. Expert Rev Gastroenterol Hepatol 2019;13(10):963-976.

30. Wang C, et al. Microbiota-Immune interaction in the pathogenesis of gut-derived infection. Front Immunol 2019;10:1873.

31. Wehkamp J, Stange EF. An update review on the paneth cell as key to ileal Crohn's disease. Front Immunol 2020;11:646.

32. Yu S, et al. Paneth cell-derived lysozyme defines the composition of mucolytic microbiota and the inflammatory tone of the intestine. Immunity 2020;53:398-416.

5. Intestinales Mikrobiom und Schleimhautbarriere bei chronisch entzündlichen Darmerkrankungen

Die chronisch entzündlichen Darmerkrankungen (CED) Morbus Crohn und Colitis ulcerosa sind charakterisiert durch einen lebenslangen Krankheitsverlauf mit Durchfällen, Bauchschmerzen und diffusen Entzündungen unterschiedlicher Lokalisation in Dünn- und/oder Dickdarm. Pathogenetisch sind Umweltfaktoren und genetische Prädisposition bei M. Crohn etwa gleich relevant, bei C. ulcerosa ist die Rolle der Genetik geringer. Mit einer Häufigkeit von etwa 1:200 in Europa sind sie sozialmedizinisch, auch wegen der zunehmend hohen Therapiekosten mit Antikörpern, von erheblicher Bedeutung.

Die Relevanz des Mikrobioms für die Entwicklung der CED ist mittlerweile unbestritten.

Nicht nur entwickeln gnotobiotisch aufgewachsene Tiere unter keimfreien Bedingungen nach chemisch induziertem Barrieredefekt oder bei genetischer Prädisposition meist keine oder eine wesentlich abgemilderte Entzündung, sondern auch bei der menschlichen CED ist die Immunreaktion im Wesentlichen gegen die Darmbakterien gerichtet. Da die Gewebeschädigung durch die zelluläre Abwehr gegen eindringende Bakterien zustande kommt und nicht durch eine Immunattacke gegen das körpereigene Gewebe, liegt keine Autoimmunität im eigentlichen Sinne vor. Die Zusammenhänge zwischen Mikrobiom und defekter Schleimhautbarriere wurden in den letzten Jahren zunehmend aufgeklärt, allerdings sind wesentliche Details und vor allem die eigentlichen Ursachen in der Interaktion von Genetik und Umweltfaktoren immer noch unverstanden.

5.1. Intestinales Mikrobiom bei CED

Die mikrobielle Flora des Darmes zeigt eine unglaubliche Vielfalt: Die Zahl der Bakterien (ca. 10^{14}) entspricht der Gesamtzahl der menschlichen Zellen eines Individuums (☞ Kap. 1.). Betrachtet man die Komplexität des mikrobiellen Genoms insgesamt im Vergleich zum menschlichen, so ist dieses Metagenom natürlich viel umfangreicher. Die genetische Analyse dieses Metagenoms, im Vergleich zur nur ausnahmsweise möglichen Kultur, erlaubt die Differenzierung in viele Tausend Spezies und etliche Phylae. In verschiedenen Populationen wurde beschrieben, dass beim Menschen drei verschiedene mikrobielle Enterotypen vorkommen, je nach Überwiegen der wichtigsten Vertreter wie *Bacteroides* (Typ 1), *Prevotella* (Typ 2) oder *Ruminococcus* (Typ 3); dies ist aber in seiner Krankheitsrelevanz unklar, und die Einteilung in Enterotypen ist vermutlich auch etwas komplexer als ursprünglich angenommen. Hinzu kommen das intestinale Mykobiom und das Virom (☞ Kap. 2. und 3.), die ähnlich wie das Bakteriom CED-typische Veränderungen aufweisen, aber die Komplexität noch einmal dramatisch erhöhen. Es ist klar, dass die Zusammensetzung des Mikrobioms von der genetischen Ausstattung des Wirts sowie vor allem seiner Umwelt und Ernährung beeinflusst wird, aber 90 % der Varianz sind stochastisch und können bisher nicht erklärt werden.

Bei den CED befindet sich die Entzündung bevorzugt im Kolon und/oder terminalen Ileum. Beide Lokalisationen sind durch eine ausgesprochen hohe Bakteriendichte gekennzeichnet: Im Kolon finden sich 10^{11} bis 10^{12} Mikroorganismen pro Gramm Stuhl, im terminalen Ileum immerhin noch 10^7 bis 10^8 pro Gramm. Im Magen dagegen finden sich beispielsweise nur bis 10^2, im Duodenum und Jejunum jeweils 10^2 und im proximalen Ileum ca. 10^3 Mikroorganismen pro Gramm Darminhalt. Wegen dieser hohen Bakteriendichte in den typischen Befallsarealen des M. Crohn und der C. ulcerosa in enger Nachbarschaft zur Mukosa des Darmes ist die ätiopathogenetische Relevanz plausibel.

Diese Vermutung konnte durch viele ganz unterschiedliche Beobachtungen bestätigt werden: Beispielsweise ist schon lange bekannt, dass eine Ileostomaanlage (künstlicher Darmausgang) in der Regel zu einer Abheilung der Entzündung im distal gelegenen Kolon führt. Die Instillation von Dünndarminhalt in den abführenden Schenkel eines doppelläufigen Ileostomas löst eine Entzündung aus, d.h. die luminalen Faktoren sind entscheidende Auslöser. Schließlich kommt es nach Ileozökalresektion zu einer bakteriellen Überbesiedelung des neoterminalen Ileums als typischem Rezidivareal bei M. Crohn, wobei die Bakteriendichte mit der Rückfallquote korreliert. Ähnliches gilt nach Proktokolektomie bei C. ulcerosa auch für die Situation des ileoanalen Pouches nach Restitution der Kontinuität. Nicht zuletzt wurde in tierexperimentellen Untersuchungen beobachtet, dass genetisch defiziente *Knock-out*-Mäuse als Kolitis-Modelle nur bei vorhandener Darmflora eine Entzündung ausbilden, unter keimfreien gnotobiotischen Bedingungen dagegen blieb der Darm entzündungsfrei. Schließlich konnte gezeigt werden, dass sowohl die T-Zell-Reaktion als auch die mit CED assoziierten Antikörper (z.B. ANCA, anti-Omp, anti-I2 und andere) gegen bakterielle Epitope gerichtet sind und nur ggf. mit Gewebsantigenen kreuzreagieren können. Insofern sind diese Darmerkrankungen, wie oben erwähnt, keine klassischen Autoimmunerkrankungen.

Eine bahnbrechende Beobachtung gelang vor einigen Jahren, als mikroskopisch eine hochgradige Kontamination der gesamten Mukusschicht und der Darmschleimhaut bei Patienten mit CED durch Mukosa-adhärente und teilweise auch invasive Bakterien (beispielsweise adhärent-invasive *E. coli*, AIEC) nachgewiesen werden konnte. Im Gegensatz dazu war die gesunde Mukosa und die ihr direkt aufliegende innere Mukusschicht praktisch steril, nur die lockere lumenwärts gerichtete Schicht war bakteriell kontaminiert. Bei CED kann man diese mukosalen Bakterien auch direkt mit dem Endomikroskop beobachten. Kürzlich wurde erstmalig auch die submukosale Flora im Ileum bei M. Crohn beschrieben, die sich durchaus von der mukosalen unterscheidet.

Generell ist die Diversität der Darmflora bei den CED vermindert und die Variabilität erhöht, ohne dass dies bisher in seinen Gründen und Auswirkungen verstanden wäre: Das Henne-Ei-Problem ist ungelöst (☞ unten). Die Verschiebung der sog. *Principal Components* des mukosalen (und auch des fäkalen) Mikrobioms ist nur graduell, es besteht eine erhebliche Überlappung mit dem normalen Mikrobiom bei Kontrollen (☞ Abb. 5.1). Bei M. Crohn sind beispielsweise *Haemophilus* und *Escherichia* vermehrt nachweisbar, während *Faecalibacterium prausnitzii*, *Ruminococcus* und *Bacteroides* eher vermindert sind. Sicher ist aber auch, dass bestimmte Spezies wie *Faecalibacterium prausnitzii* oder auch klassische Probiotika (*E. coli Nissle*, Milchsäurebakterien) eine Schutzfunktion haben. Ein weiterer auffälliger Befund ist die Reduktion Butyrat-produzierender Bakterien, insbesondere bestimmter Clostridien, im CED-Mikrobiom. Dies könnte auch mit einer Einschränkung der von kurzkettigen Fettsäuren abhängigen Induktion von β-Defensinen einhergehen.

Der Unterschied im im bakteriellen Mikrobiom zwischen Patienten mit M. Crohn und ihren Geschwistern ist, vermutlich durch die Korrektur von Umweltfaktoren, weniger ausgeprägt als im Vergleich mit nicht-verwandten gesunden Kontrollen, bleibt aber bestehen. Andererseits ist das Mikrobiom bei konkordanten Zwillingen ähnlich wie bei diskordanten Zwillingen. Bei Verwandten von CED-Patienten, die später die Erkrankung entwickeln, ist das Mikrobiom zwar verändert, aber diese zeigen auch schon früh eine subklinische Entzündungsreaktion.

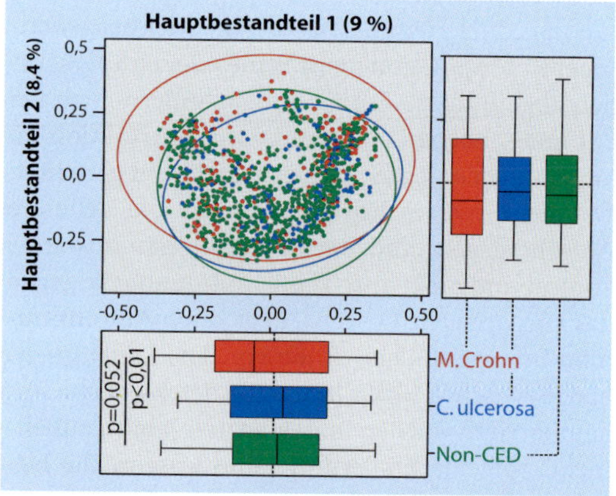

Abb. 5.1: Zusammensetzung des mukosalen Mikrobioms bei Kontrollen (Non-CED = keine chronisch entzündliche Darmerkrankung), C. ulcerosa und M. Crohn. Modif. nach Yilmaz et al. [52].

Es ist bisher nur im Tiermodell gezeigt worden, dass eine bestimmte veränderte Darmflora eine Kolitis auslösen kann, für die humanen entzündlichen Darmerkrankungen ist dies nie belegt worden. Der umgekehrte Ansatz, nämlich der Fremdstuhl-Transfer als Therapie hat allerdings zumindest bei C. ulcerosa bei einigen Patienten günstige Ergebnisse gebracht, bei M. Crohn waren keine konsistenten Erfolge zu verzeichnen. Nachdem die letzte kontrollierte Studie bei Colitis ulcerosa trotz sorgfältig ausgewählter Spender mit autologem versus allogenem Transfer keinen therapeutischen Effekt hatte, ist aber die Zukunft dieser Methode eher fraglich. Zudem sind in Deutschland die behördlichen Vorschriften sehr restriktiv und das Verfahren nur an ganz wenigen Zentren verfügbar.

Manche *E. coli*-Stämme bei M. Crohn entwickeln eine Virulenz wie enteroinvasive, enterohämorrhagische und enteroaggregative Pathotypen. Besonders interessant sind die adhärent-invasiven *E. coli*, die bei 29 % der M. Crohn-Patienten, 12 % der C. ulcerosa-Patienten und nur 5-9 % der Kontrollen vor allem im Ileum vorkommen. Sie bilden spezielle Adhäsine und Invasine aus, ihre Elimination ist NOD2- und Autophagie-abhängig, und sie können in Makrophagen überleben. Zudem sind sie gegen zahlreiche Antibiotika resistent, nicht aber gegen das Defensin HD5 (☞ unten). Eine eher protektive Rolle spielt demgegenüber *F. prausnitzii*, der gegenüber Kontrollpatienten bei M. Crohn in der Mukosa um eine Zehnerpotenz reduziert ist, bei C. ulcerosa ist der Unterschied etwas weniger ausgeprägt. Er gehört zu den Firmicuten (*Clostridium leptum*-Gruppe) und hat ausgeprägte antiinflammatorische Effekte. Allerdings ist die Abundanz vor allem bei aktiver Erkrankung vermindert, in der Remission sind die Unterschiede zu Kontrollpatienten deutlich geringer.

Interessanterweise sind Veränderungen des fäkalen Mikrobioms bei ilealem M. Crohn ausgeprägter als bei Kolon-Crohn. Im Vergleich zur Speziesanalyse sind die Störungen der Flora bezüglich ihrer Stoffwechselaktivität noch viel dramatischer. Vor allem ist die Produktion kurzkettiger Fettsäuren, welche multiple, meist protektive Effekte auf die Immunreaktion haben, reduziert. Manche mucinophile Bakterien können beispielsweise Mukus degradieren, sobald ihnen komplexe Kohlenhydrate in der Diät des Wirtes als Energiequelle entzogen werden. Allerdings korrelieren die Veränderungen gut mit der klinischen Aktivität der Erkrankung und könnten somit als Folge der Entzündung verändert sein. Ähnlich kann man nach erfolgreicher Therapie häufig eine Normalisierung des Mikrobioms beobachten, während sie bei Therapieversagen verändert bleibt. Auch ist eine langjährige Remission bei C. ulcerosa mit einer Verschiebung zurück zu einer normalen Flora assoziiert, und das Mikrobiom bei präklinischem M. Crohn ist weitgehend normal. Ebenso spiegelt sich auch der Verlauf mit Schüben und Remission in Veränderungen des Mikrobioms wider, d.h. es ist weniger stabil. Bei Patienten mit schlechter Verlaufsprognose ist die Einschränkung der Diversität ausgeprägter als bei günstiger Prognose. Auch aus klinischer Sicht ist das Mikrobiom und vor allem seine metabolische Funktion als kürzlich vorgeschlagener Marker für ein Therapieansprechen, beispielsweise gegenüber TNF-Antikörpern im Vergleich zu Vedolizumab, interessant.

Auch das Mykobiom unterscheidet sich insofern, als bei Colitis ulcerosa die Diversität vermindert ist, *C. albicans* zu- und *S. cerevisiae* eher abnimmt. Letzteres gilt auch für M. Crohn, die verminderte Diversität aber nur bei M. Crohn des Colon, bei Ileumbefall nimmt sie sogar zu. Das Verhältnis von *Basidiomycota*/*Ascomycota* ist bei CED erhöht. Typisch sind insbesondere bei M. Crohn Anti-*S. cerevisiae*-Antikörper (ASCA) bei 50-60 %, bei Colitis ulcerosa mit 10-15% deutlich seltener. Diese Antikörperbildung belegt eine gewisse Invasivität, zumindest unter den Bedingungen der CED (Barrieredefekt). Zudem besteht eine enge Beziehung des Bakterioms mit dem Mykobiom. So ist beispielsweise *C. tropicalis* bei M. Crohn vermehrt und mit *E. coli* assoziiert.

Noch völlig unklar ist die Rolle des intestinalen Viroms bei CED, obwohl auch hier zahlreiche Assoziationen beschrieben wurden (☞ Kap. 3.2.1.). Schließlich kann eine Störung der unten besprochenen angeborenen Immunität erhebliche Auswirkungen auf die Zusammensetzung der gesamten Darmflora (Bakteriom, Mykobiom, Virom) haben. Auf der Basis von Studien zum Zusammenhang zwischen der mukosalen Genregulation, mRNA-Splicing und adhärentem Mikrobiom, der bei CED-Inflammation massiv gestört ist, wurde das Konzept eines übergeordneten "Metaorganismus" aus Mukosa und Mikrobiom entwickelt.

Zusammenfassend sind die CED mit Veränderungen des Mikrobioms assoziiert, ein einzelner Erreger als Ursache der Erkrankung ist unwahrscheinlich. Vielmehr scheint die Immunantwort gegen eine Vielzahl der im Darmlumen vorkommenden Mikroben gerichtet zu sein. Die Abhängigkeit der Mikrobiom-Veränderung von der entzündlichen Aktivität spricht gegen eine **primäre** Rolle der verminderten Diversität. Allerdings sind die genannten Erkenntnisse auch kaum mit einer primären immunologischen Dysregulation des adaptiven Immunsystems (T- und B-Lymphozyten) als alleinige Grundlage der Darmerkrankung vereinbar, wie sie jahrzehntelang vermutet wurde. Ein primärer Defekt der Mukosabarriere, die den Darm vor Invasion und Auslösung einer Entzündung durch diese Mikroorganismen schützen soll, liegt somit als primärer Pathomechanismus der CED nahe.

5.2. Die Schleimhautbarriere bei CED

5.2.1. Mukus

Es ist seit Jahrzehnten bekannt, dass die Becherzellen als Mucinbildner bei der C. ulcerosa vermindert sind. Dementsprechend ist bei diesen Patienten die Mukusschicht, welche den Darm vor den luminalen Bakterien schützt, strukturell verändert, z.B. dünner sowie auch weniger sulfatiert, und fehlt manchmal lokal auch komplett. Insbesondere das wesentliche Strukturprotein Muc2 ist reduziert, und zwar unabhängig von Entzündungsvorgängen. Kompensatorisch ist dafür das MUC5A/C sogar induziert. Hypothetisch wird eine gestörte Differenzierung der Becherzelle als wesentliche Komponente der C. ulcerosa vermutet: Die zwei wichtigsten Faktoren der Becherzelldifferenzierung Hath1 und KLF4 sind bei C. ulcerosa im Gegensatz zu M. Crohn bei Entzündung nicht ausreichend induzierbar. Dies ist mit einer geringeren Mukusbildung assoziiert und könnte indirekt wegen fehlender Bindungskapazität zu einem gestörten Defensingehalt in der Mukusschicht führen. Ähnlich, aber nicht so ausgeprägt wie bei M. Crohn, kommt es nämlich auch bei C. ulcerosa zu einer bakteriellen Kontamination des Mukus und der epithelialen Oberflächen. Somit könnte in Analogie zum Dünndarm-Crohn (☞ unten) bei der C. ulcerosa eine gestörte Differenzierung von der intestinalen Stammzelle, in diesem Fall zur Becherzelle vorliegen. Den in Zahl verminderten und funktionell gestörten Becherzellen gelingt es nicht, eine ausreichende Menge an Mucinen herzustellen, um die Mukusschicht intakt zu halten.

Die Störungen der Becherzelle sind komplex, betroffen sind bei CED sowohl deren Energiegewinnung durch oxidative Phosphorylierung als auch die endoplasmatisches Retikulum Stressreaktion. Auch der Mukus im terminalen Ileum bei M. Crohn unterscheidet sich übrigens von Gesunden bezüglich viskoelastischer Module und hat eine engere Maschenstruktur, somit besteht auch bei M. Crohn ein Mukusdefekt. Neben der Glykosilierung spielt auch die Fucosylierung eine wesentliche Rolle, das Schlüsselenzym hier ist die Fucosyltransferase 8. Diese ist bei Colitis ulcerosa induziert und reguliert die Muzinexpression und -export, ein genetischer Knockout schützt vor einer experimentellen Colitis. Eine differenzierte Interaktion zwischen dem Mikrobiom und der Becherzelle ist gesichert und betrifft nicht nur die genannten Differenzierungsfaktoren sondern beispielsweise auch die Muzinglykosilierung. Außerdem führt eine spezifische Mutation im MUC2-Gen zumindest bei Mäusen zu einer Dysbiose, d.h. die Mukuszusammensetzung hat Einfluss auf die Struktur des Mikrobioms. Schließlich ist die wesentliche Rolle der Diät (z.B. Ballaststoffe und Vitamin D) als Determinante von Mikrobiom und Mukusstruktur unstrittig und möglicherweise an dem Anstieg der CED-Inzidenz ursächlich beteiligt.

Kürzlich wurde gezeigt, dass IL-18 wesentliche Becherzell-Differenzierungsfaktoren supprimiert und damit eine Mukusdepletion verursacht. Es ist in diesem Zusammenhang bemerkenswert, dass Patienten mit genetisch hyperaktivem IL-18 weniger gut auf Anti-TNF-Therapien ansprechen. Möglicherweise ist dieser Mechanismus der Grund für die Krankheitsprogression an der meist scharfen Grenze von entzündeter zu nicht-entzündeter Schleimhaut bei Colitis ulcerosa. Andererseits steigert IL-22 die Glykosilierung von Muzinen über den Differenzierungsfaktor MATH1 in Becherzellen. Allerdings ist vor allem klar, dass eine enge Interaktion mit bestimmten Bakterien wie einer bestimmten *Bacteroides*-Familie besteht. Zudem wurden zahlreiche nicht nur mucinophile, sondern auch Mukus-degradierende Bakterienstämme (z.B. *A. muciniphila, B. caccae*) identifiziert, deren Mukus-abbauende Aktivität bei Umstellung auf eine Ballaststoff-arme Kost massiv zunimmt. Diese alternative bakterielle Degradation von Mukus bei diätetischer Umstellung auf eine westliche Diät wird als möglicher Auslöser für die Epidemie-ähnliche Verbreitung der C. ulcerosa in Asien herangezogen. Im Tierexperiment wurde kürzlich zudem nachgewiesen, dass die Attacke von Lysozym aus Paneth-Zellen gerade aus mukolytischen Bakterien Komponenten freisetzt, die proinflammatorisch wirken und eine experimentelle Colitis verstärken können.

Obwohl bakterieller Mukusabbau, der die Mukusproduktion des Wirtes übersteigt, offensichtlich zu einer Funktionsstörung der Barriere beiträgt, legen neuere Studien nahe, dass eine permeable oder sogar fehlende Schleimschicht allein möglicherweise nicht ausreicht, um eine Colitis zu verursachen. In Muc2-defizienten Mäusen induzierte beispielsweise eine erhöhte Expression des von Becherzellen produzierten RELMβ die Expression des antimikrobiellen Proteins REG3β, was die Anzahl der nützlichen *Lactobacillus*-Spezies verringerte. Die Applikation von bestimmten *Lactobacillus*-Stämmen konnte eine Kolitis in Muc2-defizienten Mäusen lindern, vermutlich durch erhöhte Konzentrationen an kurzkettigen Fettsäuren im Dickdarm, auch ohne Restitution der Mukusschicht.

5.2.2. Antibakterielle Peptide und angeborene Immunität

Im Gegensatz zur Krankheitsaktivität und der Krankheitsprogression (strikturierend, fistelnd) ist die Krankheitslokalisation bei M. Crohn relativ stabil. Dies muss daher mit einem lokalen Problem zusammenhängen und spricht gegen eine primär systemische Dysregulation des Immunsystems. Die ersten Befunde in diese Richtung belegten, dass die dominierenden Defensine des Dünndarms, die α-Defensine HD5 und HD6 in den Paneth-Zellen bei M. Crohn des Dünndarmes vermindert exprimiert werden (☞ Abb. 5.2.). Darüberhinaus fand sich in Mukosaextrakten dieser Patienten eine verminderte antimikrobielle Aktivität als Hinweis darauf, dass die mangelnde Expression dieser Paneth-Zell-Defensine auch zu einer abgeschwächten antimikrobiellen Abwehr der Dünndarmmukosa führt. HD5 ist nämlich direkt bakterizid, HD6 bildet Netze, um Bakterien “einzuwickeln”. Bestimmte Mutationen von NOD2, einem intrazellulären Rezeptor für bakterielles Muramyldipeptid, sind mit einem M. Crohn des Ileum (nicht aber des Kolon) assoziiert. Interessanterweise exprimieren Paneth-Zellen reichlich NOD2, und Patienten mit NOD2-Mutation produzieren noch weniger HD5 und HD6 als Patienten ohne diese Mutation. Die Ursache des α-Defensinmangels beim M. Crohn des Dünndarmes ist außerdem wohl auch Folge einer gestörten Differenzierung der Paneth-Zelle. Diese Ausdifferenzierung von der intestinalen Stammzelle zur Paneth-Zelle erfolgt über verschiedene und komplexe Signalwege. Dabei ist die WNT-Signalkaskade essentiell beteiligt und hierbei insbesondere der Transkriptionsfaktor TCF4. Es ist gezeigt worden, dass TCF4 sowohl die Paneth-Zell-Differenzierung als auch die Defensin-Expression dieser Zellen reguliert und beim M. Crohn des Dünndarms offenbar primär gestört ist, da sich eine genetische Grundlage fand. Eine der häufigsten Formen eines genetisch determinierten M. Crohn, der XIAP (*x-linked inhibitor of apoptosis protein*)-Mangel, ist mit Störungen der Panethzellfunktion assoziiert.

Zudem wurden in der Zwischenzeit zahlreiche andere Faktoren gefunden, die bei M. Crohn des Ileums eine Rolle spielen und sämtlich die Paneth-Zelle betreffen (☞ Abb. 5.3.). Dies umfasst neben

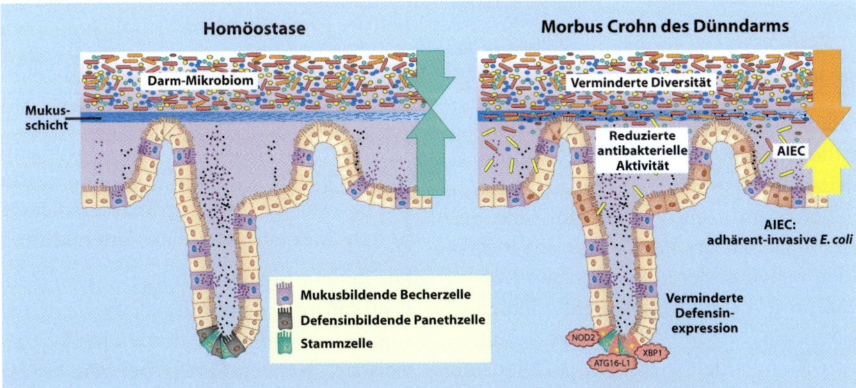

Abb. 5.2: Normale Schleimhautbarriere des Dünndarms im Vergleich zu Ileitis Crohn.

NOD2 genetische Faktoren wie Autophagie (hier das Gen *ATG16L1*) und endosomaler Stress (Gen *XBP1*), die für Funktion und Struktur der Paneth-Zelle synergistisch mit NOD2 essentiell sind. Patienten mit M. Crohn zeigen häufig auch eine auffällige Struktur mit wenigen Granula, der Verlauf der Erkrankung ist mit dieser morphologischen Störung korreliert. Die genetische Veränderung bei M. Crohn führt zu einem Funktionsdefekt und ist mit einer Störung der Bildung von Defensin-Granula assoziiert, die sich bei M. Crohn durch sogenannte Crinophagie selbst zerstören können. Auch eine gestörte Mitochondrienfunktion scheint besonders die Paneth-Zellen zu treffen. Neuere Daten belegen zudem eine bei M. Crohn defekte Induktion der Paneth-Zelldefensine durch Monozyten. Auch Umweltfaktoren wie Antibiotika und vor allem Rauchen kompromittieren die Paneth-Zellfunktion, was das erhöhte Risiko nach Antibiotikakonsum und den ungünstigen Verlauf von Rauchern erklärt. Zahlreiche andere Faktoren, auf die hier nicht näher eingegangen werden soll (☞ Wehkamp und Stange 2020), spielen ebenfalls eine Rolle (☞ Abb. 5.3).

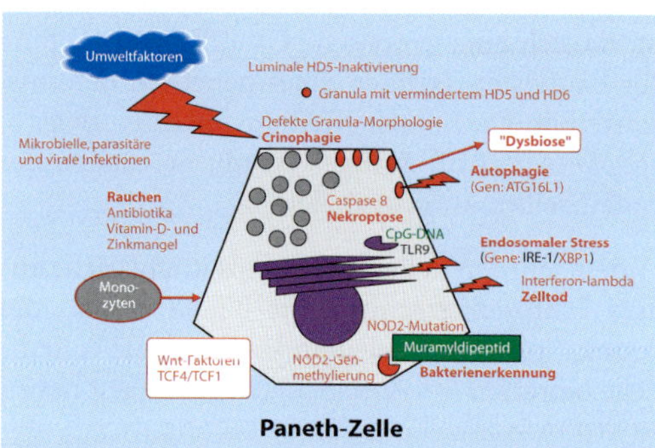

Abb. 5.3: Defekte (in rot) der Paneth-Zelle bei M. Crohn des Ileum.

Zusammenfassend stellt Abb. 5.2 das derzeit plausibelste Pathogenesemodell des M. Crohn mit Ileumbefall dar. Eine gestörte Differenzierung von der intestinalen Stammzelle zur Paneth-Zelle, bedingt durch ein Defizit des WNT-Transkriptionsfaktors TCF4, neben anderen genetischen Defekten in NOD2 und ATG16L1 sowie eine fehlende Induktion durch M. Crohn-Monozyten resultieren in einem Mangel der wichtigen β-Defensine HD5 und HD6. Dieser so entstandene Barrieredefekt führt einerseits zu einer gestörten antibakteriellen Abwehr, so dass die luminalen Mikroorganismen in die Darmschleimhaut eindringen und eine Entzündung auslösen können. Andererseits ist die gestörte Paneth-Zellfunktion wohl auch Ursache einer gestörten bakteriellen Besiedlung im Dünndarm (Dysbiose).

Die α-Defensine spielen beim M. Crohn des Kolons nur eine geringe Rolle, da nur im proximalen Kolon wenige Paneth-Zellen vorkommen und die Zahl der metaplastischen Paneth-Zellen bei CED im Kolon begrenzt ist. Diese bekannte Paneth-Zellmetaplasie ist sogar im Zusammenhang mit der Entzündung als zusätzliche Schutzfunktion zu interpretieren. Ein wichtiger Faktor, der vermutlich für die bakterielle Kontamination der basalen Mukusschicht verantwortlich ist, ist die verminderte Expression des konstitutiven HBD-1 bei defekter Regulation durch den intranukläären Rezeptor PPAR-γ. Bei diesen Patienten ist jedoch vor allem die Induktion der β-Defensine HBD2-4 in der Entzündung signifikant niedriger als bei Patienten mit einer C. ulcerosa (☞ Abb. 5.4). Dasselbe gilt auch für die Defensin-ähnlichen Moleküle Elafin, SLPI und LL37. Dieser Mangel an β-Defensinen und anderen antimikrobiellen Substanzen resultiert in einer verminderten antimikrobiellen Aktivität wie in Biopsieextrakten von Patienten mit einem M. Crohn des Dickdarmes gezeigt werden konnte. Somit ist die antimikrobielle Abwehr gestört, die Mikroorganismen bilden zunächst einen Biofilm und können dann leichter in die Mukosa eindringen und eine sekundäre Entzündung auslösen (☞ Abb. 5.4). Umgekehrt ist bei C. ulcerosa die Defensinsynthese normal induziert, wie man es bei bakterieller Invasion (durch den Mukusdefekt) und Entzündung erwarten würde. Erstmals wurde kürzlich auch ein Zusammenhang nachgewiesen zwischen der relativen Häufigkeit bestimmter Bakterienspezies mit der mukosalen Expression von HBD1, nicht aber HBD2 oder RegIIIα. Da andererseits natürlich das Mikrobiom einen entscheidenden Einfluss auf die Expression mukosaler antibakterieller Peptide hat, besteht hier eine komplexe Interaktion.

Die Bedeutung der gestörten antimikrobiellen Immunität und metabolischer Prozesse ist auch mit sog. "*multi-omics*" Methoden bei M. Crohn nachweisbar. Neuere Daten belegen eine komplexe Interaktion zahlreicher anderer Proteine, nicht nur Defensine, die die Transmigration von Bakte-

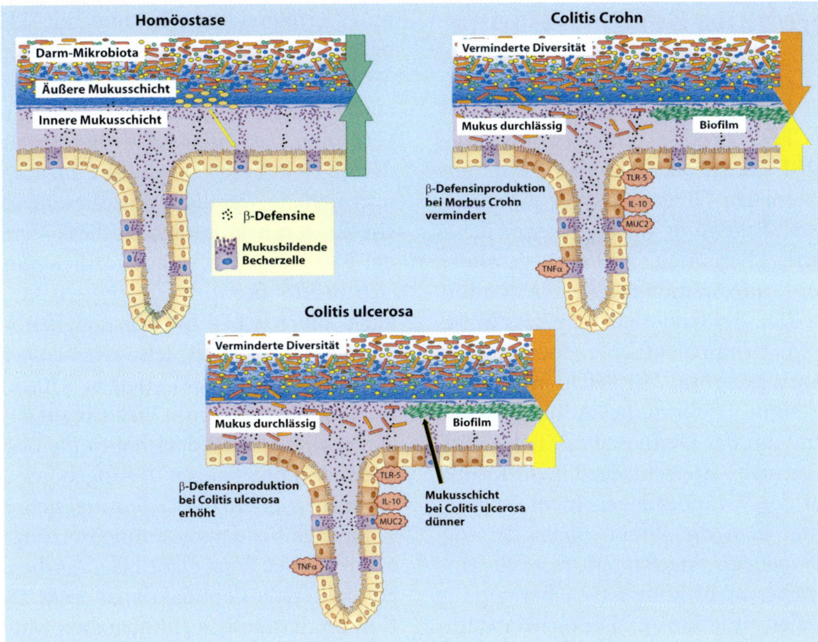

Abb. 5.4: Normale Schleimhautbarriere des Colons im Vergleich zu Colitis Crohn bzw. C. ulcerosa.

rien aus dem Darm über verschiedene Barrieren kontrollieren.

5.3. Adaptive Immunität

Der Zusammenbruch der intestinalen Barriere bei M. Crohn und C. ulcerosa führt zu einer anhaltenden Aktivierung des adaptiven Immunsystems mit proinflammatorischer Zytokinausschüttung und dem klinisch-pathologischen Bild der Gewebeschädigung. Hierbei zeigt sich eine deutliche Unterscheidung im Zytokinmuster zwischen M. Crohn und C. ulcerosa. Patienten mit M. Crohn weisen eine Th1-gerichtete Immunantwort auf, die durch eine vermehrte Sekretion von IFNα und TNFα charakterisiert ist. Die von den aktivierten antigenpräsentierenden Zellen sezernierten Zytokine IL-12 und IL-23 regulieren dabei die T-Zelldifferenzierung und stabilisieren zusammen mit IL-18, das von Epithelzellen produziert wird, IL-15, und IL-21 die Th1-polarisierte Immunantwort. Durch Regulation kostimulatorischer Signale, die spezifisch auf T-Zellen in der entzündeten Mukosa hochreguliert sind, werden antiapoptotische Signalwege der aktivierten T-Zellen stimuliert. Dahingegen ist die intestinale Immunantwort bei C. ulcerosa weniger polarisiert und wird vor allem durch eine NK-T-Zell-vermittelte Ausschüttung von IL-13 und IL-5 beschrieben. Die Funktion von IL-13 ist teilweise mit IL-4 überlappend, IL-13 kann jedoch die Differenzierung zu Th2-Zellen in bestimmten Situationen IL-4-unabhängig unterstützen.

Die wohl durch eine langsame bakterielle Invasion ausgelöste Entzündung kann auch zur Aufhebung der normalen Toleranz gegen bakterielle Antigene führen. Hier spielen vermutlich regulatorische T-Zellen und die oben erwähnten ILC3-Zellen eine entscheidende Rolle. Werden diese Zellen im Mäusemodell genetisch eliminiert, so entsteht eine dem M. Crohn ähnliche Entzündung durch eine Akkumulation antibakteriell reagierender T-Zellen. In Biopsien von M. Crohn-Patienten fand sich die für diese Zellen typische MHC-Klasse II-Expression vermindert; es bleibt aber offen, ob dies ein primäres oder sekundäres Phänomen ist. Unabhängig von der Frage einer primären ätiologischen Rolle der adaptiven Immunität ist vermutlich ein wesentlicher Teil der mukosalen entzündlichen Reaktion bis zur Gewebedestruktion auf diese spezifische antibakterielle Immunreaktion zurückzuführen.

5.4. Mikrobiom bei CED: Henne oder Ei?

Ungeklärt ist bisher das Henne/Ei-Problem (☞ Abb. 5.5) bei CED. Der erste auffällige Unterschied zur normalen Flora ist bei CED eine Verminderung der bakteriellen **Diversität**. Wer die gegenwärtige Umweltdiskussion verfolgt, kennt dieses beunruhigende Phänomen aus der gesamten Natur in ihrer Konfrontation mit der Zivilisation. Damit ist die Zahl der bakteriellen Spezies insbesondere bei M. Crohn deutlich reduziert, wohl auch bei Colitis ulcerosa. Vergleicht man allerdings die bekannte Dysbiose bei Adipositas und Typ 2-Diabetes mit der Dysbiose bei CED, so finden sich nur geringe Unterschiede, d.h. die Krankheitsspezifität der Veränderungen ist nicht gegeben. Betrachtet man die Punktwolken der sog. *Principal Components* im Bakteriom, fällt eine weitgehende, aber nicht komplette Überlappung mit der normalen Situation auf. Die oben erwähnten Ausnahmen sind vermehrt *Haemophilus*, *Escherichia* und Fusobakterien, während *Bacteroides* und *Ruminococcus* sowie *Faecalibakterium prausnitzii* eher vermindert sind. Allerdings sind die meisten dieser Verschiebungen abhängig von der Krankheitsaktivität und unterscheiden sich auch zwischen verschiedenen Kohortenstudien. Die bakterielle Butyrat-Produktion unterscheidet sich bei Patienten mit und ohne Remission unter Azathioprin-Therapie. Ähnlich war die Veränderung der bakteriellen Flora bei C. ulcerosa nur im Schub nachweisbar oder bei kurz dauernder Remission, nach längerer Remission war diese Veränderung nicht mehr vorhanden. Außerdem wurde unter erfolgreicher Therapie mit TNF-Antikörpern eine Normalisierung des Mikrobioms beobachtet, die bei ausbleibendem Therapieerfolg nicht auftrat. Man kann also in der Zusammenschau vermuten, dass ein wesentlicher Anteil der Veränderungen auf die Entzündung zurückzuführen ist und nicht notwendigerweise diese auslöst. Zahlreiche Faktoren könnten für diese Veränderungen der Bakterienarten verantwortlich sein: So fanden sich bereits bei Risikogenträgern für CED-Gene auch ohne CED in Abhängigkeit vom genotypischen Risiko beispielsweise weniger *Roseburia*-Bakterien. Die wichtigsten Risikogene für M. Crohn haben somit Einfluss auf das intestinale Mikrobiom. Außerdem haben die oben beschriebenen Veränderungen der angeborenen Immunität, insbesondere der Defensine, sicher auch Konsequenzen bei der Zusammensetzung des lokalen Mikrobioms. Es ist plausibel, dass die verminderte antibakterielle Peptidaktivität bei M. Crohn für die Kontamination des epithelnahen Mukus und die Keiminvasion verantwortlich ist. Schließlich können bereits Veränderungen allein der Stuhlkonsistenz einen ganz wesentlichen Einfluss auf das Mikrobiom haben, und damit ist auch die einfache Diarrhoe eine Fehlerquelle für Mikrobiomanalysen, die generell nicht hinreichend standardisiert und nicht immer reproduzierbar sind.

Allerdings, und dies spricht für eine primäre Rolle des Mikrobioms, lässt sich tierexperimentell durch Mikrobiomtransfer unter bestimmten Bedingungen eine Enteritis auslösen oder verschlimmern. Es versteht sich von selbst, dass man diese Versuche nicht am Menschen wiederholen kann, damit

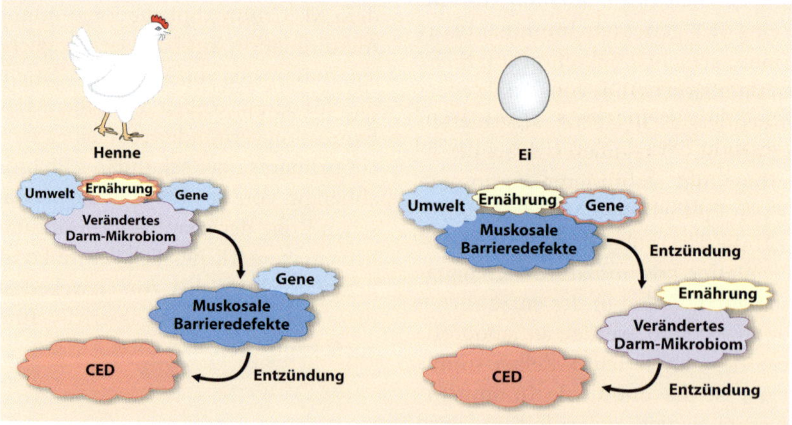

Abb. 5.5: Komponenten der Pathogenese mit dem Mikrobiom als Henne (links) bzw. Ei (rechts).

bleibt die Frage der Übertragbarkeit offen. Erfreulicherweise kam es aber nach Stuhltransfers bei der Verwendung von Stuhlspendern, die später einen M. Crohn entwickelten, nicht zu einer Erkrankung beim Empfänger. Es gibt auch aus der Epidemiologie keine Hinweise auf eine Übertragung durch enge Kontakte, beispielsweise bei Ehepartnern (obwohl sich deren Mikrobiom offenbar angleicht). Eine Übertragung von menschlichem Colitis-Stuhl auf Mäuse löst bei diesen Tieren keine Entzündung aus. Auf der anderen Seite war der fäkale Mikrobiomtransfer bei C. ulcerosa, wie oben erwähnt, bisweilen erfolgreich. Bei dieser Erkrankung sind auch Probiotika wie *E. coli Nissle*, in der Remissionserhaltung wirksam. Vermutlich spielen mucinophile Bakterien, die Mukus degradieren, eine potentiell pathogene Rolle. Wie oben erwähnt, wenden diese sich erst dem Mukus zu, wenn Ballaststoffe als ihre alternative Energiequelle in der Nahrung fehlen. Erst kürzlich konnte gezeigt werden, dass ein Mukusdefekt, charakterisiert durch erhöhte Durchlässigkeit, der Dickdarmentzündung zuvorkommt und damit vermutlich eine primäre Funktion spielt. Eine direkte Verbindung zu einer veränderten Darmflora wurde jedoch nicht gezeigt.

Zusammenfassend ist ein Einfluss der Zusammensetzung des Mikrobioms ("Dysbiose") auf die Krankheitsaktivität in der intestinalen Mukosa plausibel. Dies bedeutet aber keinesfalls, dass diese Dysbiose die Erkrankung auslöst. vielmehr wird diese nur moduliert.

5.5. Fazit

Zusammenfassend wäre es eine plausible Interpretation der Datenlage, dass das Mikrobiom primär durch eine Störung der angeborenen Immunität, insbesondere des Systems antibakterieller mukosaler Peptide in Richtung eines eher "aggressiven" Mikrobioms verändert wird. Vor allem ist wohl primär die mukosale Schutzfunktion – bei M. Crohn das Defensin-Spektrum, bei C. ulcerosa die Mukusstruktur – beeinträchtigt, was zu einer bakteriellen Kontamination der ansonsten "sterilen" epithelnahen Mukusschicht mit nachfolgender langsamer Invasion kommensaler Keime führt. Schließlich hat das entstehende entzündliche Milieu eine Verschiebung der mikrobiellen Zusammensetzung zur Folge, die im Sinne eines Circulus vitiosus die Erkrankungen perpetuiert.

Literatur

1. Abbas AK, Lohr J, Knoechel B, Nagabhushanam V. T cell tolerance and autoimmunity. Autoimmun Rev 2004; 3:471-475.

2. Ahern PP, Izcue A, Maloy KJ, Powrie F. The interleukin-23 axis in intestinal inflammation. Immunol Rev 2008;226:147-159.

3. Andoh A, Yagi Y, Shioya M, et al. Mucosal cytokine network in inflammatory bowel disease. World J Gastroenterol 2008;14:5154-5161.

4. Antoni L, Nuding S, Weller D et al. Human colonic mucus is a reservoir for antimicrobial peptides. J Crohns Colitis 2013;7:e652-64.

5. Axelrad JE, Joelson A, Green PHR et al. Enteric infections are common in patients with flares of inflammatory bowel disease. Am J Gastroenterol 2018;113(10): 1530-1539.

6. Bethlehem L, Estevinho MM, Grinspan M et al. Microbiota therapeutics for inflammatory bowel disease: the way forward. Lancet Gastroenterol Hepatol 2024;9: 476-86

7. Caenepeel C, Delau S, Castellanos JFV et al. Rigorous donor selection for fecal microbiota transplantation in active ulcerative colitis: key lessons from a randomized conontrolled trial halted for futility. Clin Gastroentrol Hepatol 2024:S1542-3565(24)00492-0.

8. Caenepeel C, Falony G, Machiels K et al. Dysbiosis and associated stool features improve prediction of response to biological therapy in inflammatory bowel disease. Gastroenterol 2024;166(3):483-495.

9. Carlson SL, Mathew L , Savage M et al. Mucosal immunity to gut fungi in health and inflammatory bowel disease. J. Fungi 2023;9:1105.

10. Cleynen I, Boucher G, Jostins L et al. Inherited determinants of Crohn's disease and ulcerative colitis phenotypes: a genetic association study. Lancet 2015.

11. Clooney AG, Sexton KA, Eckenberger J et al. Ranking microbiome variance in inflammatory bowel disease: a large longitudinal intercontinental study. Gut 2020;0:1-12.

12. Cohen L, Cho JH, Gevers D, Chu H. Genetic factors and the intestinal microbiome guide development of microbe-based therapies for inflammatory bowel diseases. Gastroenterology 2019;156:2174-2189.

13. Courth LF, Ostaff MJ, Mailänder-Saìnchez D et al. Crohn's disease-derived monocytes fail to induce Paneth cell defensins. Proc Natl Acad Sci U S A 2015;112(45): 14000-5.

14. D'Haens GR, Geboes K, Peeters M et al. Early lesions of recurrent Crohn's disease caused by infusion of intes-

tinal contents in excluded ileum. Gastroenterol 1998; 114:262-267.

15. Gent AE, Hellier MD, Grace RH et al. Inflammatory bowel disease and domestic hygiene in infancy. Lancet 1994;343:766-767.

16. Gersemann M, Becker S, Kübler I et al. Differences in goblet cell differentiation between Crohn's disease and ulcerative colitis. Differentiation 2009;77:84-94.

17. Häsler R, Sheibani-Terzenji R, Sinha A et al. Uncoupling of mucosal gene regulation, mRNA splicing and adherent microbiota signatures in inflammatory bowel disease. Gut 2017;66:2087-97.

18. Halfvarson J, Brislawn CJ, Lamendella R, et al. Dynamics of the human gut microbiome in inflammatory bowel disease. Nat Microbiol 2017;2:17004.

19. Hepworth MR, Fung TC, Masur SH et al. Immune tolerance: Group 3 innate lymphoid cells mediate intestinal selection of commensal bacteria-specific CD4? T cells. Science 2015;348(6238):1031-5.

20. Hoarau G, Mukherjee PK, Gower-Rousseau C et al. Bacteriome and Mycobiome Interactions Underscore Microbial Dysbiosis in Familial Crohn's Disease. mBio 2016;7,5 e01250-16 GVI.

21. Huang H, Fang M, Jostins L et al. International IBD Genetics Consortium. Fine-mapping inflammatory bowel disease loci to single variant resolution. Nature 2017;547(7662):173-178.

22. Hugot JP, Chamaillard M, Zouali H et al. Association of NOD2 leucine-rich repeat variants with susceptibility to Crohn's disease. Nature 2001;411:599-603.

23. Hviid A, Svanström H, Frisch M. Antibiotic use and inflammatory bowel diseases in childhood. Gut 2011;60 (1):49-54

24. Jackson D, Panopoulos M, Neumann WL. Mitochondrial dysfunction during loss of prohibitin 1 triggers Paneth cell defects and ileitis. Gut 2020;69:1928-38.

25. Jalanka J, Cheng J, Hiippala K et al. Colonic mucosal microbiota and association of bacterial taxa with the expression of host antimicrobial peptides in pediatric ulcerative colitis. Int J Mol Sci 2020;21:6044.

26. Jostins L, Ripke S, Weersma RK et al. Host-microbe interactions have shaped the genetic architecture of inflammatory bowel disease. Nature 2012;491(7422):119-24.

27. Kaplan G, Ng SC. Globalisation of inflammatory bowel disease: perspectives from the evolution of inflammatory bowel disease in the UK and China. Lancet Gastroenterol Hepatol 2016;1:307-16.

28. Kitani A, Xu L. Regulatory T cells and the induction of IL-17. Mucosal Immunol 2008;1 Suppl 1:43-6.

29. Mateos B, Palanca-Ballester C, Saez-Gonzalez E et al. Epigenetics of inflammatory bowel disease: Unraveling pathogenic events. Crohn's & Colitis 2019;360,1:1-4.

30. Mayer L, Shao L. Therapeutic potential of oral tolerance. Nat Rev Immunol 2004;4:407-19.

31. Medzhitov R, Janeway CA, Jr. Innate immune recognition and control of adaptive immune responses. Semin Immunol 1998;10:351-353.

32. Molodecky NA, Soon IS, Rabi DM. Increasing incidence and prevalence of the inflammatory bowel diseases with time, based on systematic review. Gastroenterol 2012;142:46-54.

33. Momozawa Y, Dmitrieva J, Theìatre E et al. IBD risk loci are enriched in multigenic regulatory modules encompassing putative causative genes. Nat Commun 2018;9(1):2427.

34. Mora JR, Iwata M, Eksteen B et al. Generation of gut-homing IgA-secreting B cells by intestinal dendritic cells. Science 2006;314:1157-1160.

35. Neut C, Bulois P, Desreumaux P et al. Changes in the bacterial flora of the neoterminal ileum after ileocolonic resection for Crohn's disease. Am J Gastroenterol 2002; 97:939-946.

36. Nuding S, Fellermann K, Wehkamp J, Stange EF. Reduced mucosal antimicrobial activity in Crohn's disease of the colon. Gut 2007;56:1240-1247

37. Ogura Y, Bonen DK, Inohara N et al. A frameshift mutation in NOD2 associated with susceptibility to Crohn's disease. Nature 2001;411:603-606.

38. Ostaff M, Stange EF, Wehkamp J. Antimicrobial peptides and gut microbiota in homeostasis and pathology. EMBO Mol Med 2013;5:1465-83.

39. Park SK, Kin HN, Choi CH. Differentially abundant bacterial taxa associated with prognostic variables of Crohn´s disease: Results from the Impact study. J Clin Med 2020;9:1748.

40. Piovani D, Danese S, Peyrin-Biroulet L, et al. Environmental risk factors for inflammatory bowel diseases: an umbrella review of meta-analyses. Gastroenterol 2019;157(3):647-659.

41. Rimoldi M, Chieppa M, Salucci V, et al. Intestinal immune homeostasis is regulated by the crosstalk between epithelial cells and dendritic cells. Nat Immunol 2005;6: 507-514.

42. Salzman NH, Ghosh D, Huttner KM, et al. Protection against enteric salmonellosis in transgenic mice expressing a human intestinal defensin. Nature 2003;422:522-526.

43. Sartor RB. Microbial influences in inflammatory bowel diseases. Gastroenterology 2008;134:577-594.

44. Schauber J, Rieger D, Weiler F, et al. Heterogeneous expression of human cathelicidin hCAP18/LL-37 in inflammatory bowel diseases. Eur J Gastroenterol Hepatol 2006;18:615-21

45. Schmechel S, Konrad A, Diegelmann J et al. Linking genetic susceptibility to Crohn's disease with Th17 cell function: IL-22 serum levels are increased in Crohn's disease and correlate with disease activity and IL23R genotype status. Inflamm Bowel Dis 2008;14:204-212.

46. Schmid M, Fellermann K, Fritz P et al. Attenuated induction of epithelial and leukocyte serine antiproteases elafin and secretory leukocyte protease inhibitor in Crohn's disease. J Leukoc Biol 2007;81:907-915.

47. Sellon RK, Tonkonogy S, Schultz M et al. Resident enteric bacteria are necessary for development of spontaneous colitis and immune system activation in interleukin-10-deficient mice. Infect Immun 1998;66:5224-5231.

48. Singh A, Beaupre M, Villegas-Novoa C, et al. IL-22 promotes mucin-type O-glycosylation and MATH1+ cell-mediated amelioration of intestinal inflammation. 2024, Cell Reports 43, 114206

49. Sokol H, Leducq V, Aschard H, et al. Fungal microbiota dysbiosis in IBD. Gut 2017;66:1039-48

50. Stange EF. Dysbiosis in inflammatory bowel diseases: egg, not chicken. Front. Med. 11:1395861.

51. Stange EF, Schroeder BO. Microbiota and mucosal defense in IBD: an update. Expert Rev Gastroenterol Hepatol 2019; 13(10):963-976

52. Strugala V, Dettmar PW, Pearson JP. Thickness and continuity of the adherent colonic mucus barrier in active and quiescent ulcerative colitis and Crohn's disease. Int J Clin Pract 2008;62(5):762-9.

53. Uhlig HH. Monogenic diseases associated with intestinal inflammation: implications for the understanding of inflammatory bowel disease. Gut 2013; 62(12):1795-805.

54. Wanning Chen, Yichen Li, Wenxia Wang, et al. Enhanced microbiota profiling in patients with quiescent Crohn's disease through comparison with paired healthy first-degree relatives. Cell Reports Medicine 2024;5: 101624.

55. Wehkamp J, Harder J, Weichenthal M, et al. Inducible and constitutive beta-defensins are differentially expressed in Crohn's disease and ulcerative colitis. Inflamm Bowel Dis 2003;9:215-223.

56. Wehkamp J, Harder J, Weichenthal M, et al. NOD2 (CARD15) mutations in Crohn's disease are associated with diminished mucosal alpha-defensin expression. Gut 2004;53:1658-1664.

57. Wehkamp J, Stange EF. An Update Review on the Paneth Cell as Key to Ileal Crohn's Disease. Front Immunol 2020;11:646.

58. Wehkamp J, Wang G, Kübler I, et al. The Paneth cell alpha-defensin deficiency of ileal Crohn's disease is linked to Wnt/Tcf-4. J Immunol 2007;179:3109-3118.

59. Xiang Gao, Ruicong Sun, Na Jiao, et al. Integrative multi-omics deciphers the spatial characteristics of host-gut microbiota interactions in Crohn's disease. Cell Reports Medicine 4, 10105052. Yilmaz B et al. Microbial network disturbances in relapsing refractory Crohn's disease. 2019;25:323-336.

6. Intestinales Mikrobiom bei Reizdarmsyndrom

6.1. Definition und Epidemiologie des Reizdarmsyndroms

In Studien liegt die Prävalenz des Reizdarmsyndroms (RDS), im Englischen *irritable bowel syndrome* (IBS) genannt, zwischen 2,5 und 25 %. Für Deutschland wird eine Prävalenz von ca. 12 % angegeben, weltweit liegt sie bei 10-15 %, wobei das Verhältnis zwischen Frauen und Männern bei 2:1 liegt. In gastroenterologischen Praxen stellen sich 30-50 % der Patienten wegen funktioneller gastrointestinaler Erkrankungen vor, was deren große klinische Bedeutung aufzeigt.

Das Reizdarmsyndrom liegt gemäß DGVS-Leitlinie vor, wenn alle nachfolgenden drei Punkte erfüllt sind:

1. Es bestehen chronische, d.h. länger als drei Monate anhaltende oder rezidivierende Beschwerden, die von Patienten und Arzt auf den Darm bezogen werden und in der Regel mit Stuhlgangsveränderungen einhergehen.
2. Die Beschwerden sollen begründen, dass der Patient deswegen Hilfe sucht und/oder sich sorgt, und so stark sein, dass die Lebensqualität dadurch relevant beeinträchtigt wird.
3. Voraussetzung ist, dass keine für andere Krankheitsbilder charakteristischen Veränderungen vorliegen, die wahrscheinlich für diese Symptome verantwortlich sind.

Leitsymptome des Reizdarmsyndrom sind

- Diarrhoe und Obstipation
- Schmerzen
- Bauchkrämpfe sowie
- Blähungen

6.2. Pathogenese

Für das Reizdarmsyndrom gilt, dass eine Vielzahl von Faktoren mit der Pathogenese assoziiert sind, eine Kausalität jedoch meist nicht nachgewiesen werden kann. Eine Reihe der Faktoren ist zudem nicht spezifisch für die Pathogenese des Reizdarmsyndrom und findet sich daher auch bei anderen Erkrankungen. Von besonderer Bedeutung bei Patienten mit Reizdarmsyndrom sind Störungen der intestinalen Barriere, der Motilität, der viszeralen Sekretion und Sensibilität sowie des enteralen Immungleichgewichts. In Summe können diese Veränderungen zu einer gestörten intestinalen Mikrobiota führen. Es ist aber auch denkbar, dass eine initial bereits veränderte Mikrobiota zu einer Vielzahl von sekundären Störungen (☞ Abb. 6.1) führt wie beispielsweise einer gestörten intestinalen Barriere oder einer erhöhten viszeralen Sensitivität ("Henne-Ei-Prinzip"). Im Nachfolgenden erfolgt die Betrachtung der Pathogenese des Reizdarmsyndroms unter der besonderen Würdigung der Rolle der Mikrobiota.

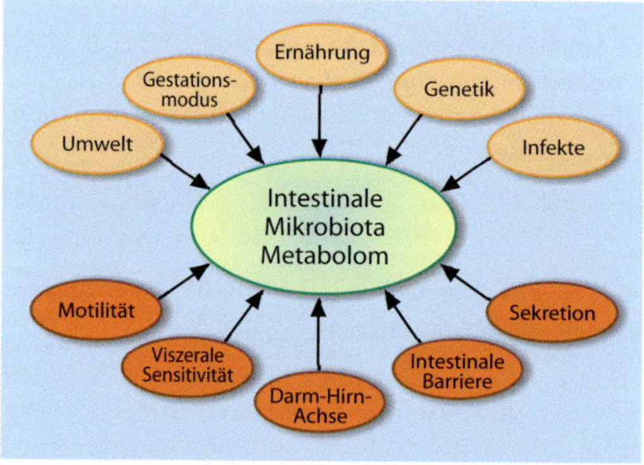

Abb. 6.1: Pathogenese des Reizdarmsyndroms: Rolle der intestinalen Mikrobiota und des Metaboloms.

6.2.1. Intestinales Mikrobiom

Die Rome Foundation hat bereits im Jahr 2003 auf einen Zusammenhang zwischen intestinalem Mikrobiom und Reizdarmsyndrom hingewiesen. Hierfür sprachen drei Beobachtungen:

1. Ein Reizdarmsyndrom oder eine Reizdarmsymptomatik beginnen häufig nach einer Darminfektion.

2. Bei einer Gruppe von Patienten spielt eine bakterielle Fehlbesiedlung des Dünndarmes und ein verändertes intestinales Mikrobiom eine Rolle.

3. Therapeutische Interventionen, die auf eine Modulation des Darm-Mikrobioms gerichtet sind, haben günstige Effekte gezeigt.

6.2.1.1. Postinfektiöse Genese und Antibiotikagabe

Untersuchungen zeigen, dass nach einer Gastroenteritis etwa 5-20 % der Patienten Reizdarmsymptome aufweisen. Eine durchlaufene Gastroenteritis erhöht die Wahrscheinlichkeit, ein Reizdarmsyndrom zu entwickeln, um den Faktor 6, wobei ein höheres Risiko bei bakteriellen gegenüber viralen Gastroenteritiden besteht. Faktoren wie Dauer der Gastroenteritis, bakterielle Toxizität, Rauchen, weibliches Geschlecht und psychische Disposition stellen weiter unabhängige Risikofaktoren dar. Pathogenetisch werden eine direkte Gewebstoxizität des Erregers oder eine durch die Infektion induzierte Dysbiose (☞ unten) diskutiert. Gezeigt wurde, dass im Rahmen von Infekten die Diversität des Mikrobioms sinkt. Insbesondere die Depletion von Anaerobiern scheint hierbei eine wichtige Rolle zu spielen, die zu einer Alkalisierung des Stuhl-pHs, einer Verminderung kurzkettiger Fettsäuren (*short chain fatty acids*, SCFA) wie Butyrat, Propionat und Acetat und einer Reduktion antimikrobieller Substanzen führt (☞ Metabolom Kap. 6.2.2.). Antibiotika, die zur Behandlung von Gastroenteritiden gegeben werden, können diese Wirkungen noch verstärken. Ähnlich wie bei chronisch entzündlichen Darmerkrankungen sind Antibiotikagaben aufgrund ihrer Perturbation des Mikrobioms mit einem erhöhten Risiko für das Auftreten des Reizdarmsyndroms assoziiert.

6.2.1.2. Dysbiose

Eine bakterielle Fehlbesiedlung des Dünndarmes (*small intestine bacterial overgrowth*, SIBO) findet sich bei Verwendung eines Glukose-H_2-Atemtestes mit 5-20 % häufiger bei Patienten mit RDS als bei Gesunden mit 5 %. Aufwendigere Untersuchungen mit kultureller Bestimmung der Bakterienzahl aus dem Jejunalsekret (10^5 Keime/ml) konnten, allerdings abhängig vom Grenzwert, keine eindeutigen Unterschiede zwischen Patienten mit Reizdarmsyndrom und Gesunden aufzeigen. Insgesamt ist somit die Rolle der Dünndarmfehlbesiedlung für die Pathogenese des Reizdarmsyndroms nicht abschließend belegt.

Im Kolon dominieren vier Gruppen (Phyla) von Mikroorganismen: *Firmicutes*, *Bacteroidetes*, *Acinetobacteria* und *Proteobacteria* (☞ Kap. 1.). Dabei umfassen die Gruppen der *Firmicutes* und *Bacteroidetes* im Erwachsenenalter mehr als 95 % der Bakterien im Darm. Eine Störung des Verhältnisses dieser Gruppen oder eine weitergehende Imbalance der Mikrobiota-Zusammensetzung wird häufig als "Dysbiose" bezeichnet. Eine Dysbiose kann aber auch auf einer verringerten Diversität der Zusammensetzung der Mikrobiota bestehen. Diversität ist hierbei ein Maß für die Vielfalt der Mikroorganismen.

Eine Dysbiose wird bei Patienten mit RDS signifikant häufiger gefunden als bei Gesunden: Sie liegt bei bis zu 73 % bei Patienten mit RDS vor im Vergleich zu durchschnittlich 16 % bei Gesunden. In einer aktuellen Studie an 1.692 Patienten mit Reizdarmsyndrom und 124 Kontrollen konnten mittels Hochdurchsatzsequenzierung der ribosomalen RNA (16s-NGS, *next generation sequencing*) definierte Phyla, Genera und Species idenfiziert werden, die mit einem Reizdarmsyndrom assoziiert waren. Eine Familiengeschichte bezüglich Darmerkrankungen und der Gebrauch von Antibiotika im Jahr von Diagnosestellung blieben unabhängige Risikofaktoren (☞ unten). Von klinischem Interesse dürfte sein, dass im Rahmen von Koloskopien bei Patienten mit Reizdarmsyndrom deutlich häufiger (57 %) nicht abspülbare "Biofilme" nachweisbar sind als bei gesunden Kontrollen (6 %). Diese Biofilme weisen in 16s-RNA-Analysen zudem eine dysbiotische Zusammensetzung auf.

Ähnlich wie bei Bakterien konnten auch für das Darm-Viriom (einschließlich der Bakteriophagen) im Vergleich zu Gesunden Unterschiede in der Diversität und der taxonomischen Verteilung nachgewiesen werden.

Es gibt Hinweise, dass die unterschiedlichen RDS-Typen aufgrund ihrer Mikrobiota differenziert werden können.

Bakterielle Signaturen erlauben möglicherweise nicht nur eine Differenzierung bezüglich der klinischen Symptomatik, sondern auch der Schwere der Symptomatik. Häufig kann eine relative Vermehrung von *Firmicutes* und eine Abnahme des Anteils der *Bacteroidetes* nachgewiesen werden. Unter den *Firmicutes* tragen insbesondere Bakterien der Gattung *Bacillus* und *Ruminococcus*, hier insbesondere das Bakterium *Ruminococcus gnavus*, zur Dysbiose bei. Ebenso aus dem Phylum der *Fir-*

micutes sind Lactobacillen und *Faecalibacterium prausnitzii* an der Dysbiose beim Reizdarmsyndrom beteiligt. Aus dem Phylum der *Bacteroidetes* wird häufig *Bacteroides stercoris* aufgeführt. Bei den *Proteabacteria* sind *Shigella* und *Escherichia* nachgewiesene Kandidaten für eine Dysbiose. Hingegen scheinen aus dem Phylum der *Acinetobacteriae* insbesondere Bifidobakterien eine Rolle bei der Dysbiose zu spielen. In der Mehrzahl der Studien beim Reizdarmsyndrom vom Diarrhoetyp wird eine Verminderung der Zahl von Lactobacillen (Phylum *Firmicutes*) und Bifidobakterien (Phylum *Acinetobacteriae*) beobachtet. Eine Vermehrung von *Clostridium spp.* (Phylum *Firmicutes*) und *Pseudomonas aeruginosa* ist ebenso beschrieben. Beachtenswert ist jedoch, dass selbst große Metaanalysen hierbei zu unterschiedlichen Ergebnissen gelangen. Es ist angesichts der intensiven Forschungstätigkeit auf diesem Gebiet zu erwarten, dass eine Vielzahl weiterer "Kandidatenkeime" gefunden werden, die eine Assoziation zum Reizdarmsyndrom haben.

Ein wichtiges Argument für einen kausalen Zusammenhang zwischen Mikrobiota und Reizdarmsyndrom ergibt sich aus der Aufzucht gnotobiotischer (keimfreier) Tiere. In mehreren Studien konnte beobachtet werden, dass bei gnotobiotischen Tieren nach Transplantation einer fäkalen Flora von RDS-Patienten eine viszerale Überempfindlichkeit induziert wurde. Des Weiteren konnte nach fäkalem Mikrobiomtransfer von Patienten mit Reizdarmsyndrom vom Diarrhoe-Typ in gnotobiotischen Tieren eine beschleunigte Darmtransitzeit nachgewiesen werden.

6.2.1.3. Therapeutische Intervention

Eine weitere Rationale für eine kausale Beziehung zwischen Mikrobiom und Reizdarmsyndrom könnte sich auch aus der therapeutischen Wirksamkeit von Präbiotika, Probiotika und dem fäkalen Mikrobiomtransfer ableiten.

Eine Reihe von Metaanalysen zeigen, dass durch die Gabe von Probiotika eine Verbesserung der Gesamtsymptomatik bei Patienten mit Reizdarmsyndrom erzielt werden kann. Insbesondere Bifidobakterien und *Bacillus coagulans* scheinen sich positiv auf das Reizdarmsyndrom auszuwirken. Dem stehen jedoch eine ähnlich große Anzahl von Studien mit negativem Ergebnis gegenüber. Trotz einer Vielzahl von Metaanalysen, systemischen Reviews und einer großen Zahl von randomisierten, kontrollierten Studien ist die klinische Evidenz für die Anwendung von Probiotika aufgrund methodischer Schwächen nach wie vor wissenschaftlich nicht klar belegt. Problematisch für die Vergleichbarkeit und damit die Bewertung und von Probiotika beim Reizdarmsyndrom ist die Vielzahl unterschiedlicher Bakterienstämmen, die untersucht wurden. Probiotika wurden als *single-strain*-Präparate oder *multi-strain*-Präparate eingesetzt, letztere noch in unterschiedlichen qualitativen und quantitativen Zusammensetzungen. Die Heterogenität der Studien erhöht sich noch um ein Vielfaches, wenn die tägliche Dosis, Dauer der Behandlung, Selektion des Patientenguts und weitere Parameter des Studiendesigns berücksichtigt werden. In der Summe gibt es daher nach derzeitigem Kenntnisstand keinen wissenschaftlichen Nachweis für die Wirksamkeit von Probiotika zur Behandlung des Reizdarmsyndroms (☞ Kap. 5.). Dennoch ist aus der klinischen Perspektive und insbesondere unter Berücksichtigung der Erfolge bei einzelnen Patienten eine signifikante symptomatische Wirksamkeit gegeben. Die aktuelle deutsche Leitlinie der DGVS spricht sich für eine Behandlung des Reizdarmssyndroms mit ausgewählten Probiotika aus.

Eine Mehrzahl prospektiver, teilweise randomisierter Studien konnte für einen fäkalen Mikrobiomtransfer (FMT) gegenüber der Placebogabe bzw. Eigenspende eine signifikante Verbesserung des IBS-SSS-Score nachweisen. Diesem "*proof of principle*" stehen jedoch prospektive Studien gegenüber, die keinen Benefit zeigten oder sogar zu einer Verschlechterung der Symptomatik bei Patienten mit RDS führten. Die diskrepanten Ergebnisse lassen sich aus den heterogenen Studiendesigns, aus der Art der Applikation (Kapsel vs. nativer Stuhl via Duodenalsonde oder Koloskopie), dem Applikationsort (Duodenum, Zoekum), der Mikrobiomanalytik, der Zusammensetzung des Spenderstuhls, der Konditionierung des Spenders und weiteren Faktoren erklären. Entscheidend für die Beurteilung der Wirksamkeit dürfte jedoch die Menge an transplantiertem Stuhl über den Faktor Zeit sein. Zu beachten ist hierbei, dass bei den aufgeführten Studien der fäkale Mikrobiomtransfer bei endoskopischer Applikation meist nur einmalig erfolgte und bei der Gabe von Kapseln in geringer Menge verabreicht wurden. Um ein so eingespieltes "Ökosystem" wie einen Reizdarm zu perturbieren, erscheint eine langfristige Strategie mit einer ausreichenden Menge an Spenderstuhl vielversprechender zu sein.

6.2.2. Intestinales Metabolom

> Als Metabolom wird die Summe aller in einem Körperkompartiment nachweisbarer Metabolite bezeichnet.

Die Analysen des Metaboloms erfolgen meist mittels Massenspektrometrie oder Magnetresonanzspektroskopie. Für den Darm ist die Mikrobiota der weitaus bedeutsamste Produzent solche Metabolite, gleichsam eine Art "*drug factory*". Insgesamt kodiert das Mikrobiom für über 14.000 Metabolite wie beispielsweise Aminosäuren, kurzkettige Fettsäuren, Vitamine (Vitamin K, Vitamin B12) und ist an der Gallensäurentransformation und -hydrolyse sowie der Fermentation unverdaulicher Polysaccharide beteiligt. Besonders interessant in Bezug auf das Reizdarmsyndrom ist die intestinale Produktion von Neurotransmittern wie Histamin, γ-Aminobuttersäure (GABA), Serotonin und Katecholaminen. Vom Mikrobiom gebildete Proteasen können durch ihre Bindung an *protease acitvated receptors* (PAR) auf Zellen der Schleimhaut und Nerven die Darmmotilität, Sekretion und Entzündungsreaktion modulieren. Bei Patienten mit Reizdarmsyndrom wurde eine erhöhte Konzentration von Wasserstoff, Indolen, Phenolen und weiteren flüchtigen Verbindungen (*volatile organic compounds*) nachgewiesen. Weitere wichtige Metabolite stellen die SCFA Butyrat, Acetat und Propionat dar, da diese neben ihrer Funktion als Energielieferanten auch Signalmoleküle sind. Die SCFA vermitteln über die beiden enterischen SCFA-Rezeptoren FFAR2 und FFAR3 (*free fatty acid receptor* 2/3) eine Verbesserung der Zuckerhomöostase sowie des Lipidprofils und reduzieren das Risiko für Adipositas.

> Insgesamt sind bei Patienten mit Reizdarmsyndrom Metabolom-Signaturen nachweisbar, die sich von denen gesunder Probanden oder anderweitig Erkrankter spezifisch unterscheiden und daher auch für diagnostische Zwecke genutzt werden können. In Summe weisen Veränderungen im Metabolom also auf eine Dysbiose des Mikrobioms hin.

6.2.3. Störung der intestinalen Barriere

Bei Patienten mit RDS konnte eine Verringerung des *Tight-Junction*-Proteins Z0-1 (Zonula occludens) auf messenger-RNA-Ebene nachgewiesen werden. Entsprechend fand sich eine erhöhte Permeabilität von Dickdarmbiopsaten bei Patienten mit RDS. Darüber hinaus konnte gezeigt werden, dass Überstände von Dickdarmbiopsaten die Permeabilität von Zellrasen der Kolonzelllinie Caco-2 erhöhen. Ursächlich für die gestörte Barriere dürfte unter anderem eine verstärkte Protease-Aktivität sein, die auf eine Aktivierung von Trypsin zurückzuführen ist, welches konsekutiv zu einem verstärkten Abbau von ZO-1 führt. Es ist denkbar, dass hierdurch, ähnlich wie bei CED, eine erhöhte Translokation von Keimen in und durch die Darmmukosa erfolgt, was mikroinflammatorische und neuroimmunologische Prozesse auslösen kann.

6.2.4. Sekretion und Motilität

Eine erhöhte Sekretion insbesondere aus dem Duodenum und Jejunum ist sowohl beim Diarrhoe-Typ als auch beim Obstipations-Typ ein charakteristischer Befund bei Patienten mit Reizdarm-Syndrom. Da Duodenum und Jejunum relativ keimarme Kompartimente des Darms darstellen, bleibt die Frage nach der Rolle der Mikrobiota für diesen Pathomechanismus offen. Distal des Dünndarms könnte eine gestörte Mukussekretion von MUC 1-3 in Epithelzellen des Kolons für die Pathogenese des Reizdarmsysndroms bedeutsam sein.

Trotz niedrigerem Ruhetonus weisen Patienten mit Reizdarmsyndrom eine im Vergleich zu Gesunden erhöhte Kolonmotilität auf. Dies führt nicht zwangsläufig zu einem besseren Transit von intestinalem Gas, im Gegenteil scheint der Transport von Gas bei Patienten mit Reizdarmsyndrom erschwert zu sein. Veränderungen des Transits wirken sich aber über eine Veränderung des Nährstoffangebots auf die quantitative und qualitative Zusammensetzung der intestinalen Mikrobiota aus. So konnte gezeigt werden, dass eine erhöhte Kolontransitzeit mit einer Reduktion von Lactobacillen und Bifidobakterien einhergeht. Die vom enterischen Nervensystem freigesetzten neurohumoralen Mediatoren wie Serotonin können neben ihrer motilitätsverändernden Wirkung aufgrund der Sekretion ins Darmlumen zusätzlich einen direkten Einfluss auf das Mikrobiom ausüben.

6.2.5. Viszerale Sensitivität

Eine Reihe von Befunden sprechen dafür, dass die viszerale Sensitivität bei Patienten mit RDS alteriert ist. So ist die Perzeptionsschwelle für einen im Rektum aufgeblähten Ballon oft signifikant erniedrigt, d.h. ein Völlegefühl stellt sich früher ein oder die Perzeption ist sogar mit Schmerzen verbunden. Eine Verbindung zur Mikrobiota besteht über deren Einfluss der neurohumoralen Aktivität und die Darm-Hirn-Schranke (☞ unten).

6.2.6. Störung des enteralen Immungleichgewichts

Zahlreiche Studien belegen eine verstärkte mukosale Immunaktivierung bei Patienten mit RDS. Im Stuhl sind sowohl Lactoferrin als auch Calprotectin erhöht. So lassen sich in der Schleimhaut eine Vermehrung von Mastzellen, deren Mediatoren, proinflammatorischer Zytokine wie IL-1β, IL-6, IL-8 sowie TNF-α bei gleichzeitiger Suppression antientzündlicher Zytokine wie IL-10 oder Chemokinen wie CXCL-9 (*chemokine C-X-C motif ligand*) und MCP-1 (*monocyte chemoattractant protein 1*) nachweisen. Als mögliche Reaktion auf eine Immunaktivierung ist bei Patienten mit RDS das hBD-2 (humanes β-Defensin 2) erhöht, welches u.a. in Paneth-Zellen der Dünndarm-Krypten und im Kolonepithel produziert und freigesetzt wird. hBD-2 wird von Mucin gebunden und entfaltet eine direkte antimikrobielle Aktivität, so dass hier ein direkter Bezug zum Mikrobiom besteht. Tatsächlich fand hBD-2 im Stuhl und im Kolonepithel von RDS-Patienten deutlich erhöht, vergleichbar mit einer aktiven Colitis ulcerosa. Weitere Defensine wie hBD-5 wirken ebenfalls direkt antimikrobiell oder wie hBD-6 zusätzlich durch Ausbildung einer physikalischen Barriere. Ein Einfluss der Mikrobiota auf TLRs (*Toll-like*-Rezeptoren) ebenso wie auf NLRs (*NOD-like*-Rezeptoren), die für die angeborene Immunität und Entzündungsmediation bedeutsam sind, ist beschrieben. In diesem Zusammenhang ist zudem erwähnenswert, dass enterale Infektionen eine RDS-Symptomatik auslösen können, die sich histologisch durch eine Vermehrung von ECL-Zellen und CD8-positiven Zellen dokumentieren lässt (☞ Kap. 6.2.1.1.).

6.2.7. Störung neurologischer und neuroimmunologischer Prozesse

Die viszerale Hypersensitivität ist eine neurogene Störung, die bei 30-90 % der Patienten mit RDS nachzuweisen ist. Die Ursachen hierfür wiederum können vielfältiger Natur sein und eine Vielzahl pathophysiologischen Mechanismen einschließen. Tatsächlich sind neben einer insgesamt erhöhten Dichte von Nervenfasern, insbesondere Substanz-P-haltiger Nervenfasern, bei Patienten mit IBS erhöhte Spiegel des vasointestinalen Peptids (VIP) sowie eine verstärke Expression des TRPV1 (*transient receptor potential vanniloid receptor* 1) in den sensorischen enteralen Nervenzellen beschrieben. Insgesamt besteht bei Patienten mit RDS eine Sympathikus-Überaktivierung bei gleichzeitig reduzierter parasympathischer Aktivität. Stress ist ein weiterer wichtiger Faktor für die Auslösung eines IBS. Die dem Stress zugrunde liegenden Mechanismen sind neuroimmunologischer Art mit Aktivierung von IL-6 und IL-8, welche wiederum über die HPA (*hypothalamic-pituitary adrenal*)-Achse und das autonome Nervensystem die Ausschüttung von CRF (*corticotropin releasing factor*) und so die Spiegel von ACTH und Kortisol erhöhen. Diese neuroimmunologischen Veränderungen beeinflussen letztlich auch die Darmhomöostase, ein direkter Zusammenhang mit dem Mikrobiom ist aber nicht gesichert.

6.2.8. Vererbung und Geburtsmodus

Es ist bekannt, dass das Reizdarmsyndrom in Familien gehäuft vorkommt. Bis zu 48 % der Patienten mit Reizdarmsyndrom weisen Familienmitglieder auf, die ebenfalls Reizdarmsymptome aufweisen, verglichen mit 18 % bei Gesunden. Dies wurde schon früh als ein Hinweis auf eine erbliche Komponente (☞ unten) oder als Folge von Umwelteinflüssen interpretiert. Für Letzteres spricht beispielweise die Beobachtung, dass es eine Art "Mikrobiomgedächtnis" gibt, da sich das Mikrobiom über verschiedene Generationen fortschreibt und eine Reversion nach mehreren Generationen kaum mehr möglich ist. Wir vererben eben nicht nur unsere zellulär verankerte Erbinformation, sondern auch das Mikrobiom, dessen Genom mit mehr als 8 Millionen Genen um ein Vielfaches grösser ist als das menschliche Genom mit seinen ca. 23.000 Genen. Für die Zusammensetzung der frühkindlichen Mikrobiota spielen Ernährungsgewohnheiten der Mutter, Adipositas, Gestationsalter, Zusammensetzung der Muttermilch und der Geburtsmodus (vaginale Entbindung vs. Kaiserschnitt) eine wesentliche Rolle. Die immunologische Programmierung erfolgt gerade in den ersten Lebensmonaten. Die reduzierte Diversität des Mikrobioms von Neugeborenen, die beispielsweise mit Kaiserschnitt zur Welt gekommen sind gegenüber vaginal entbundenen, könnte ein Faktor für die Entstehung von Asthma, Allergien, Diabetes, chronisch entzündlichen Darmerkrankungen, aber auch des Reizdarmsyndroms sein.

6.2.9. Genetik

Eine Rolle der Genetik für die Pathophysiologie des RDS ist durch zahlreiche Assoziationen wahrscheinlich, aber ätiologisch nicht gesichert. Es gibt jedoch eine zunehmende Zahl von Hinweisen für eine Beteiligung genetischer Veränderungen am RDS. Es sind sowohl polygene Aberrationen als auch SNPs (Single-Nukleotid-Polymorphismen) und auch weitergehende genetische Aberrationen

Abkürzung	Protein	Genetische Alteration (Genlokus oder Aminosäure-austausch)	Funktion
SCN5A	*Sodium channel protein subunit alpha*	I194V, T220I, G615E, T630M, P648L, A997T, G1158S, T1304M, R1512Q, I1780G, A1870D, L1896V, M1952T	Spannungsabhängiger Natriumkanal
KDLER2/ GRID2IP	*KDEL endoplasmic reticulum protein retention rezeptor/ Glutamate receptor ionotropic delta 2 interacting protein*	rs12702514: C → T	Rücktransport von Proteinen aus Golgi-Komplex in das Endoplasmatische Retikulum/Glutamat-Rezeptor
TNFSF15	*TNF superfamily member* 15	rs4263839: A → G rs6478108: T → C	Zytokin aus der TNF-Familie, Expression in Endothelzellen
SERT	Serotonintransporter	rs25531: A → G rs4795541: A → G	Transport von Serotonin in die Zelle
IL-10	Interleukin-10	Kaukasier: rs1800870: G → A Asiaten: rs1800872: G → A	Antientzündliches Zytokin
5-HTR	5-Hydroxytryptamin-Rezeptor	HTR3A: rs1062613: C → T HTR3C: rs62625044: G → A HTR2A: rs6313: T → C HTR4: rs201253747: T → C	Re-Uptake von Serotonin
TNF-α	Tumornekrose-alpha	rs1800629: G → A	Entzündung
FAAH	Fettsäureamid-Hydrolase	rs324420: C → A	Transmembranprotein, Endocannabinoid-System
TPH1	Tryptophan Hydroxylase 1	rs7130929: C → A	Umwandlung von L-Tryptophan in 5-Hydroxytryptophan (Vorstufe von Serotonin) in Mastzellen, Lymphozyten, enterochromaffinen Zellen
α_{2A}-R	α_2-adrenerger Rezeptor	rs1800544: C → G	Auf Neuronen des vegetativen Nervensystems und ZNS
α_{2C}-R	α_2-adrenerger Rezeptor	del 322-325	Auf Neuronen des vegetativen Nervensystems und ZNS

Tab. 6.1: Zusammenstellung funktionell relevanter, genetischer Alterationen beim Reizdarmsyndrom.

beschrieben (☞ Tab. 6.1). Eine Rolle der genetischen Disposition auf die intestinale Mikrobiota liegt gerade bei Störungen des Gallensäurenhomöostase, der Immunregulation, der endothelialen Barrierefunktion und der neuronalen Signaltransduktion nahe.

6.2.10. Mikrobiom-Darm-Hirn-Achse

Allgemein anerkannt ist, dass Mikrobiom, Reizdarmsyndrom und Zentralnervensystem miteinander interagieren. Das ZNS kann den Magen-Darm-Trakt über das autonome Nervensystem oder die Hypothalamus-Hypophysen-Nebennieren-Achse beeinflussen. Deren Auswirkung auf die Darmmotilität, Säure-, Bikarbonat- und Mukussekretion sowie die Darmpermeabilität können die Mikrobiota-Zusammensetzung relevant verändern. Auf der anderen Seite kann das Mikrobiom auch Einfluss auf Hirnfunktionen haben. So konnte in einer prospektiven randomisierten Studie mit einem probiotischen Joghurt mittels MR-Spektrometrie die Aktivierung definierter Großhirnareale beobachtet werden, die das Netzwerkverhalten steuern. Von Bedeutung für das Reizdarmsyndrom dürfte dabei sein, dass die Inselrinde und das periaquäduktale Grau durch die Mikrobiota moduliert wurden, welche für die emotionale Bewertung von Schmerzen und die absteigende opioiderge Schmerzunterdrückung verantwortlich sind.

Der Neurotransmitter 5-Hydroxytryptophan (5-HT) wird immer wieder mit der Pathogenese des Reizdarmsyndroms in Verbindung gebracht, wobei die Literatur hierzu uneinheitlich ist. Tatsächlich werden 95 % des 5-HT in den enterochromaffinen Zellen des Darmes produziert und nur 5 % in den serotonergen Neuronen, was bereits aufgrund der räumlichen Beziehung eine Einflussnahme des Mikrobioms naheliegt. Der Re-Uptake des 5-HT und damit die Beendigung des Signals als auch das Recycling erfolgt über den Serotonin-Reuptake-Transporter (SERT), der aufgrund von Polymorphismen oder Mutationen alteriert sein kann. Weitere mögliche Neurotransmitter stellen Dopamin und γ-Aminobuttersäure (GABA) dar.

6.2.11. Ernährung

> Unbestritten spielt die Ernährung vor allem in der Eigenwahrnehmung von Patienten mit Reizdarmsyndrom eine überaus bedeutsame pathogenetische Rolle.

Reizdarm-Patienten berichten in 60-89 % der Fälle, dass die Ernährung ihre Beschwerdesymptomatik verändert, was in der Folge zu einer selektiven Nahrungsaufnahme führt. Tatsächlich wiesen in einer groß angelegten Studie Patienten mit Reizdarmsyndrom andere Ernährungsgewohnheiten auf als gesunde Kontrollen, beispielsweise in der Aufnahme von Proteinen und Mikronährstoffen. Fleisch-basierte Diäten führten rasch zu Veränderungen des Mikrobioms mit Veränderungen bei Metaboliten wie Gallensäuren (Erhöhung der Konzentration) und kurzkettigen Fettsäuren. Eine Gallensäuremalabsorption findet sich gemäß einer Metaanalyse bei 16,9-35,3 % der Patienten mit Reizdarmsyndrom vom Diarrhoe-Typ. Zwischen Patienten mit Reizdarmsyndrom vom Diarrhoe-Typ und Obstipations-Typ bestehen signifikante Unterschiede in der Serum- und Stuhlkonzentration von Gallensäuren und deren Zusammensetzung. Der zugrunde liegende Mechanismus dürfte in der Dekonjugation von primären Gallensäuren (Cholsäure, Chenodeoxycholsäure) durch bakterielle *bile salt hydrolases* (BSH) liegen und zum anderen in der Umwandlung von primären Gallensäuren in sekundäre Gallensäuren durch die bakterielle 7-alpha-Dehydroxylase. Bakterien wie Bifidobakterien und *Clostridium leptum*, die aufgrund einer Expression von BSH in den Gallesäuremetabolismus eingreifen, sind häufig bei Reizdarmerkrankungen reduziert.

Ein hoher Anteil an Fetten, tierischer Proteine und Kohlenhydrate (insbesondere raffinierte Zucker) sind ein Charakteristikum einer "*Western diet*", die in den industrialisierten Ländern häufig vorgefunden wird. Komplexe Kohlenhydrate, die nicht im Dünndarm resorbiert werden, werden im Dickdarm zu den kurzkettigen Fettsäuren (SFCA) Acetat, Butyrat und Propionat prozessiert. Zahlreiche Bakterien sind an der Produktion der SCFA beteiligt (☞ Tab. 6.2). Ein pathogenetischer Mechanismus der SCFA beim Reizdarmsyndrom ist dennoch vorstellbar (☞ Metabolom). Es bestehen jedoch widersprüchliche Literaturergebnisse mit

Hinweisen für eine erhöhte als auch eine erniedrigte Konzentration von SCFA. Letztlich ist somit die Rolle der SCFA beim Reizdarmsyndrom nicht final geklärt.

Metabolit	Bakterien
Butyrat	• *Faecalibacterium prausnitzii* • *Roseburia spp.* • *Eubacterium rectale* • *Eubacterium halii*
Propionat	• *Bacteroides spp.* • *Veilonella spp.* • *Akkermansia municiphilla spp.*
Acetat	• Zahlreiche Bakterien

Tab. 6.2: Produzenten von kurzkettigen Fettsäuren (SCFA) in der intestinalen Mikrobiota.

Vitaminmangelzustände sind mit dem Vorliegen eines Reizdarmsyndrom vergesellschaftet. Vitamine werden entweder über die Nahrung zugeführt oder im Körper biosynthetisiert, wobei Bakterien bei der Produktion von Folsäure, Thiamin, Biotin, Vitamin K, Nikotinsäure, Pantothensäure, Pyridoxin und Riboflavin eine wichtige Funktion zukommt. Die Kapazität zur Synthese dieser Substanzen scheint zwischen Gesunden und Patienten mit Reizdarmsyndrom zu variieren.

Eine Abhängigkeit von den Nahrungsgewohnheiten besteht auch für die Aufnahme von essentiellen Aminosäuren wie beispielweise Tryptophan, das als Vorstufe für Serotonin (5-Hydroxytryptamin) bedeutsam ist. Die Gabe von Glutamin kann die Beschwerdesymptomatik beim Reizdarmsyndrom verbessern. Ornithin, Histidin, Lysin und Glutaminsäure sind weitere Aminosäuren, für die Unterschiede bei Patienten mit Reizdarmsyndrom im Vergleich zu Gesunden oder anderen Erkrankungen beschrieben sind.

Eine Diät, die die Einnahme von FODMAPS (*fermentable oligo-di-monosacharides and polyols*) vermeidet oder reduziert, vermag die Beschwerden eines Reizdarmsyndroms zu verbessern. Hierzu existieren eine Reihe randomisierter Studien und Metanalysen mit positiven Ergebnissen. Auch in der Kombination einer FODPMAP-armen Diät mit verschiedenen Probiotika zeigt sich ein positiver Einfluss auf RDS-Scores. Zu den FODMAPS zählen Oligosaccharide, die beispielsweise im Weizen zu finden sind, Disaccharide wie Laktose (D-Glukose und D-Galaktose), Monosaccharide wie Fruktose, die in Früchten und Honig vorkommen, und Polyole wie Sorbit und Mannit. Da die Fermentierung durch das Mikrobiom vollzogen wird, ist ein Zusammenhang zwischen Reizdarmsyndrom und FODMAP nachvollziehbar. Eine weitere Wirkschiene verläuft über die Reduktion von Butyrat und anderen SFCAs, die sich unter anderem in der Reduktion von Bifidobakterien widerspiegelt.

Die "Evolution der Ernährung" hat zwei wesentliche und gegenläufige Veränderungen mit sich gebracht, die Zunahme des Kohlenhydranteils und zum anderen die Abnahme an Ballaststoffen

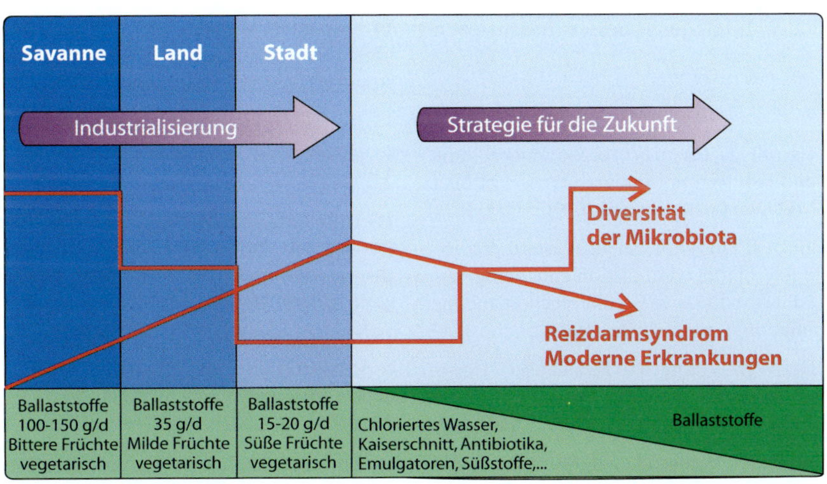

Abb. 6.2: Evolution der Ernährung.

(☞ Abb. 6.2). Beide Faktoren begünstigen die Entstehung des Reizdarmsyndroms wie auch chronisch entzündlicher Darmerkrankungen. Eine ballaststoffreiche Ernährung kann die Beschwerden beim Reizdarmsyndrom signifikant verbessern. Vollkornprodukte, Flohsamenschalen, Pflaume, aber auch Kiwi haben durch ihren hohen Gehalt an Fasern einen möglichen positiven Einfluss auf das Darm-Mikrobiom, da deren Inhaltsstoffe Fruktane und Inuline dem Mikrobiom als Energiequelle dienen und das Wachstum nützlicher Bakterien wie Laktobacillen und Bifidobakterien befördern. Die Wirkung von Kiwis wird neben dem Fasergehalt auf die hohe Vitamin-C-Konzentration, dem Vorhandensein des Proteaseinhibitors Actinidin auch auf die Metabolitie Gluthathion, Arginin und GABA zurückgeführt.

6.3. Zusammenfassung

Die Interaktionen zwischen Mikrobiota und Reizdarmsyndrom sind äußerst komplex. Aktuell gilt, dass trotz der Flut an neuen wissenschaftlichen Erkenntnissen eine *primäre* kausale Rolle der Mikrobiota an der Pathogenese des Reizdarmsyndroms beim Menschen schwer zu beweisen ist. Dennoch gibt es zunehmend plausible Hinweise, die eine kausale Beziehung zwischen Mikrobiota und Reizdarmsyndrom nahelegen. Daher erscheint die Schlussfolgerung, dass die Mikrobiota an der Pathogenese des RDS zumindest partiell kausal beteiligt ist, durchaus erlaubt. Größenordnung und Relevanz dieser Einflussnahme könnten in Zukunft durch den Einsatz von "*big data*"-Analysen und künstlicher Intelligenz besser beschrieben werden.

Literatur

1. Agnello M, Carroll LN, Imam N et al. Gut microbiome composition and risk factors in a large cross-sectional IBS cohort. BMJ Open Gastroenterol 2020;7:e000345.

2. Agus A, Denizot J, Thévenot J et al. Western diet induces a shift in microbiota composition enhancing susceptibility to Adherent-Invasive E. coli infection and intestinal inflammation. Sci Rep 2016;6:19032.

3. Altobelli E, Del Negro V, Angeletti PM, Latella G. Low-FODMAP diet improves irritable bowel syndrome symptoms: A meta-analysis. Nutrients 2017;9:940.

4. Antoni L, Nuding S, Weller D et al. Human colonic mucus is a reservoir for antimicrobial peptides. J Crohns Colitis 2013;12:e652-64.

5. Barbara G, Feinle-Bisset C, Ghoshal UC et al. The intestinal microenvironment and functional gastrointestinal disorders. Gastroenterol 2016;5085(16):00219-5.

6. Barbara, Stanghellini, Berti-Ceroni et al. Role of antibiotic therapy on long-term germ excretion in faeces and digestive symptoms after Salmonella infection. Aliment Pharmacol Ther 2000;9:1127-31.

7. Baumgartner M, Lang M, Holley et al, Mucosal biofilms are an endoscopic feature of irritable bowel syndrome and ulcerative colitis. Gastroenterol 2021;161;1245-56.

8. Bischoff SC. Optimization of digestion – How nutrition and microbiome affect each other. Dtsch Med Wochenschr 2019;144:943-48.

9. Böhn L, Störsrud S, Liljebo T et al. Diet low in FODMAPs reduces symptoms of irritable bowel syndrome as well as traditional dietary advice: A randomized controlled trial. Gastroenterology 2015;149:1399-1407.

10. Canavan C, West J, Card T. The epidemiology of irritable bowel syndrome. Clin Epidemiol 2014;6:71-80.

11. Chong PP, Chin VK, Looi CY et al. The microbiome and irritable bowel syndrome - A review on the pathophysiology, current research and future therapy. Front Microbiol 2019;10:1136.

12. Crouzet L, Gaultier E, Del'Homme C et al. The hypersensitivity to colonic distension of IBS patients can be transferred to rats through their fecal microbiota. Neurogastroenterol Motil 2013;4:e272-82.

13. Didari T, Mozaffari S, Nikfar S, Abdollahi M. Effectiveness of probiotics in irritable bowel syndrome: Updated systematic review with meta-analysis. World J Gastroenterol 2015;21:3072-84.

14. Distrutti E, Monaldi L, Ricci P, Fiorucci S. Gut microbiota role in irritable bowel syndrome: New therapeutic strategies. World J Gastroenterol 2016;22:2219-41.

15. Donia MS, Fischbach MA. Human microbiota. Small molecules from the human microbiota. Science 2015; 349(6246):1254766

16. Duboc H, Rainteau D, Rajca S et al. Increase in fecal primary bile acids and dysbiosis in patients with diarrhea-predominant irritable bowel syndrome. Neurogastroenterol Motil 2012;24:513-20, e246-7.

17. Ehmann D, Wendler J, Koeninger L et al. Paneth cell α-defensins HD-5 and HD-6 display differential degradation into active antimicrobial fragments. Proc Natl Acad Sci U S A 2019;116:3746-51.

18. Enck P, Mazurak N. Microbiota and irritable bowel syndrome: A critical inventory. Z Gastroenterol 2019;57: 859-70.

19. Li B, Liang L, Deng H, Guo J, Shu H, Zhang L. Efficacy and safety of probiotics in irritable bowel syndrome: A systematicreview and meta-analysis. Front Pharmacol 2020;11.

20. Goodoory V, Khasawneh M, Black CJ et al. Efficacy of probiotics in irritabel bowel syndrome: systematic review and meta-analysis. Gastroenterol 2023;165:1206-18.

21. Halkjær SI, Christensen AH, Lo BZS et al. Faecal microbiota transplantation alters gut microbiota in patients with irritable bowel syndrome: Results from a randomised, double-blind placebo-controlled study. Gut 2018;12:2107-15.

22. Halvorson HA, Schlett CD, Riddle MS, Al-Haddad M. Postinfectious irritable bowel syndrome – A meta-analysis. Am J Gastroenterol 2006;101:1894-9.

23. James SC, Fraser K, Young W, McNabb WC, Roy NC. Gut microbial metabolites and biochemical pathways involved in irritable bowel syndrome: Effects of diet and nutrition on the microbiome. J Nutr2020;150:1012-21.

24. Jeffery IB, O'Toole PW, Öhman L et al. An irritable bowel syndrome subtype defined by species-specific alterations in faecal microbiota. Gut 2012;7:997-1006.

25. Johnsen PH, Hilpüsch F, Cavanagh JP et al. Faecal microbiota transplantation versus placebo for moderate-to-severe irritable bowel syndrome: a double-blind, randomised, placebo-controlled, parallel-group, single-centre trial. Lancet Gastroenterol Hepatol 2018;3:17-24.

26. Langhorst J, Junge A, Rüffler A et al. Elevated human beta-defensin-2 levels indicate an activation of the innate immune system in patients with irritable bowel syndrome. Am J Gastroenterol 2009;104:404-10.

27. Layer P, Andresen V, H. Allescher et al. S3-Leitlinie Reizdarmsyndrom: Definition, Pathophysiologie, Diagnostik und Therapie. Gemeinsame Leitlinie der Deutschen Gesellschaft für Verdauungs- und Stoffwechselkrankheiten (DGVS) und der Deutschen Gesellschaft für Neurogastroenterologie und Motilität. Z Gastroenterol 2021;59:1323-1415

28. Le Gall G, Noor SO, Ridgway K et al. Metabolomics of fecal extracts detects altered metabolic activity of gut microbiota in ulcerative colitis and irritable bowel syndrome. J Proteome Res 2011;10:4208-18.

29. Liu HN, Wu H, Chen YZ et al. Altered molecular signature of intestinal microbiota in irritable bowel syndrome patients compared with healthy controls: A systematic review and meta-analysis. Dig Liver Dis 2017;49: 331-37.

30. Lombardo L, Foti M, Ruggia O et al. Increased incidence of small intestinal bacterial overgrowth during proton pump inhibitor therapy. Clin Gastroenterol Hepatol 2010;8:504-8.

31. Longstreth GF, Hawkey CJ, Mayer EA et al. Characteristics of patients with irritable bowel syndrome recruited from three sources: Implications for clinical trials. Aliment Pharmacol Ther 2001;15:959-64.

32. Lozupone CA, Stombaugh JI, Gordon JI, Jansson JK, Knight R. Diversity, stability and resilience of the human gut microbiota. Nature 2012;489(7415):220-30.

33. Magnúsdóttir S, Ravcheev D, De Crécy-Lagard V, Thiele I. Systematic genome assessment of B-vitamin biosynthesis suggests cooperation among gut microbes. Front Genet 2015;6:148.

34. Mayer EA, Savidge T, Shulman RJ. Brain-gut microbiome interactions and functional bowel disorders. Gastroenterology 2014;146:1500-12.

35. Mazurak N, Broelz E, Storr M, Enck P. Probiotic therapy of the irritable bowel syndrome: Why is the evidence still poor and what can be done about it? J Neurogastroenterol Motil 2015;21:471-85.

36. Mazzaw T, Lied GA, Sangnes DA et al. The kinetics of gut microbial community composition in patients with irritable bowel syndrome following fecal microbiota transplantation. PLoS ONE 2018;13:e0194904.

37. McIntosh K, Reed DE, Schneider T et al. FODMAPs alter symptoms and the metabolome of patients with IBS: A randomised controlled trial. Gut 2017;66:1241-51.

38. Mesa MD, Loureiro B, Iglesia I et al. The evolving microbiome from pregnancy to early infancy: A comprehensive review. Nutrients 2020;12:133.

39. Morrison DJ, Preston T. Formation of short chain fatty acids by the gut microbiota and their impact on human metabolism. Gut Microbes 2016;7:189-200.

40. Olén O, Stephansson O, Backman AS et al. Pre- and perinatal stress and irritable bowel syndrome in young adults – A nationwide register-based cohort study. Neurogastroenterol Motil 2018;30:e13436.

41. Pittayanon R, Lau JT, Yuan Y et al. Gut microbiota in patients with irritable bowel syndrome—A systematic review. Gastroenterol 2019;157:97-108.

42. Posserud I, Stotzer PO, Björnsson ES, Abrahamsson H, Simrén M. Small intestinal bacterial overgrowth in patients with irritable bowel syndrome. Gut 2007;56: 802-8.

43. Rajilic-Stojanovic M, Biagi E, Heilig HG, Kajander K, Kekkonen RA, Tims S, de Vos WM. Global and deep molecular analysis of microbiota signatures in fecal samples from patients with irritable bowel syndrome. Gastroenterol 2011;141:1792-801.

44. Rutayisire E, Huang K, Liu Y, Tao F. The mode of delivery affects the diversity and colonization pattern of the gut microbiota during the first year of infants' life: A systematic review. BMC Gastroenterol 2016;16:86.

45. Simreñ M, Barbara G, Flint HJ et al. Intestinal microbiota in functional bowel disorders: A Rome foundation report. Gut 2013;62:159-76.

46. Sonnenburg ED, Smits SA, Tikhonov M et al. Diet-induced extinctions in the gut microbiota compound over generations. Nature 2016;529(7585):212-5.

47. Sonnenburg ED, Sonnenburg JL. The ancestral and industrialized gut microbiota and implications for human health. Nat Rev Microbiol 2019;17:383-90.

48. Sperber AD, Dumitrascu D, Fukudo S et al. The global prevalence of IBS in adults remains elusive due to the heterogeneity of studies: A Rome Foundation working team literature review. Gut 2017;66:1075-82.

49. Staudacher HM, Lomer MCE, Farquharson FM et al. A diet low in FODMAPs reduces symptoms in patients with irritable bowel syndrome and a probiotic restores *Bifidobacterium* species: A randomized controlled trial. Gastroenterol 2017;153:936-47.

50. Tap J, Derrien M, Törnblom H et al. Identification of an intestinal microbiota signature associated with severity of irritable bowel syndrome. Gastroenterol 2017;152: 111-23.

51. Tillisch K, Labus J, Kilpatrick L et al. Consumption of fermented milk product with probiotic modulates brain activity. Gastroenterol 2013;144:1394-401.

52 Torres MJ, Sabate JM, Bouchoucha M et al. Food consumption and dietary intakes in 36,448 adults and their association with irritable bowel syndrome: Nutrinet-Santé study. Therap Adv Gastroenterol 2018;11: 1756283X17746625.

53. Varjú P, Farkas N, Hegyi P et al. Low fermentable oligosaccharides, disaccharides, monosaccharides and polyols (FODMAP) diet improves symptoms in adults suffering from irritable bowel syndrome (IBS) compared to standard IBS diet: A meta-analysis of clinical studies. PLoS ONE 2017;12:e0182942.

54. Vernocchi P, Del Chierico F, and Putignani L. Gut microbiota profiling: Metabolomics based approach to unravel compounds affecting human health. Front Microbiol 2016; 7:1144.

55. Wong BS, Camilleri M, Carlson P et al. Increased bile acid biosynthesis is associated with irritable bowel syndrome with diarrhea. Clin Gastroenterol Hepatol 2012; 10:1009-15.

56. Wouters MM, Lambrechts D, Knapp M et al. Genetic variants in CDC42 and NXPH1 as susceptibility factors for constipation and diarrhoea predominant irritable bowel syndrome. Gut 2014;63:1103-11.

57. Zhang P, Ma S, Guo R et al.Metagenomic analysis of the gut viriome in patients with irritable bowel syndom. J Med Virol 2024;96:e29802.

7. Intestinales Mikrobiom bei Lebererkrankungen

Die Leber nimmt schon aufgrund ihrer embryologischen Entwicklung und ihrer anatomischen Lage eine besondere Stellung in der Interaktion des intestinalen Mikrobioms mit dem gesamten Organismus und insbesondere dem zunehmend evidenten Einfluss auf den Stoffwechsel ein. Als zentrales Organ des Glukose- und Fettstoffwechsels und unmittelbar über die Pfortader mit dem Darmtrakt verbunden, beeinflussen zahlreiche, mitunter sogar sämtliche metabolischen Prozesse und zahlreiche Veränderungen der Darmflora die Leber. Umgekehrt spielt die Leberphysiologie, insbesondere der Gallensäurestoffwechsel, eine herausragende Rolle hinsichtlich der Homöostase und der Stoffwechselprozesse des intestinalen Mikrobioms. So finden sich für zahlreiche Lebererkrankungen Assoziationen und zunehmend kausale Zusammenhänge mit Veränderungen der Diversität des Mikrobioms, dessen Zusammensetzung, der Abundanz einzelner Bakterienstämme und zunehmend auch der Mikrobiota-eigenen Stoffwechselvorgänge, des Metaboloms. Dies trifft in besonderem Maße auf die mittlerweile häufigste chronische Lebererkrankung, die Metabolische Dysfunktion-assoziierte steatotische Lebererkrankung (MASLD – zuvor nicht-alkoholische Fettlebererkrankung (NAFLD)) zu. Im Rahmen des Kongresses der *European Association for the Study of the Liver* (EASL) im Jahr 2023 wurde eine neue Nomenklatur für steatotische Lebererkrankungen beschlossen und der Terminus NAFLD durch MASLD ersetzt. Die neuen Fachbegriffe ermöglichen eine präzisere Diagnose, sowie Patientenzentriertere Benennung, bei der als stigmatisierend empfundene Bezeichnungen, wie z.B. nichtalkoholische Fettlebererkrankung vermieden werden [1, 2]. Dieses Krankheitsbild macht die enge Assoziation zwischen Mikrobiom und Metabolismus besonders deutlich. Auf den Einfluss des Mikrobioms auf die Entstehung der Adipositas und des Diabetes mellitus Typ 2 soll jedoch an anderer Stelle in diesem Buch näher eingegangen werden (☞ Kap. 11.). Auch cholestatische Lebererkrankungen werden in einem separaten Kapitel diskutiert, so dass wir uns hier, basierend auf der aktuellen Datenlage, auf eine Reihe gut belegter Zusammenhänge und wichtiger Mechanismen exemplarischer relevanter chronischer und akuter Lebererkrankungen und speziell die Stellung der Darm-Leber-Achse mit ihren zahlreichen metabolischen und immunologischen Interaktionen fokussieren.

7.1. Die Darm-Leber-Achse

Die Charakteristika der physiologischen und pathologisch veränderten Darmflora sowie die delikate Rolle der Integrität der Darmbarriere und hiermit assoziierte organspezifische Pathologien wurden bereits in anderem Kontext in separaten Kapiteln ausführlich diskutiert. Dennoch sind diese basalen Prozesse elementar bezüglich ihres Einflusses auf die Leber und den Gesamtorganismus und werden daher hier im Kontext der Darm-Leber-Achse erörtert. Einen Überblick über die verschiedenen Aspekte im Zusammenhang mit der Darm-Leber-Achse liefert Abb. 7.1.

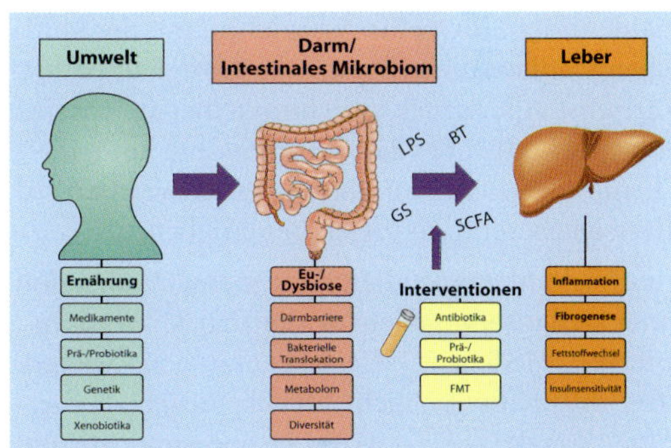

Abb. 7.1: Vereinfachte Darstellung der Rolle der Darm-Leber-Achse bei Leberpathologien. Verschiedene Umweltfaktoren, allem voran die Ernährung beeinflussen die Homöostase der Darmflora. Bei Dysbiose und gestörter Barrierefunktion kann es zum Übertritt von Lipopolysacchariden (**LPS**) und zur bakteriellen Translokation (**BT**) kommen. Veränderungen des Metaboloms beeinflussen den Gallensäure- (**GS**) und Fettsäurehaushalt (insbesondere kurzkettige Fettsäuren, **SCFA**).

7.1.1. Zusammensetzung des intestinalen Mikrobioms

Wie bei anderen in diesem Buch behandelten Themen auch, gilt für die Interaktion zwischen Darm und Leber, dass die Diversität des intestinalen Mikrobioms einen entscheidenden Einfluss auf den Ablauf physiologischer Prozesse und eventueller

Pathologien der Leber hat. In Anbetracht der Datenlage wird klar, dass eine Dysbiose, also eine Verminderung der Diversität mit Überwucherung einzelner Darmkeime, den häufigsten und wichtigsten pathogenen Faktor für beschriebene Zusammenhänge zwischen Mikrobiom und Leberpathologien darstellt.

Die Anzahl der den menschlichen Darm besiedelnden Bakterien liegt etwa bei 10^{14} und setzt sich überwiegend aus den Phylae *Bacteroidetes* und *Firmicutes* zusammen [3]. Die Komposition des Darm-Mikrobioms ist u.a. abhängig von seiner anatomischen Lokalisation (oberer vs. unterer GI-Trakt), Alter, Jahreszeit, Ernährungsgewohnheiten und Medikamenteneinnahme. Als eindrücklichste Manifestation einer Dysbiose gilt die bakterielle Fehlbesiedlung des Dünndarms (*Small Intestinal Bacterial Overgrowth*, SIBO). Verschiedene Studien legen eine Assoziation der SIBO mit dem Risiko, eine MASLD zu entwickeln, nahe [4]. Umgekehrt findet sich bei Patienten mit einer Leberzirrhose im Vergleich eine signifikant erhöhte Inzidenz der SIBO, eine Assoziation mit der klinischen Manifestation (hepatische Enzephalopathie, Varizenstatus, Aszites, etc.) und ist hier am ehesten Folge der schweren Lebererkrankung und ihrer Therapie [5]. Weitere Assoziationen wurden für diverse Lebererkrankungen beschrieben.

Eine Vielzahl von Studien konnte eine Assoziation einer Dysbiose, vor allem des fäkalen Mikrobioms, mit verschiedenen Lebererkrankungen belegen. Dies gilt hauptsächlich für chronische Lebererkrankungen wie die MASLD, autoimmune und cholestatische Lebererkrankungen, Patienten mit Zirrhose oder primärem Leberzellkrebs (hepatozelluläres Karzinom, HCC), aber auch für die akute Leberzellschädigung [6, 7].

> Zahlreiche Studien konnten eine Korrelation einer verminderten Vielfalt (Diversität) des Mikrobioms im Sinne einer Dysbiose mit verschiedenen akuten und chronischen Lebererkrankungen nachweisen. Auch für die SIBO sind Zusammenhänge insbesondere mit der MASLD belegt.

7.1.2. Darmbarrierefunktion und Immunologie

Die zuvor beschriebenen Veränderungen der Komposition des Darm-Mikrobioms bedingen über verschiedene Mechanismen eine Verminderung der protektiven Funktion der Darmflora auf die Integrität der Darmmukosa. Die Darmbarrierefunktion wird über ihre physikalischen, immunologischen und mikrobiellen Komponenten definiert und setzt sich anatomisch aus epithelialen und mukosalen Komponenten zusammen. Auf die Rolle der *Tight Junctions*, der relevanten Strukturproteine und die herausragende Funktion der mukosalen Immunabwehr soll an andere Stelle in diesem Buch näher eingegangen werden (☞ Kap. 4.). Eine herausragende Rolle scheinen hier auch die Paneth-Zellen einzunehmen, über die eine wichtige mukosale Funktion der angeborenen Immunabwehr vermittelt wird [8]. Das intestinale Mikrobiom trägt auf verschiedenen Ebenen zur Integrität der Darmbarriere bei. So schützt die Standortflora die Darmschleimhaut vor einer Besiedlung pathogener Keime. Weiterhin stimuliert sie die angeborene Immunabwehr und unterstützt ihre Integrität durch die Bildung verschiedener Metabolite wie kurzkettige Fettsäuren (*Small Chain Fatty Acids*, SCFA). Zudem beeinflussen verschiedene Keime der Darmflora die Mukusbildung und dessen Abbau und somit die Integrität der Darmmukosa.

Verschiedene Erkrankungen sowie eine Dysbiose können zu einer gestörten Barrierefunktion des Darms beitragen und damit einhergehend den Übertritt verschiedener Antigene, insbesondere von sogenannten *Pathogen-Associated Molecular Patterns* (PAMPs) in den portalvenösen Kreislauf propagieren [3]. Diese können in den verschiedenen Zellpopulationen der Leber, unter anderem vermittelt durch *Toll-like*-Rezeptor (TLR) 4 und Inflammasomen zu Zelltod (Hepatozyten), Immunaktivierung (Kupffer-Zellen, KC) und Fibrogenese (hepatische Sternzellen, HSC) beitragen [9].

Bakterielle Translokation (BT) gilt als physiologisches Ereignis, wobei es permanent in geringem Ausmaß zum Übertritt von Bakterien und Zellwandbestandteilen (Lipopolysaccharide, LPS) aus dem Darmlumen kommt. Dies wird in der Regel über mesenteriale Lymphknoten kompensiert, ohne dass es zu einer systemischen Inflammation kommt. Hierdurch kommt es jedoch auch in der Leber unter physiologischen Bedingungen zu einer geringgradigen Exposition mit bakterieller mRNA und LPS, und besonders den KC kommt somit die

Rolle einer sekundären Barriere zu. Bei zunehmender Störung der intestinalen Barrierefunktion jedoch übersteigt die Menge an lebendigen Bakterien, PAMPs und *Microbe* -Associated Molecular Patterns (MAMPs) die Kapazität der mesenterialen Lymphknoten, und es kommt zu einer massiven Aktivierung der KC. TLR-Aktivierung führt zur Induktion des NFκB (*nuclear factor kappa-light-chain-enhancer of activated B-cells*)-Signalwegs mit konsekutiver Aktivierung verschiedener Zytokine (z.B. TNFα, IL-1β, IL-6, IL-12), Chemokine (z.B. CXCL1, CXCL2, CCL2, CCL5, CCL3, CCL4), vasoaktiver Substanzen (NO) und freier Sauerstoffradikale (ROS), was wiederum zur HSC-Aktivierung beiträgt [10].

> Das intestinale Mikrobiom trägt auf verschiedenen Ebenen zur Integrität der Darmbarriere bei. Ist die Barrierefunktion gestört, kann es zum Übertritt von Antigenen in den Pfortaderkreislauf kommen, die hier immunologisch vermittelt zu einer Leberschädigung beitragen.

7.1.3. Metabolom und Leberpathologien

Neben der Mizellenbildung spielen Gallensäuren als Signalmoleküle im Lipid- und Kohlenhydrat-Stoffwechsel der Leber eine entscheidende Rolle in der Energiehomöostase. Wichtigstes Signalmolekül der Gallensäurenhomöostase ist der nukleäre Rezeptor *Farnesoid X receptor* (FXR) sowie der membranständige Rezeptor *Takeda G protein-coupled receptor* 5 (TGR5) [11]. Im Darmtrakt beeinflussen Gallensäuren die Inkretinsekretion sowie die Aktivierung des *fibroblast growth factor* 19 (FGF19) [12]. Verminderte Gallensäurekonzentrationen im Stuhl sind mit einer verminderten Diversität des intestinalen Mikrobioms assoziiert. Durch die Expression von Enzymen, die eine Oxidation, Dekonjugation und Dehydroxylierung der primären Gallensäuren vermitteln, trägt das Mikrobiom direkt zur Zusammensetzung des sekundären Gallensäurepools bei. Für diese sekundären Gallensäuren (z.B. Deoxycholsäure, DCA) wurden zahlreiche Assoziationen mit diversen Lebererkrankungen, aber auch intestinalen Neoplasien beschrieben [13].

Wie zuvor erwähnt, kommt es über die bekannte Verdauungsfunktion hinaus über den Pfortaderkreislauf, welcher ca. zwei Drittel der Leberperfusion ausmacht, zu einer permanenten Exposition der Leber mit Antigenen und Metaboliten aus dem Intestinaltrakt und somit zu einer engen Interaktion mit der metabolischen Funktion des Mikrobioms. Neben dem o.a. Gallensäurehaushalt gilt der Fettsäurehaushalt des Mikrobioms und hier insbesondere die Bildung von SCFA als entscheidender metabolischer Faktor bei der Entstehung von Leberpathologien weit über ihren zuvor beschriebenen protektiven Effekt auf die Darmschleimhaut hinaus. Zu den relevanten SCFA zählen Acetat und Proprionat, welche vor allem durch *Bacteroides* gebildet werden, aber auch Butyrat, welches bevorzugt durch *Firmicutes* produziert wird. Für SCFA wurden diverse G-Protein-rezeptorvermittelte Interaktionen mit metabolisch aktiven Zellen beschrieben. Speziell können SCFA auf diese Weise u.a. die Inkretinausschüttung sowie die Beta-Oxidation und die Insulinsensitivität der Hepatozyten beeinflussen. Darüber wurde z.B. für Butyrat ein direkter Einfluss auf die AMP-aktivierte Proteinkinase (AMPK) vermittelte Energiehomöostase der Leber nachgewiesen [14].

Zunehmend rückt auch der Cholinmetabolismus in den Fokus des Zusammenspiels zwischen intestinalem Mikrobiom und der Leber. Ein wichtiger Metabolit des Mikrobioms ist hier Trimethylamin (TMA), welches über die Pfortader zur Leber gelangt und im Hepatozyten zu Trimethylaminoxid (TMAO) oxidiert wird. TMAO ist insbesondere mit der MASLD assoziiert und beeinflusst den hepatischen Glukosestoffwechsel über verschiedene Signalwege [15].

> Neben der wichtigen immunulogischen Funktion des Mikrobioms kommt es über die Bildung und den Austausch zahlreicher Metabolite mit der Leber zu einem relevanten Beitrag des Mikrobioms zu einer Beeinflussung der essentiellen Stoffwechselprozesse der Leber und ihrer Pathologien. Hierzu zählen unter anderem der Gallensäure-, Cholin- und Fettsäuremetabolismus des Mikrobioms sowie dessen Endprodukte.

7.2. Metabolische Dysfunktion-assoziierte steatotische Lebererkrankung

Nach der Nomenklaturänderung im Jahr 2023 werden künftig neue Fachbegriffe eingeführt. Der Oberbegriff für Fettlebererkrankungen lautet *Steatotic Liver Disease* (SLD) und umfasst alle Fettlebererkrankungen. Die zuvor als NAFLD bezeichnete nicht-alkoholische Fettlebererkrankung wird durch den Begriff metabolische Dysfunktion-assoziierte steatotische Lebererkrankung (*Metabolic dysfunction-Associated Liver Disease*, MASLD) ersetzt. Die MASLD gilt als die mittlerweile häufigste chronische Lebererkrankung weltweit und beinhaltet ein breites Spektrum an Erkrankungsmanifestationen, angefangen bei der simplen Steatose über die metabolische Dysfunktion-assoziierte Steatohepatitis (*Metabolic dysfunction-Associated Steatohepatitis*, MASH) bis zur Zirrhose und dem MASH-assoziierten HCC (☞ Abb. 7.2). Aufgrund der Stellung als hepatische Manifestation des metabolischen Syndroms (MS) und der zahlreichen Schlüsselfunktion der Leber für den Glukose- und Fettstoffwechsel liegen für die MASLD herausragend viele Daten zum Zusammenspiel zwischen Darm-Mikrobiom und Leber vor [16].

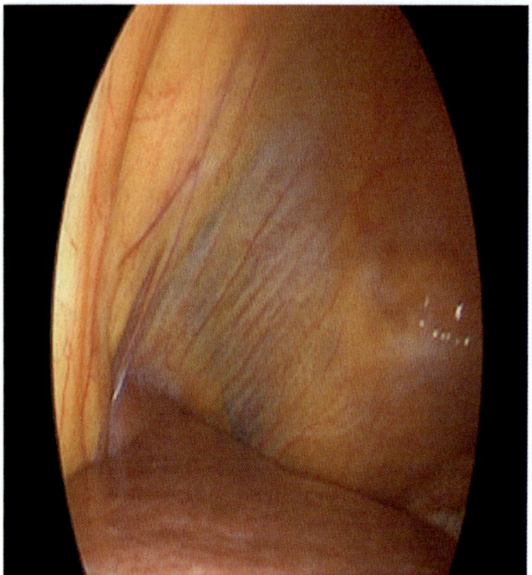

Abb. 7.2: Makroskopischer Befund einer Steatohepatitis mit deutlicher Verfettung und Kapselfibrose in der Mini-Laparoskopie.

Aufgrund des o.a. offensichtlichen Zusammenhangs führt die schiere Anzahl an Publikationen, die sich mit dem Zusammenhang zwischen Mikrobiota und MASLD beschäftigen, zu einer gewissen Unübersichtlichkeit. Wir möchten hier daher vor allem auf durch mehrere Studien belegte und durch systematische Reviews und Metaanalysen bestätigte Assoziationen und Mechanismen eingehen. Wie zuvor erwähnt, findet sich in zahlreichen Studien eine Verminderung der Diversität des intestinalen Mikrobioms bei Patienten mit MASLD und MASH [6]. Betrachtet man die Komposition der Phylae, so wird vielfach ein Anstieg der Abundanz von *Firmicutes* bei Abnahme der *Bacteroidetes* bei Patienten mit progredienter MASLD deutlich [17]. Eine Abnahme der Abundanz der *Bacteroidetes* erscheint zudem mit der Ausprägung der MASLD und mit deren Komplikationen zu korrelieren [18, 19]. In der Literatur finden sich ebenso deutliche Assoziationen zwischen gestörter Integrität der Darmbarrierefunktion sowie einer SIBO und der MASLD [20]. So ist die Endotoxinämie und die konsekutive Aktivierung der angeborenen Immunabwehr deutlich mit der Pathogenese der MASLD assoziiert [21]. Die Konzentration diverser sekundärer Gallensäuren, insbesondere DCA und der SCFA Proprionat, steht zudem mit dem Fibrosegrad bei Patienten mit MASLD im Zusammenhang [22]. Nach wie vor gilt jedoch, dass auch auf diesem, in den letzten Jahren so intensiv erforschten hepatologischen Teilgebiet der MASLD, zwar die o.a. Assoziationen mehrheitlich gut reproduzierbar sind, kausale Ansätze jedoch weitestgehend ausstehen [23]. Dies gilt natürlich in gleichem Maße für die therapeutische Beeinflussung des Mikrobioms durch Prä- und Probiotika und den fäkalen Mikrobiota-Transfer (FMT), welche künftig potentiell kurative Ansätze bieten könnten, jedoch gut "designter" randomisierter kontrollierter Studien bedürfen [24].

Die MASLD kann als Mustererkrankung der Leber für die zahlreichen Darm-Leber Interaktionen gelten. So liegen für die MASLD mehr Studien zu Assoziationen der Zusammensetzung des intestinalen Mikrobioms und seiner metabolischen Funktionen vor als für andere Leberpathologien. Diese deutlichen Zusammenhänge bedürfen künftig der Validierung ihrer Kausalität, insbesondere wenn es um die therapeutische Beeinflussung des Mikrobioms geht.

7.3. Alkoholische Lebererkrankung

Auch für die alkoholische Leberzellschädigung liegen zahlreiche Daten vor, die auf einen prominenten Einfluss des Mikrobioms hindeuten [25]. Chronischer Alkoholkonsum beeinflusst sowohl die Zusammensetzung des Mikrobioms, dessen Diversität und ist weiterhin mit einer bakteriellen Fehlbesiedlung assoziiert. Zudem kommt es zu einer Störung der Barrierefunktion des Darms mit nachweislicher Endotoxinämie und einer Verminderung der Konzentration von SCFA, insbesondere Butyrat als Ausdruck der Veränderungen des Metaboloms [26]. Auch auf die Bildung langkettiger Fettsäuren (LCFA), welche einen günstigen Einfluss auf die Diversität des Mikrobioms haben, hat die chronische Alkoholexposition einen hemmenden Einfluss [27]. Hinzu kommt eine alkoholabhängige Beeinflussung der Gallensäurehomöostase des intestinalen Mikrobioms und somit des wichtigen FXR-Signalwegs als Mediator der metabolischen Darm-Leber-Achse [28]. Wie für die MASLD liegen an klinischen Daten vor allem Assoziationsstudien zum Einfluss des Mikrobioms vor. Zahlreiche Tiermodelle unterstützen jedoch die o.a. Beobachtungen. Interessant ist in dem Zusammenhang auch, dass die Darmflora selbst mittels endogener Produktion von Ethanol und Acetaldehyd zu einer Herabsetzung der Darmpermeabilität und einer steatotischen Leberschädigung beitragen kann [14]. Interessanterweise konnte eine jüngst publizierte Phase-I-Studie zum Einsatz der FMT bei Patienten mit alkoholtoxisch bedingter Leberzirrhose eine signifikante Reduktion sowohl des Verlangens nach Alkohol und dessen Konsum sowie einen positiven Einfluss auf das Auftreten der hepatischen Enzephalopathie bei diesen Patienten nachweisen [29].

7.4. Akute Leberzellschädigung

Akute medikamentös-toxische Leberzellschädigungen im Sinne eines *Drug-Induced Liver Injury* (DILI) stellen eine große klinische Herausforderung dar. Prominentestes Beispiel ist nach wie vor das Acetaminophen-induzierte Leberversagen. Die Ausprägung dieser Erkrankung reicht von leichter Transaminasenerhöhung bis zum kompletten Organversagen mit der Notwendigkeit der Lebertransplantation. Der intravitale Zelltod, die Apoptose der Hepatozyten, spielt eine entscheidende Rolle bei der Ausprägung und der Prognose des DILI [30]. Neuere Daten legen aber auch nahe, dass der Untergang von Enterozyten und die konsekutive Störung der intestinalen Barrierefunktion einen Einfluss auf den Verlauf haben. In diesem Zusammenhang konnte gezeigt werden, dass auch die Zusammensetzung des intestinalen Mikrobioms einen Einfluss auf das Ausmaß der Leberzellschädigung bei der Acetaminophen-Intoxikation hat [3]. Wie oben aufgeführt trägt eine Dysbiose zu einem schweren Verlauf bei diesem Krankheitsbild bei, mutmaßlich auch durch die Metabolisierung von Arzneimitteln [7].

7.5. Leberzirrhose und ihre Komplikationen

Chronischen Lebererkrankungen gemein ist die Induktion der Fibrogenese mit konsekutiver Ausbildung einer Leberzirrhose (☞ Abb. 7.3). Diese ist Voraussetzung für die Entstehung des *End-stage*-Leberversagens und der wichtigste Risikofaktor für die Entstehung eines HCC. Patienten mit Zirrhose weisen häufig eine verminderte Transitzeit sowie eine Dysbiose mit Verminderung der *Bacteroidetes*-Fraktion bis hin zu einer bakteriellen Fehlbesiedlung auf [3].

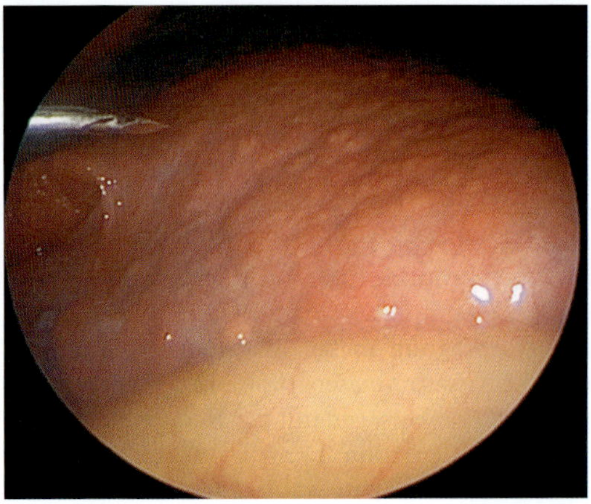

Abb. 7.3: Makroskopischer Befund einer Leberzirrhose mit Zeichen der portalen Hypertension in der Mini-Laparoskopie.

Eine Lebertransplantation als kurativer Ansatz führt zu einer Normalisierung der o.a. assoziierten Veränderungen des Mikrobioms [31]. Im Rahmen der portalen Hypertension kommt es bei einigen Patienten zur Ausbildung von Aszites. Eine gefürchtete Komplikation ist die Spontan-Bakterielle Peritonitis (SBP) als Folge der BT und der Immunsuppression im Rahmen der schweren Allgemeinerkrankung. Erreger, die sich in der Folge häufig aus dem Aszites kultivieren lassen, gehören bevorzugt zur Gruppe der *Enterobacteriacea*. Die Zusammensetzung des intestinalen Mikrobioms ist mit dem klinischen Verlauf assoziiert [32]. Die Assoziation einer Translokation der *Enterobacteriacea* mit einem ungünstigen klinischen Verlauf der Zirrhose ist bei Patienten, die Protonenpumpenhemmer (PPI) einnehmen, besonders ausgeprägt [33]. Die Einnahme von PPI erscheint zudem mit der Ausbildung einer weiteren Komplikation, der hepatischen Enzephalopathie (HE) im Zusammenhang zu stehen. Die HE stellt ein komplexes Krankheitsbild dar, dass durch Beeinflussung der metabolischen Funktion des Mikrobioms (Laktulose) und Antibiotikagabe (Rifaximin) erfolgreich therapiert werden kann [3].

Die Fibrogenese gilt als wichtigster unabhängiger Riskofaktor der Tumorgenese der Leber. Beobachtungsstudien und Tierdaten suggerieren einen potentiellen Einfluss diverser Metabolite (z.B. DCA) auf die Karzinogenese des HCC [34]. Wie bei den zuvor beschriebenen Erkrankungsmanifestationen liegt auch hier ein multifaktorieller Erkrankungsprozess vor, bei dem sämtliche der o.a. Mechanismen der Interaktion zwischen intestinalem Mikrobiom und Leber einen möglichen Beitrag leisten. Allem voran bestätigten verschiedene Studien eine verminderte Diversität des Mikrobioms beim HCC verschiedener Ätiologien [19]. Auch hier kommt es zur Aktivierung verschiedener Zytokine und Chemokine, der angeborenen Immunabwehr und hier insbesondere von TLR4, welche einen potentiellen Einfluss auf die Entstehung des HCC haben [35]. Diese Beobachtungen bieten eine Grundlage für neue mikrobiomzentrierte therapeutische Ansätze von der Beeinflussung der Gallensäurehomöostase über die Unterstützung der Barrierefunktion des Darms (nichtselektive Betablocker) bis hin zum gezielten Einsatz von Prä- und Probiotika in der Therapie und Prävention des HCC [6].

Bei zahlreichen akuten und chronischen Leberpathologien bis hin zur Zirrhose lassen sich Assoziationen der Erkrankungsmanifestation und der Schwere der Erkrankung mit der Komposition des intestinalen Mikrobioms, der bakteriellen Translokation und des Metaboloms nachweisen. Dies impliziert mögliche therapeutische Ansätze in der gezielten Beeinflussung des Mikrobioms für diese zum Teil schwer zu therapierenden Krankheitsbilder.

Literatur

1. Eslam M, Sanyal AJ, George J; International Consensus Panel. MAFLD: A consensus-driven proposed nomenclature for metabolic associated fatty liver disease. Gastroenterol 2020;158:1999-2014.e1.

2. Roeb E, Canbay A, Bantel H et al. Amendment “Neue Nomenklatur zur MASLD(MetabolicDysfunction Associated SteatoticLiverDisease; metabolische Dysfunktion assoziierte steatotische Lebererkrankung)” zur S2k-Leitlinie “Nicht-alkoholische Fettlebererkrankung” (v.2.0/ April 2022) der Deutschen Gesellschaft für Gastroenterologie, Verdauungs- und Stoffwechselkrankheiten (DGVS). Z Gastroenterol 2024;63:1077-1087.

3. Chopyk DM, Grakoui A. Contribution of the intestinal microbiome and gut barrier to hepatic disorders. Gastroenterol 2020;159:849-863.

4. Quigley EMM. The spectrum of small intestinal bacterial overgrowth (SIBO). Curr Gastroenterol Rep 2019; 21:3.

5. Maslennikov R, Pavlov C, Ivashkin V. Small intestinal bacterial overgrowth in cirrhosis: systematic review and meta-analysis. Hepatol Int 2018;12:567-576.

6. Albhaisi SAM, Bajaj JS, Sanyal AJ. Role of gut microbiota in liver disease. Am J Physiol Gastrointest Liver Physiol 2020;318:G84-G98.

7. Schneider KM, Elfers C, Ghallab A et al. Intestinal dysbiosis amplifies acetaminophen-induced acute liver injury. Cell Mol Gastroenterol Hepatol 2021;11:909-933.

8. Teltschik Z, Wiest R, Beisner J et al. Intestinal bacterial translocation in rats with cirrhosis is related to compromised Paneth cell antimicrobial host defense. Hepatol 2012;55:1154-1163.

9. Gaul S, Leszczynska A, Alegre F, Kaufmann B et al. Hepatocyte pyroptosis and release of inflammasome particles induce stellate cell activation and liver fibrosis. J Hepatol 2021;74:156-167.

10. Nicoletti A, Ponziani FR, Biolato M et al. Intestinal permeability in the pathogenesis of liver damage: From non-alcoholic fatty liver disease to liver transplantation. World J Gastroenterol 2019;25:4814-4834.

11. Chávez-Talavera O, Tailleux A, Lefebvre P, Staels B. Bile acid control of metabolism and inflammation in obesity, type 2 diabetes, dyslipidemia, and nonalcoholic fatty liver disease. Gastroenterol 2017;152:1679-1694.e3.

12. Li T, Chiang JYL. Bile acids as metabolic regulators. Curr Opin Gastroenterol 2015;31:159-165.

13. Ridlon JM, Kang DJ, Hylemon PB, Bajaj JS. Bile acids and the gut microbiome. Curr Opin Gastroenterol 2014;30:332-338.

14. Chu H, Duan Y, Yang L, Schnabl B. Small metabolites, possible big changes: a microbiota-centered view of non-alcoholic fatty liver disease. Gut 2019;68:359-370.

15. Arias N, Arboleya S, Allison J et al. The relationship between choline bioavailability from diet, intestinal microbiota composition, and its modulation of human diseases. Nutrients 2020;12:2340.

16. Bechmann LP, Hannivoort RA, Gerken G et al. The interaction of hepatic lipid and glucose metabolism in liver diseases. J Hepatol 2012;56:952-964.

17. Wang B, Jiang X, Cao M et al. Altered fecal microbiota correlates with liver biochemistry in nonobese patients with non-alcoholic fatty liver disease. Sci Rep 2016; 6:32002.

18. Mouzaki M, Comelli EM, Arendt BM et al. Intestinal microbiota in patients with nonalcoholic fatty liver disease. Hepatol 2013; 58:120-127.

19. Sydor S, Best J, Messerschmidt I et al. Altered microbiota diversity and bile acid signaling in cirrhotic and noncirrhotic NASH-HCC. Clin Transl Gastroenterol 2020;11:e00131.

20. Miele L, Valenza V, La Torre G et al. Increased intestinal permeability and tight junction alterations in nonalcoholic fatty liver disease. Hepatol 2009;49:1877-1887.

21. Wong VW-S, Wong GL-H, Chan H-Y et al. Bacterial endotoxin and non-alcoholic fatty liver disease in the general population: a prospective cohort study. Aliment Pharmacol Ther 2015;42:731-740.

22. Lee G, You HJ, Bajaj JS et al. Distinct signatures of gut microbiome and metabolites associated with significant fibrosis in non-obese NAFLD. Nat Commun 2020;11: 4982.

23. Wieland A, Frank DN, Harnke B, Bambha K. Systematic review: microbial dysbiosis and nonalcoholic fatty liver disease. Aliment Pharmacol Ther 2015;42:1051-1063.

24. Pan X, Wen SW, Kaminga AC, Liu A. Gut metabolites and inflammation factors in non-alcoholic fatty liver disease: A systematic review and meta-analysis. Sci Rep 2020;10:8848.

25. Cassard A-M, Ciocan D. Microbiota, a key player in alcoholic liver disease. Clin Mol Hepatol 2018;24:100-107.

26. Milosevic I, Vujovic A, Barac A et al. Gut-liver axis, gut microbiota, and its modulation in the management of liver diseases: A review of the literature. Int J Mol Sci 2019; 20:395.

27. Albillos A, de Gottardi A, Rescigno M. The gut-liver axis in liver disease: Pathophysiological basis for therapy. J Hepatol 2020;72:558-577.

28. Hartmann P, Seebauer CT, Schnabl B. Alcoholic liver disease: the gut microbiome and liver cross talk. Alcohol Clin Exp Res 2015;39:763-775.

29. Bajaj JS, Gavis EA, Fagan A et al. A randomized clinical trial of fecal microbiota transplant for alcohol use disorder. Hepatol 2021; 73:1688-1700.

30. Bechmann LP, Jochum C, Kocabayoglu P et al. Cytokeratin 18-based modification of the MELD score improves prediction of spontaneous survival after acute liver injury. J Hepatol 2010;53:639-647.

31. Bajaj JS, Kakiyama G, Cox IJ et al. Alterations in gut microbial function following liver transplant. Liver Transpl 2018;24:752-761.

32. Bajaj JS, Vargas HE, Reddy KR et all. Association between intestinal microbiota collected at hospital admission and outcomes of patients with cirrhosis. Clin Gastroenterol Hepatol 2019;17:756-765.e3.

33. Goel GA, Deshpande A, Lopez R et al. Increased rate of spontaneous bacterial peritonitis among cirrhotic patients receiving pharmacologic acid suppression. Clin Gastroenterol Hepatol 2012;10:422-427.

34. Yoshimoto S, Loo TM, Atarashi K et al. Obesity-induced gut microbial metabolite promotes liver cancer through senescence secretome. Nature 2013;499:97-101.

35. Dapito DH, Mencin A, Gwak G-Y et al. Promotion of hepatocellular carcinoma by the intestinal microbiota and TLR4. Cancer Cell 2012;21:504-516.

8. Mikrobiom und Gallenwegserkrankungen

8.1. Das intestinale und biliäre Mikrobiom

8.1.1. Das intestinale und biliäre Mikrobiom

Das intestinale Mikrobiom ist die Gesamtheit aller mikrobiellen Organismen im Magen-Darm-Trakt. Dazu gehören nicht nur Bakterien, sondern auch Pilze, Viren und anderen Mikroorganismen, sowie dazugehörige Metabolite, Abbauprodukte und Genome. Es besteht aus vielen Billionen Mikroorganismen, darunter mindestens 1.000 verschiedene Arten bekannter Bakterien, von denen die Mehrheit zu den Phyla *Firmicutes* und *Bacteroidetes* gehört. Die Zusammensetzung des intestinalen Mikrobioms ist von zahlreichen Faktoren abhängig, darunter genetische Prädispositionen, Ernährung, Alter, Vorerkrankungen und die Einnahme von Medikamenten und Antibiotika. Das intestinale Mikrobiom spielt eine wichtige Rolle in der Entwicklung und Aufrechterhaltung der Darmhomöostase sowie der Regulation lokaler und systemischer Immunantworten. In Homöostase führen mikrobielle Organismen grundlegende biologische Prozesse durch, über die sie untereinander und mit dem Wirt interagieren.

Der Genpool des intestinalen Mikrobioms besteht aus ungefähr 3 Millionen Genen, das heißt er ist etwa 150-mal größer, als der des menschlichen Genoms. Diese große und vielfältige mikrobielle Gemeinschaft geht mit einem umfangreichen Repertoire von Enzymen einher, die dem Menschen fehlen und an der Synthese von Vitaminen und Aminosäuren und der Extraktion von Energie aus Nahrungsmitteln beteiligt sind. Auf diese Weise ergänzt das intestinale Mikrobiom die Aktivität der Enzyme des Menschen in der Leber- und Darmschleimhaut und beeinflusst so den Stoffwechsel und die Gesundheit wesentlich. Störungen des intestinalen Mikrobioms werden zunehmend mit chronischen Krankheiten in Zusammenhang gebracht. Dies liegt oft an einem Rückgang der mikrobiellen Vielfalt und insbesondere an dem Verlust spezifischer Bakterienarten, von denen angenommen wird, dass sie die Homöostase des Stoffwechsels und des intestinalen Immunsystems fördern. In einer Studie konnte bereits gezeigt werde, dass die Zusammensetzung des Mikrobioms mit einem späteren Ausbruch von Morbus Crohn assoziiert ist und das intestinale Mikrobiom einen Beitrag in der Pathogenese von Morbus Crohn spielt. Darüber hinaus konnte in einer weiteren Studie gezeigt werden, dass charakteristische Unterschiede des intestinalen Mikrobioms im Zusammenhang mit dem Metabolom bei IBD-Patienten vorliegen. Diese Information kann eine wichtige Rolle in der Entwicklung zukünftiger Behandlungen spielen.

8.1.2. Das biliäre Mikrobiom

Das Gallenwegssystem stellt für die meisten Bakterien ein überlebensfeindliches Milieu dar. Es existiert eine Reihe von antimikrobiellen Mechanismen die vor einer Invasion von Bakterien in das Gallenwegssystem schützen und die Homöostase aufrechterhalten. So befinden sich antimikrobielle Peptide, wie Cathelicidin und die β-Defensine 1 und 2 im biliären System. Auch Gallensäuren weisen antimikrobielle Funktionen auf, die eine Schädigung der bakteriellen Membran und der bakteriellen DNA verursachen können. Ferner befinden sich Immunzellen, wie dendritische Zellen, Kupffer-Zellen oder sinusoidale Endothelzellen im hepatobiliären System, die Zellwandbestandteile wie Lipopolysaccharide (LPS) von geschädigten Bakterien phagozytieren und so die Eliminierung invasiver Bakterien fördern.

Dennoch wird das Gallenwegsystem auch unter nicht-pathogenen Bedingungen von einem komplexen Mikrobiom besiedelt. Die vorherrschenden bakteriellen Stämme des biliären Mikrobioms sind unter homöostatischen und pathogenen Bedingungen *Proteobacteria*, *Acetinobacteria*, *Bacteroidetes* und *Firmicutes*, wobei sich jedoch ihre Zusammensetzung unter gesunden und pathologischen Bedingungen unterscheidet. Bakterien gelangen auf verschiedenen Wegen in das Gallenwegsystem: aus der Mundhöhle, dem Verdauungstrakt, dem Duodenum oder als Folge einer systemischen Bakteriämie. Um im überlebensfeindlichen biliären System zu überleben haben Bakterien verschiedene Toleranzmechanismen entwickelt, die vor einer Schädigung durch Gallenflüssigkeit schützen. Dazu zählen sogenannte

Multi-Drug Resistance (MDR)-Efflux-Pumpen-Proteine, die aktiv Gallensalze aus dem Zytoplasma von Bakterien entfernen können. Gram-negative Bakterien, wie *Escherichia coli*, besitzen zudem eine äußere, die Plasmamembran umhüllende, Membran aus LPS, die die Permeabilität der Bakterienmembran vermindert und zugleich die Stabilität der Bakterien unterstützt. Zudem besitzen gram-negative Bakterien eine Vielzahl von kleinen Porinkanälen in der äußeren Membran, die vor dem Eintritt von Makromolekülen, wie Gallensäuren, in die Zelle schützen. Auch Gallensalz-Hydrolasen die von verschiedenen Bakterien wie *Bifidobacterium, Bacteroides, Enterococcus* spp., *Listeria* oder *Clostridium* produziert werden, bieten einen Schutz vor den toxischen Eigenschaften von Gallensäuren. Diese Enzyme dekonjugieren Taurine und Glycine von den Gallensäuren, was zu einer Erhöhung des lokalen pH-Wertes führt und die detergenten Eigenschaften der Gallensäuren herabsetzt. Ferner wird die Möglichkeit diskutiert, dass die auf diese Weise freigesetzten Aminosäuren als Nährstoffquelle für die Bakterien dienen könnten. Schließlich bildet auch die Formation von Biofilmen einen Schutz vor dem Angriff durch antimikrobielle Peptide, wie Gallensäuren. Zu den Biofilm-bildenden Bakterien, die das Gallensystem besiedeln können gehören insbesondere *Escherichia coli, Pseudomonas aeruginosa, Klebsiella pneumoniae, Enterococcus* spp. und *Acinetobacter* spp..

8.2. Gallensäure-Synthese und enterohepatischer Kreislauf

Gallensäuren sind Produkte des Steroidcholesterins und werden entweder über den klassischen oder den alternativen Weg generiert. Die für die Gallensäuresynthese verantwortlichen Wirtsenzyme sind die Enzyme der Cytochrom-P450-Familie. Der klassische Weg der Gallensäuresynthese findet in Hepatozyten statt und macht ungefähr 90 % der Gallensäuresynthese aus. Der alternative Weg ist hauptsächlich extrahepatisch und ist für die Produktion der restlichen 10 % der Gallensäuren verantwortlich.

Der klassische Weg der Gallensäure-Synthese wird durch das Cytochrom-Monooxygenase-Enzym Cholesterin 7α-Hydroxylase, CYP7A1, reguliert. CYP7A1 ist für die Umwandlung von Cholesterin in das Zwischenprodukt 7α-Hydroxycholesterin verantwortlich. Dies ist der geschwindigkeitsbestimmende Schritt der Gallensäuresynthese. 7α-Hydroxycholesterin unterliegt anschließend entweder einer 12α-Hydroxylierung des Steroidrings über CYP8B1, was letztlich zur Synthese von Cholsäure (CA) führt, oder über Sterol-27-Hydroxylase CYP27A1, was eine Umwandlung in Chenodesoxycholsäure (CDCA) unterstützt.

Der alternative Weg produziert nur CDCA. Er beginnt mit der Hydroxylierung der Cholesterinseitenkette durch CYP27A1 gefolgt von einer 7-α-Hydroxylierung der Oxysterol-Zwischenprodukte durch Oxysterol-7-α-Hydroxylase (CYP7B1). Der alternative Weg ist ein mitochondrialer Prozess. Alle Zellen und Gewebe haben daher das Potential, CDCA zu produzieren. In der Tat kann das Enzym CYP27A1 den alternativen Weg sowohl in der Leber als auch an extrahepatischen Stellen, einschließlich Gefäßendothel und Makrophagen initiieren. So ist auch das Gehirn ein potentieller Ort für die Gallensäuresynthese. In einer kürzlich durchgeführten Studie an Nagetieren konnten ca. 20 Gallensäuren und Oxysterole im Gehirn nachgewiesen werden.

Der letzte Schritt vor der Sekretion von Gallensäuren, ist ihre Konjugation an Glycin oder Taurin ein Prozess, der ihre Löslichkeit für die Sekretion in die Gallenflüssigkeit erhöht. Die Konjugation an Glycin wird durch eine Amidierung an C24 über das Enzym Cholyl-CoA-Synthetase vermittelt. An der Konjugation von Taurin ist dagegen das Enzym N-Acyltransferase beteiligt.

Gallensäuren sind gesättigte, hydroxylierte Sterole, die ungefähr 50 % der organischen Bestandteile der Galle ausmachen. Primäre Gallensäuren (CA und CDCA) werden aus Cholesterin in der Leber synthetisiert und entweder an Taurin (taurokonjugiert) oder Glycin (glykokonjugiert) konjugiert. Das Verhältnis von Glykokonjugaten zu Taurokonjugaten in der menschlichen Galle beträgt normalerweise 3:1, kann jedoch je nach ethnischer Zugehörigkeit und Ernährung variieren. Sie werden über die Canaliculi in das Gallensystem ausgeschieden. Der aktive Transport von Gallensäuren durch Kanalmembranen von Hepatozyten ist eine Hauptantriebskraft für den Gallenfluss, bei dem mehr als 95 % der in der Galle sezernierten Gallensäuren im distalen Ileum resorbiert werden und in die Leber zurückkehren. Diese enterohepatische Zirkulation kann vier bis zwölf Zyklen pro Tag durchlaufen. Der Anteil an Gallensäuren, der dem enterohepatischen Kreislauf verloren geht (200 bis 800 mg täglich beim Menschen), gelangt in den Dickdarm, wo diese bakteriell metabolisiert werden.

Gallensäuren spielen eine wesentliche Rolle bei der Verdauung, indem sie Fette emulgieren und solubilisieren. Die in die Galle sekretierten Gallensäuren bilden mit Phosphatidylcholin und Cholesterin gemischte Mizellen. Wenn Galle in den Dünndarm gelangt, wird Phosphatidylcholin hydrolysiert und absorbiert, und Cholesterin fällt aus der Lösung aus, wodurch seine Eliminierung verbessert wird. Die amphipathische Eigenschaft von Gallensäuren ermöglicht es ihnen, eine reinigende Wirkung auf Nahrungsfettpartikel auszuüben, wodurch Fette zerfallen oder in winzige mikroskopische Tropfen emulgiert werden. Die Emulsion vergrößert die Fettoberfläche erheblich und macht sie für die Verdauung durch Lipasen verfügbar, die nicht in das Innere der Fetttropfen gelangen können.

8.3. Einfluss des intestinalen Mikrobioms auf den Gallensäurestoffwechsel

Eine effiziente enterohepatische Rezirkulation hängt teilweise von der Erkennung der Gallensäuren in konjugierter Form durch aktive Transporter im terminalen Ileum ab. Nicht-konjugierte Gallensäuren binden mit geringerer Affinität an die Transportstellen und können so in den Dickdarm oder das Caecum gelangen. Dies kann zu einem erhöhten Verlust von Gallensalzen über den Stuhl führen und ist mit einem erhöhten Cholesterinbedarf für die *de-novo*-Gallensalzsynthese verbunden, was wiederum den Serumcholesterinspiegel senkt.

8.3.1. Mikrobielle Dekonjugation von Gallensäuren

Während des enterohepatischen Zyklus wird die Struktur der primären Gallensäuren durch bakterielle Enzyme im distalen Darm verändert. Nach ihrer Ausscheidung in den Magen-Darm-Trakt wird das Glycin oder Taurin wieder von den Gallensäuren dekonjugiert. Diese Abspaltung wird von der Gallensäure-Hydrolase (*bile salt hydrolase*, BSH), einem mikrobiellen Enzym, vermittelt indem es die Amidbindung zwischen der Glycin- und Taurineinheit und dem Steroidkern der Gallensalze spaltet. Die Dekonjugation bildet den ersten Schritt für weitere Gallensäureveränderungen durch das intestinale Mikrobiom. Darmbakterien können mindestens eine BSH freisetzen, viele Bakterien sogar mehrere verschiedene BSH. Die Fähigkeit der Bakterien zur Dekonjugation von Gallensäuren ist ein wesentlicher Überlebensfaktor, weil konjugierte Gallensäuren für Bakterien toxisch sind, indem sie die Zellmembranen angreifen und verschiedene bakterielle Stoffwechselprozesse wie die Ansäuerung des Zytoplasmas stören und die Induktion von DNA-Schäden begünstigen. Zusätzlich wurde gezeigt, dass Gallensäuren bei Bakterien eine Proteinentfaltung, Proteinaggregation und Disulfidstress verursacht. Durch die Dekonjugation der polaren Konjugate werden die Gallensäuren hydrophober und folglich weniger gefährlich für die Bakterien. Andererseits vermindert die erhöhte Hydrophobizität die Resorption von Gallensäuren in die enterohepatische Zirkulation und begünstigt ihre Ausscheidung mit dem Stuhl. Unter homöostatischen Bedingungen werden dekonjugierte Gallensäuren, die der enterohepatischen Rezirkulation entgehen, durch Bakterien im unteren Gastrointestinaltrakt modifiziert.

8.3.2. Mikrobielle Hydroxylierung von Gallensäuren zu sekundären Gallensäuren

Primäre Gallensalze werden durch die 7α/b-Dehydroxylierung zu sekundären Gallensalzen. Die 7α-Dehydroxylierung von Cholat und Chenodesoxycholat ergibt Desoxycholat bzw. Lithocholat, während die 7β-Dehydroxylierung von Ursodesoxycholat zu Lithocholat führt. Diese Biotransformationen treten im menschlichen Dickdarm auf, daher sind Desoxycholat und Lithocholat die vorherrschenden Gallensalze im menschlichen Stuhl. Voraussetzung für diese Transformationen ist die Dekonjugation, da nur in freien Gallensalzen eine 7α/β-Dehydroxylierung auftritt. Im Gegensatz zur BSH-Aktivität weist nur eine kleine Anzahl von Bakterienarten, die zur Klasse *Clostridia* gehören, eine 7α/β-Dehydroxylierungsaktivität auf. Für die Umwandlung von primären in sekundäre Gallensalze ist der Transport von freien primären Gallensalzen in die Bakterienzelle nötig. Dieser wird von protonenabhängigen Gallensäuretransportern durchgeführt. Sind die Gallensalze in der Zelle, sind eine Reihe von Reaktionen möglich, einschließlich Oxidation und Reduktion, Aminierung, Veresterung und Sulfatierung, um ein vielfältiges Repertoire von bis zu 50 Gallensäuren zu erhalten.

8.3.3. Faktoren, die den bakteriellen Gallensäurestoffwechsel beeinflussen

Verschiedene Faktoren wie Medikamenteneinnahme, Ernährung und Bewegung können die Zusammensetzung des Darm-Mikrobioms und den Gallensäurestoffwechsel beeinflussen. So können Antibiotika und andere Medikamente, darunter einige Antidepressiva, die antibiotische Eigenschaften haben, die mikrobielle Diversität reduzieren. So sind nach Einnahme dieser Medikamente zum Beispiel BSH-produzierende Bakterien reduziert. Infolgedessen werden weniger Gallensäuren dekonjugiert und somit die Bildung von sekundären Gallensäuren reduziert. Auch ein Einfluss der Ernährung auf den bakteriellen Gallenstoffwechsel ist bereits gut untersucht. So ist bekannt, dass eine hohe Cholesterinaufnahme die Gallensäuresynthese erhöht. Dabei sind die Konzentrationen unkonjugierter, sekundärer Gallensäuren besonders erhöht, da sich die Population der Bakterien, welche die 7α-Dehydroxylase und BSH exprimieren, durch eine fettreiche Diät besonders vergrößert. Umgekehrt erleichtert eine ballaststoffreiche Ernährung die Ausscheidung von Cholesterin und verändert die Zusammensetzung der intestinalen Mikrobiota und ihrer Metaboliten, insbesondere der Gallensäuren. Dabei kommt es bei ballaststoffreicher Ernährung zu einer Zunahme von *Bacteroidetes* und einer Abnahme von *Firmicutes* im Darm. Diese Veränderungen gehen wiederum mit erhöhten Serumspiegeln aller wichtigen primären unkonjugierten Gallensäuren einher, was auf eine verstärkte Rückresorption hinweist. Es wurde auch gezeigt, dass Bewegung die Zusammensetzung und Funktion des Darmmikrobioms beeinflusst. So konnte ein Zusammenhang zwischen Sport und einer erhöhten bakterielle Diversität wie der Anreicherung von *Akkermansia* spp. hergestellt werden, die einen ausgeglichenen Gallensäurestoffwechsel und die Aufrechterhaltung der intestinalen Homöostase fördern.

8.4. Rolle des Mikrobioms für die enterohepatische Rezirkulation

Ein entscheidender Faktor für die *de-novo*-Gallensäuresynthese in den Hepatozyten ist die Biotransformation von primären zu sekundären Gallensäuren durch das intestinale Mikrobiom. Dies geschieht über die Aktivierung oder Hemmung des sogenannten nuklearen Farnesoid-X-Rezeptors (FXR). FXR kann sowohl von unkonjugierten als auch von konjugierten Gallensäuren aktiviert werden. Die hydrophobe Gallensäure CDCA ist der effektivste Ligand von FXR. Lithocholsäure (LCA) und Desoxycholsäure (DCA) binden FXR mit ähnlicher Effizienz, aber besser als CA (CDCA > LCA = DCA > CA). Dabei sind hydrophile Gallensäuren wie Ursodeoxycholsäure (UDCA) und Muricholsäure (MCA) nicht in der Lage FXR zu aktivieren. Die Hauptfunktion des FXR ist die Suppression der Cholesterin-7α-Hydroxylase (CYP7A1), den geschwindigkeitsbestimmenden Schritt in der Gallensäuresynthese. Wenn ausreichend Gallensäuren vorhanden sind, entsteht ein negativer Feedback-Loop. Im Ileum aktiviert FXR außerdem den Fibroblasten-Wachstumsfaktor 19 (FGF19). FGF19 wird aus dem Ileum in die Blutbahn sekretiert, von wo es in die Leber gelangt und dort die Synthese von Gallensäuren unterbindet. Dafür bindet und aktiviert es den FGF-Rezeptor 4 (FGFR4)/β-Klotho-Komplex, welcher sich auf Hepatozyten und anderen Epithelzellen befindet. Durch die Bindung von FGF19 an den FGFR4/β-Klotho-Komplex, wird die Expression von CYP7A1 durch den Mitogen-aktivierte Proteinkinase (MAPK)-abhängigen Signalweg, stark supprimiert wodurch die Gallensäure-Synthese gehemmt ist.

Wird FXR allerdings in Monozyten oder Makrophagen in der Lamina Propria aktiviert, führt das zur Hemmung von NF-κB, eines spezifischen Transkriptionsfaktors für proinflammatorische Gene des Immunsystems, wodurch diese herunterreguliert werden. Auch der membranengebundene *G-protein-coupled bile acid receptor-1*, bekannt als TGR5, hat vielseitige Effekte im Darm und in der Leber. Genau wie FXR ist er auf Zellen des angeborenen Immunsystems, wie Makrophagen, dendritischen Zellen und natürlichen Killer-T-Zellen hoch exprimiert. Die sekundären Gallensäuren DCA und LCA sind die stärksten Liganden für TGR5 und haben antiinflammatorische sowie cholangioprotektive Effekte. Auf diese Weise kann das intestinale Mikrobiom Einfluss auf den Gallensäurestoffwechsel nehmen.

Auf der anderen Seite können Gallensäuren die kommunale Struktur des intestinalen Mikrobioms beeinflussen. Immer mehr Studien bestätigen, dass Gallensäuren das intestinale Mikrobiom über direkte und indirekte antimikrobielle Wirkungen verändern. Diese Wechselwirkungen zwischen intestinalem Mikrobiom und Gallensäuren wird durch eine große Menge von Wirts- und Umweltfaktoren, wie Lebensstil, Ernährung, Antibiotika und die Umwelt des Wirts beeinflusst. Unterstützende Forschung hat daher gezeigt, dass Störungen des intestinalen Mikrobioms zu verschiedenen hepatischen und extrahepatischen Krankheiten führen können.

8.5. Einfluss des Mikrobioms auf primär sklerosierende Cholangitis

8.5.1. Definition und Krankheitsbild

Die primär sklerosierende Cholangitis (PSC) ist eine chronisch fibrosierende Entzündung der intra- und extrahepatischen Gallengänge, die zu einer Sklerosierung und letztlich einer Cholestase der Gallengänge führt. Ein sehr typisches Erscheinungsbild, ist die konzentrische periduktale Fibrose, auch "*onion skinning*" genannt. Die PSC ist eine progrediente Erkrankung in deren Verlauf es zu zirrhotischen Veränderungen und Leberversagen kommen kann. Zudem entwickeln 5-15 % aller PSC-Patienten hepatobiliäre Malignome, insbesondere Cholangiokarzinome. Die meisten Patienten benötigen innerhalb von 10-20 Jahren eine Lebertransplantation.

Mit einer Prävalenz von 0-16 pro 100.000 Erwachsenen und 1,5 pro 100.000 Kindern handelt es sich um eine seltene Erkrankung. PSC tritt bei beiden Geschlechtern und in allen Altersgruppen auf, wobei mehr als 60 % der Patienten männlich sind. Das Durchschnittsalter, beim ersten Auftreten der Erkrankung, liegt zwischen 30 und 40 Jahren. Die genaue Ätiologie ist bislang unklar. Genetische Studien lassen auf eine wichtige entzündliche Komponente schließen. Eine erhöhte Wahrscheinlichkeit von Männern zu erkranken und schlechte Therapieerfolge durch Immunsuppressiva unterscheidet die PSC jedoch von typischen Autoimmunerkrankungen, was auf weitere Faktoren wie Geschlecht und genetische Prädispositionen hinweist. Derzeit gibt es keine kausale Therapieoption, wodurch kurativ nur die Lebertransplantation zur Verfügung steht.

Ein auffallender Zusammenhang besteht zwischen PSC und chronisch entzündlichen Darmerkrankungen (CED). In etwa 70-80 % der Fälle ist eine PSC mit einer CED assoziiert. Umgekehrt wird bei bis zu 5-10 % der CED-Patienten eine PSC der großen Gallenwege festgestellt. Der Phänotyp einer PSC-assoziierten CED unterscheidet sich vom typischen Phänotyp der Colitis ulcerosa (CU) und des Morbus Crohn (MC). PSC-Patienten weisen typischerweise eine mildere Pankolitis auf, die vorrangig die rechte Darmseite betrifft und das Rektum ausspart, wobei die Entzündung auch häufig das terminale Ileum betrifft. PSC-Patienten besitzen ein 5-fach erhöhtes Risiko für die Entstehung kolorektaler Karzinome.

8.5.2. Rolle des gastrointestinalen Mikrobioms in PSC

Die Pathogenese der PSC ist unklar, aber eine deutliche Assoziation der PSC zur CED deutet auf eine Rolle der Darm-Leber Achse und damit auch auf eine Beteiligung des gastrointestinalen Mikrobioms hin. Auf Grundlage dieser Assoziation wurde die Hypothese eines durchlässigen Darms (*leaky gut*) entwickelt. Sie beschreibt, dass die Darmwand aufgrund von Entzündungsreaktionen durchlässig ist und so Bakterien oder mikrobielle Produkte durch die Darmwand in den Pfortaderkreislauf in die Leber einwandern können und dort inflammatorische und fibrotische Prozesse auslösen. Entsprechend dieser Hypothese konnte in verschiedenen Untersuchungen des intestinalen Mikrobioms von PSC-Patienten gezeigt werden, dass sich ihre mikrobielle Diversität im Vergleich zu gesunden Spendern unterscheidet. Generell war die Artenvielfalt des intestinalen Mikrobioms bei PSC-Patienten, im Vergleich zu gesunden Kontrollen, vermindert. Auch wenn sich die genaue Zusammensetzung des Mikrobioms von PSC-Patienten in den unterschiedlichen Studien unterschied, kann gesagt werden, dass ihr intestinales Mikrobiom durch ein erhöhtes Aufkommen der Gattun-

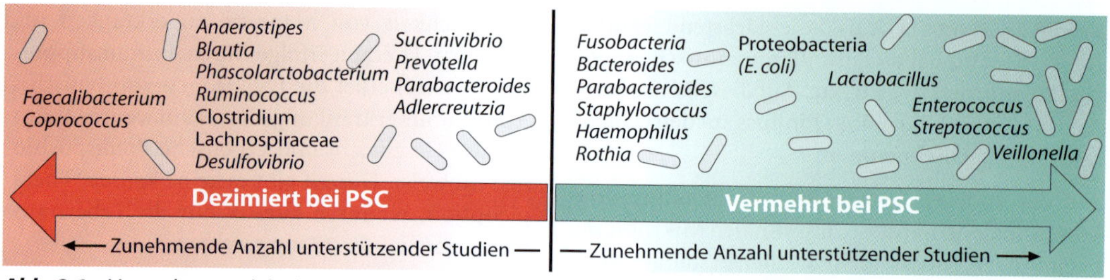

Abb. 8.1: Vermehrte und dezimierte Taxa bei primär sclerosierender Cholangitis (PSC) im Vergleich zu gesunden Kontrollen. Taxa weiter entfernt von der Mitte werden von einer zunehmenden Anzahl an Studien unterstützt (aus Little R *et al.* 2020).

gen *Veillonella, Enterococcus, Streptococcus, Lactobacillus* und *Enterobacter* wie *Escheria coli* gekennzeichnet ist (☞ Abb. 8.1), die mikrobielle Produkte freisetzen, die eine Migration von Lymphozyten aus dem Darm in die Leber begünstigen, einen positiven Effekt auf die alkalische Phosphatase (AP) im Serum haben und die Obstruktion der Gallenwege fördern. Ferner wurde unter anderem eine Depletion von *Firmicutes,* die anti-inflammatorische kurzkettige Fettsäuren (*short chain fatty acids,* SCFA) produzieren, sowie von *Bacteroides, Faecalibacterium, Coprococcus* und *Lachnospiraceae* festgestellt (☞ Abb. 8.1).

8.5.3. Mikrobielle Produkte: Rolle der Gallensäuren in PSC

Neben dem gastrointestinalen Mikrobiom wird auch von den Gallensäuren vermutet, dass sie eine entscheidende Rolle in der Pathogenese der PSC spielen. Für die Umwandlung der primären Gallensäuren Cholsäure (CA) und Chenodesoxycholsäure (CDA) in die sekundären Gallensäuren Desoxycholsäure (DCA) und Lithocholsäure (LCA) ist hauptsächlich das gastrointestinale Mikrobiom verantwortlich. Folglich kann sich die Zusammensetzung des Gallensäurepools durch eine veränderte Zusammensetzung des Mikrobioms (Dysbiose) stark verändern. Allerdings ist auch bekannt, dass Gallensäuren durch antimikrobielle Aktivität die Zellmembran der Bakterien angreifen können und so die Besiedlung der Bakterien im Darm kontrollieren. Folglich besteht eine Wechselwirkung zwischen dem gastrointestinalen Mikrobiom und dem hepatischen Gallensäuremetabolismus, deren Ungleichgewicht zu Veränderungen der Zusammensetzung des Gallensäurepools und der bakteriellen Besiedlung führt. Ein solches Ungleichgewicht kann dazu führen, dass sekundäre Gallensäuren aus dem Kolon resorbieren und über das portale Blut in die Leber transportiert werden. Diese enterohepatische Zirkulation von hydrophoben und toxischen sekundären Gallensäuren und die damit einhergehende erhöhte Konzentration sekundärer Gallensäuren in der Leber ist mit der Entwicklung von Entzündungsreaktionen, Cholestase, und Karzinogenese assoziiert wie sie typisch für die PSC sind.

Eine Studie, die kürzlich veröffentlicht wurde hat ergeben, dass Patienten mit PSC eine charakteristische Zusammensetzung der Gallensäuren in der Gallenblase sowie im Serum besitzen. Diese Zusammensetzung unterscheidet sich von der Kontrollgruppen mit und ohne Cholestase. Diese Daten weisen darauf hin, dass die Synthese von Gallensäuren sich in PSC-Patienten im Vergleich zu Kontrollen und Patienten mit Cholestase unterscheidet.

Des Weiteren konnte in PSC-Patienten bereits gezeigt werden, dass es zu einer verstärkten adaptiven Immunantwort, vor allem von Th17-Zellen, nach mikrobieller Stimulation kommt. Außerdem konnte nachgewiesen werden, dass Derivate der sekundären Gallensäure LCA, die Immunantwort des Wirts kontrollieren, indem sie direkt die pro-inflammatorische und die antiinflammatorische adaptive Immunantwort beeinflussen. Eine erfolgreiche Immunantwort ist ein Zusammenspiel aus pro- und antiinflammatorischen Signalen, mit dem Ziel ein Pathogen zu bekämpfen, aber eine Autoimmunreaktion des Körpers zu vermeiden. Folglich verändert das intestinale Mikrobiom die Gallensäuren, welche wiederum einen Einfluss auf die Immunität und Entzündung im Darm haben. Somit können Gallensäuren und ihre Metabolite zur Ätiopathogenese der PSC beitragen.

8.5.4. Rolle des biliären Mikrobioms bei PSC

Gallensäuren haben antimikrobielle Eigenschaften und gesunde Gallenwege wurden generell als steriles Milieu betrachtet. Allerdings konnten aktuelle Studien mit Hilfe von modernen, molekularen Methoden zeigen, dass die gesunde Galle über ein eigenes Mikrobiom verfügt. Liwinski *et al.* und Pereira *et al.* fanden, dass nur fünf unterschiedliche Phyla das Mikrobiom der Galle charakterisieren: *Actinobacteria, Bacteroidetes, Firmicutes, Fusobacteria* und *Proteobacteria.* Im Vergleich mit diesen gesunden Kontrollen konnten außerdem Unterschiede im Mikrobiom der Galle von PSC-Patienten festgestellt werden. Bei diesen waren die *Proteobacteria* in der Galle im Vergleich zu gesunden Kontrollen signifikant erhöht. Die anderen Phyla, welche das Mikrobiom der Galle charakterisieren, zeigten eine vergleichbare Häufigkeit. Die Studie von Liwinski *et al.* untersucht zusätzlich auch Unterschiede in der Gattung der Bakterien von PSC-Patienten und gesunden Kontrollen. Im biliären Mikrobiom wurde der stärkste Anstieg für *Enterococcus*, gefolgt von *Staphylococcus* und *Neisseria*, bei PSC-Patienten im Vergleich zu gesunden Kontrollen beobachtet. Des Weiteren konnte beobachtet werden, dass es während einer PSC zu einer Abweichung der stabilen Zusammensetzung des Mikrobioms der gesunden Galle kommt. Diese Daten geben einen Hinweis darauf, dass Unterschiede im biliären Mikrobiom eine entscheidende Rolle in der Pathogenese der PSC spielen können. Des Weiteren konnte kürzlich gezeigt werden, dass die Kolonisation von *Enterococci* mit dem Krankheitsverlauf der PSC assoziiert ist. Im Gegensatz dazu, konnte die Studie von Kayashima *et al.* keine Unterschiede in dem Mikrobiom der Galle von PSC-Patienten im Vergleich zu Kontrollen mit und ohne Cholestase feststellen.

8.5.5. Das Mikrobiom als therapeutisches Ziel für die PSC

Wie bereits dargestellt, beeinflussen sich das intestinale Mikrobiom und die Gallensäuren gegenseitig. Es gibt Hinweise, dass eine gezielte Veränderung des gastrointestinalen Mikrobioms den Krankheitsverlauf einer PSC verlangsamen oder sogar stoppen könnte. In unterschiedlichen kleinen Fallstudien zur Behandlung von PSC konnte gezeigt werden, dass verschiedene antimikrobielle Substanzen zu einer Verbesserung der AP-Werte sowie einem verbesserten Mayo-PSC-Score geführt haben, der anhand des Alters des Patienten, Leberwerten und dem Vorhandensein von Varizenblutungen berechnet wird. In einer weiteren Studie wurden 17 Kinder mit einer Colitis ulcerosa, die zusätzlich eine PSC hatten, oral mit Vancomycin behandelt. Bei 15 dieser 17 Patienten führte die Behandlung mit Vancomycin zur Heilung der Mukosa (endoskopischer Score = 0) sowie in 9 Fällen zur histologischen Remission. Bei 12 Patienten haben sich die Leberwerte vorübergehend verbessert oder normalisiert. Insgesamt wird vermutet, dass Veränderungen des gastrointestinalen Mikrobioms, durch die Gabe eines Antibiotikums den normalen Verlauf einer PSC beeinflussen und den Verlauf hinauszögern können. Weitere Studien in diesem Bereich sind aber nötig um eine bessere Einschätzung des Mikrobioms als therapeutisches Ziel treffen zu können.

In einer weiteren Pilotstudie, wurde 10 PSC-IBD-Patienten das fäkale Mikrobiom von gesunden Kontrollen transplantiert (fäkaler Mikrobiota-Transfer, FMT), wodurch es bei 30 % zu einer Verbesserung der AP-Werte um mindestens 50 % kam, ohne dass weitere Nebenwirkungen auftraten. Des Weiteren konnte gezeigt werden, dass ein FMT die Diversität des intestinalen Mikrobioms bei PSC-Patienten verbessert. Die relative Häufigkeit von *Proteobacteria* ist reduziert und die Häufigkeit von *Bacteroidetes* und *Firmicutes* ist erhöht. Damit ähnelt die Zusammensetzung des intestinalen Mikrobioms der von gesunden Individuen. Auch die AP-Werte der PSC-Patienten waren nach dem FMT signifikant verbessert.

8.6. Einfluss des Mikrobioms auf primär biliäre Cholangitis

Eine weitere Erkrankung der Gallenwege ist die primär biliäre Cholangitis (PBC). Bei dieser Erkrankung handelt es sich um eine autoimmune, chronisch verlaufende Entzündung der kleinen und mittleren intrahepatischen Gallengänge. Im Verlauf der PBC kommt es zu Cholestase, Leberzirrhose und in manchen Fällen auch zu hepatozellulären Karzinomen (HCC), was zu Leberversagen und zum Tod des Patienten führen kann. Sehr charakteristisch für die Diagnose der PBC sind zirkulierende antimitochondriale Antikörper (AMAs) und der selektive Zelltod intrahepatischer Cholangiozyten, was zur Cholestase führt und histologisch gut von der PSC unterschieden werden kann.

Mit einem Verhältnis von 10:1 erkranken Frauen häufiger als Männer an einer PBC, mit einer Prävalenz von 2-40 pro 100.000 Erwachsene. Kinder sind sehr selten betroffen. Das Durchschnittsalter beim ersten Auftreten der Erkrankung liegt zwischen 50 und 60 Jahren. Es wird vermutet, dass das Zusammenspiel von genetischen Prädispositionen und mikrobiellen sowie xenobiotischen Umweltfaktoren eine wichtige Rolle in der Entwicklung einer PBC spielen.

Auch bei der PBC gibt es Hinweise, dass das Mikrobiom während der Krankheitsentwicklung eine Rolle spielt. Dazu zählt die polyklonale IgM-Antwort, die typischer Weise während chronischen Erkrankungen auftritt, sowie häufige und wiederkehrende Infektionen der Harnwege, die meistens auf *Escherichia coli* zurückzuführen sind. Des Weiteren können mikrobielle Produkte wie *Toll-like-Rezeptor* (TLR)-Liganden und CpG-Motive durch Stimulation des angeborenen Immunsystems, zur Autoimmunität beitragen.

Das fäkale Mikrobiom von PBC-Patienten kann eindeutig abgegrenzt werden und ist durch eine vermehrte Anzahl an *Enterobacter*, *Pseudomonas*, *Veillonella* und *Clostridium* sowie eine geringere Anzahl an *Oscillospira* und *Suterella* charakterisiert.

Sowohl die PSC als auch die PBC wird vielfach mit Ursodesoxycholsäure (UDCA) therapiert. Für die PSC konnte kein positiver Effekt auf den Progress der Erkrankung gezeigt werden. Im Gegensatz dazu wurde bei der PBC gezeigt, dass die Langzeiteinnahme von UDCA zu einem verlangsamten Verlauf der Krankheit, sowie verbesserten Serum-Parametern für Cholestase und zu einer verbesserten Leberhistologie führen.

8.7. Einfluss des Mikrobioms auf das Cholangiokarzinom

Das Cholangiokarzinom (CCA) macht 10-20 % der primären hepatischen Malignome aus. Damit ist es nach dem hepatozellulären Karzinom der zweithäufigste primäre Lebertumor in Deutschland. Das CCA ist mit einer hohen Sterblichkeit assoziiert, was an einer schwierigen Diagnosestellung und unzureichenden Therapieansätzen liegt. Die vollständige chirurgische Resektion ist die einzige kurative Therapieoption, wobei häufig Rezidive auftreten. Ein CCA wird je nach seiner Lage in ein intrahepatisches, perihiläres und distales extrahepatisches CCA klassifiziert. Männer sind etwas häufiger betroffen als Frauen (1,5-2:1), und das Karzinom tritt meistens nach dem 50. Lebensjahr auf. Risikofaktoren sind chronische Entzündungen, PSC, Colitis ulcerosa und parasitäre Erkrankungen der Gallenwege. Es besteht ein deutlicher geographischer Unterschied in der allgemeinen Inzidenz des CCA. In Europa, Australien und den USA liegt die Inzidenz bei 0,3-3,5/100.000 Erwachsenen. In Ländern mit häufigen Trematoden-Infektionen der Leber ist die Inzidenz deutlich höher und erreicht im Nordosten Thailands Werte bis 90/100.000 Erwachsenen für das intrahepatische Cholangiokarzinom (ICC). Beim extrahepatischen CCA sind die regionalen Unterschiede nur gering und die Inzidenz liegt bei 0,5-1,1/100.000 Erwachsenen.

Das Mikrobiom und die Gallensäuren sind im CCA noch nicht sehr gut untersucht. In ersten Studien konnte festgestellt werden, dass die α- und β-Diversität des intestinalen Mikrobioms in Patienten mit ICC im Gegensatz zu gesunden Kontrollen deutlich erhöht war. Insbesondere konnte ein Anstieg in folgenden Bakterien Gattungen beobachtet werden: *Lactobacillus*, *Actinomyces*, *Peptostreptococcaceae*, *Alloscardovia*, *Bifidobacteriaceae* und *Helicobacter* spp.. Eine vermehrte Anzahl an *Actinomyces* wurde auch im extrahepatischen CCA gezeigt. Auch den Gallensäuren wird eine Rolle bei der Entwicklung des CCA zugesprochen. Unterschiedliche Studien haben erhöhte Gallensäure-Level in CCA-Patienten im Vergleich zu gesunden Kontrollen festgestellt. Das Verhältnis von Glycin- zu Taurin-konjugierten Gallensäuren war bei CCA-Patienten verringert. Außerdem wurde bereits gezeigt, dass Gallensäuren das Wachstum des CCA regulieren können. Der Mechanismus, wie dies geschieht, ist aber noch nicht bekannt. Insgesamt sind weitere Studien nötig, um eine bessere Einschätzung über den Einfluss des Mikrobioms und Gallensäurepools und ihren Wechselwirkungen für die Entstehung des CCA oder ICC treffen zu können.

8.8. Einfluss des Mikrobioms auf die Cholelithiasis

8.8.1. Klassifizierung und Epidemiologie der Cholelithiasis

Gallensteine werden gemäß ihrer Lokalisation in intrahepatische (Hepatolithiasis) und extrahepatische (Choledocholithiasis) Gallensteine und nach ihrer Zusammensetzung in Cholesterin- und pigmentierte Gallensteine eingeteilt, wobei letztere weiterhin in braun und schwarz pigmentierte Gallensteine unterteilt werden. Cholesterin-Gallensteine machen ca. 90 % aller Gallensteine aus wobei Cholesterin ihr Hauptbestandteil ist (50-90 %) das eine komplexe Matrix mit Kalziumsalzen, Glykoproteinen und Gallenpigmenten bildet. Braun pigmentierte Gallensteine bestehen primär aus Kalzium-Bilirubinat, Fettsäuren, insbesondere Palmitat und Muzin. Schwarz pigmentierte Gallensteine bestehen aus Kalzium-Bilirubinat, Kalzium-Phosphat und Cholesterol und machen ca. 2 % aller Gallensteine aus.

Die Entstehung von Gallensteinen wird durch multiple Risikofaktoren begünstig, wie Alter, weibliches Geschlecht und Ethnie. Weitere Faktoren sind Übergewicht, Ernährung und die Einnahme von Medikamenten. Auch bakterielle Infektionen und Darmbakterien, die über die enterohepatische Zirkulation in die Gallengänge gelangen, stehen im Zusammenhang mit der Entstehung von Gallensteinen, insbesondere von braun pigmentierten Gallensteinen und Cholesterinsteinen. Bestimmende Faktoren für die Entstehung schwarz pigmentierter Gallensteine sind hämolytische Erkrankungen, chronische Lebererkrankungen, Erkrankungen des Ileums und Resektionen. Bakterien sind nur in geringem Maße an der Formation schwarz pigmentierter Gallensteine beteiligt. Generell lässt sich sagen, dass Cholesterin-Gallensteine in den westlichen entwickelten Ländern vorherrschen. Sie machen hier mehr als 85 % aller diagnostizierten Gallensteine aus. Dagegen sind braun pigmentierte Gallensteine in der westlichen Bevölkerung unüblich; sie bilden die überwiegende Mehrheit der diagnostizierten Gallsteine in Asien.

Die mittlere Prävalenz für eine Cholelithiasis liegt in Europa zwischen 5,9 % und 21,9 %, wobei die Bevölkerung in Norwegen und Deutschland mit 21,9 % und 19,7 % am stärksten betroffen ist, während das Vorkommen in Italien am geringsten ist. Dabei steigt die Prävalenz mit dem Alter und hat in Deutschland ihr Maximum mit 57% bei Frauen in einem Alter zwischen 70 und 79 Jahren. In den USA ist die Prävalenz zur Entwicklung von Gallensteinen mit 7,9 % aller Männer und 16,6 % aller Frauen in einem Alter von 20-74 Jahren vergleichbar. Dabei fällt die höchste Prävalenz auf Personen indianischer Abstammung (29,5/64,1 % der Männer/Frauen). In Asien und Afrika ist die Prävalenz für eine Cholelithiasis insgesamt niedriger als in Europa und den USA.

8.8.2. Die Rolle des Mikrobioms für die Pathogenese von Gallensteinen

Bakterielle Infektionen der Gallenwege und Gallenblase sind bestimmende Faktoren für die Entwicklung von Pigment- und weniger ausgeprägt, von Cholesteringallensteinen. In verschiedenen Studien konnten mittels Elektronenmikroskopie, Bakterienkulturen und molekularbiologischen Methoden lebende Bakterien in den aus Gallenblasen isolierten Gallensteinen, unabhängig ihrer Art und ihrer Größe, nachgewiesen werden. Zusammenfassend wiesen 75 % der untersuchten pigmentierten Gallensteine, 76 % der gemischten Gallensteine und 20 % der untersuchten Cholesteringallensteine, Bakterien auf.

Bakterien können über verschiedene Routen in die Gallengänge gelangen: über das Duodenum, die hepatische Blutzirkulation oder durch systemische bakterielle Infektionen. Sie befinden sich in allen Schichten von Gallensteinen, was auf ihre Beteiligung an allen Stadien ihrer Formation hindeutet. Dies geschieht über eine Reihe bakterieller Faktoren. So fördert das bakterielle Enzym β-Glukuronidase (bG) die Dekonjugation von Bilirubin-Diglukuroniden zu freiem Bilirubin, das mit ionisierten Kalzium-Ionen präzipitiert. Auf diese Weise entsteht Kalzium-Bilirubinat, das nach Konjugation mit anionischen Glykoproteinen makroskopische Steine ausbildet. Ein weiterer Faktor der die Bildung von Gallensteinen fördert sind die bakteriellen Phosholipasen A1 und A2. Sie spalten Phospholipide in Lysolecithin und ungesättigte Fettsäuren, die die Sekretion von Muzin durch die Epithelzellen, insbesondere Becherzellen, der Gallenblase fördern. Muzin fungiert bei der Gallensteinbildung als koagulierender Faktor, zum Beispiel durch die Präzipitation von Kalzium-Phosphat nach Interaktion mit Kalzium-bindenden Proteinen. Auch die Dekonjugation von Gallensäuren durch bakterielle Gallensalz-Hydrolasen spielt eine Rolle bei der Formation von Gallensteinen. So vermindert eine reduzierte Gallensäurekonzentration die Mizellen-Solubilisierung von Bilirubin und Cholesterol was die Bildung von Steinen fördert. Ein weiterer Mechanismus, der die Entstehung und das Wachstum von Gallensteinen fördert, ist die Produktion von Glykokalyx, einer dichten Schleimhülle, die aus membrangebundenen Glykoproteinen und Glykolipiden besteht und die Bildung von Biofilm, einer Schleimschicht aus extrazellulären Polymeren, die Bakterienkolonien umhüllt, fördert.

Die mikrobielle Zusammensetzung der Gallensteine unterscheidet sich kaum von der sie umgebenden Gallenflüssigkeit. In den aus der Gallenblase isolierten Gallensteinen lassen sich am häufigsten die Biofilm-bildenden Bakterien *Escherichia coli, Pseudomonas aeruginosa, Klebsiella pneumoniae, Enterococcus* spp. und *Acinetobacter spp.* nachweisen. In einigen Studien konnten ebenfalls *Helicobacter* spp. sowie *Enterobacter* und *Citrobacter* spp., *Salmonella* spp. oder *Morganella* spp. in Gallenflüssigkeit und Gallensteinen nachgewiesen werden. Allerdings weisen Patienten mit braun pigmentierten und Cholesteringallensteinen Unterschiede in der Zusammensetzung ihres biliären Mikrobioms auf. So enthalten pigmentierte Gallensteine sowohl gram-negative als auch gram-positive Bakterien, wobei der Anteil an gram-negativen Baktcrien, die Biofilm-bildende Eigenschaften besitzen, mit bis zu 80 % überwiegt. Ferner fördern die Bakterien durch ihre Enzymaktivität die Bildung von Kalzium-Bilirubinat und Muzin. In reinen Cholesteringallensteinen wurden dagegen zu 100 % gram-positive Bakterien nachgewiesen die Glykokalyx produzieren, Biofilme bilden und die Sekretion von Mukus durch Becherzellen stimulieren. Ob sich diese mikrobielle Zusammensetzung auch in den Gallengangsteinen wiederfindet ist derzeit nicht ausreichend untersucht. Eine kürzlich veröffentlichte Studie fand eine Anreicherung von *Proteobacteria* sowie eine Reduktion von *Bacteroides* und *Firmicutes* in Gallengängen von Patienten mit Gallengangsteinen, was auf eine Anreicherung von *Proteobacteria* in diesen Steinen hindeutet.

Neue Studien weisen darauf hin, dass auch eine intestinale und orale Dysbiose und damit einhergehende Veränderungen des Gallensäure- und Cholesterinstoffwechsel die Bildung von Gallensteinen fördert. Untersuchungen der mikrobiellen Zusammensetzung des intestinalen Mikrobioms mithilfe von 16S-rRNA-Profiling zeigen zusammenfassend eine verminderte mikrobielle Diversität in Cholelithiasis-Patienten auf, die mit einer Reduktion von Cholesterin-metabolisierenden Bakterien sowie einer Anreicherung von Gallensäure-hydroxylierenden Bakterien einhergeht. So wurde kürzlich eine starke Anreicherung von *Desulfovibrio*, das die Gallensäurehydroxylierung fördert, im Stuhl von Personen mit Cholesterin-Gallensteinen nachgewiesen werden. Durch die Transplantation des Stuhls dieser Patienten in gallensteinresistente Mäuse konnte ferner ein Zusammenhang zwischen der Anreicherung von *Desulfovibrio* und der Bildung von Gallensteinen aufgezeigt werden. Dabei förderte *Desulfovibrio* die Produktion sekundärer Gallensäuren, die wiederum die intestinale Cholesterinabsorption erleichterten, was zu einer Ansammlung von Cholesterin in der Leber und einer Steigerung der gallenbedingten Cholesterinsekretion führte. Insgesamt legen diese Ergebnisse nahe, dass sich das Darmmikrobiom während einer Cholelithiasis verändert und dass diese Veränderungen für die Diagnose wertvoll sein könnten.

Literatur

1. Allegretti JR et al. Fecal microbiota transplantation in patients with primary sclerosing cholangitis: A pilot clinical trial. Am J Gastroenterol 2019;114:1071-1079.

2. Chen B, Fu SW, Lu L, Zhao H. A preliminary study of biliary microbiota in patients with bile duct stones or distal cholangiocarcinoma. Biomed Res Int 2019;2019: 1092563.

3. Chen ML, Takeda K, Sundrud MS. Emerging roles of bile acids in mucosal immunity and inflammation. Mucosal Immunol 2019;12:851-861.

4. Chiang JY. Recent advances in understanding bile acid homeostasis. F1000Res 2017;6:2029.

5. Collins SL et al. Bile acids and the gut microbiota: metabolic interactions and impacts on disease. Nat Rev Microbiol 2023;4:236-247.

6. Ding L, Yang L, Wang Z, Huang W. Bile acid nuclear receptor FXR and digestive system diseases. Acta Pharm Sin B 2015;5:135-144.

7. Elvevi A et al. Any role for microbiota in cholangiocarcinoma? A Comprehensive Review Cells 2023;12:370.

8. Grigor'eva IN, Romanova TI. Gallstone disease and microbiome. Microorganisms 2020;8.

9. Grigor'eva IN et al. Gut microbiome in a Russian cohort of pre- and post-cholecystectomy female patients. J Pers Med 2021;11:294.

10. Gulamhusein AF, Hirschfield GM. Primary biliary cholangitis: pathogenesis and therapeutic opportunities. Nat Rev Gastroenterol Hepatol 2020;17:93-110.

11. Hirschfield GM, Karlsen TH, Lindor KD, Adams DH. Primary sclerosing cholangitis. Lancet 2013;382:1587-1599.

12. Hov JR, Karlsen TH. The microbiome in primary sclerosing cholangitis: Current evidence and potential concepts. Semin Liver Dis 2017;37:314-331.

13. Hu H et al. Gut microbiota promotes cholesterol gallstone formation by modulating bile acid composition and biliary cholesterol secretion. Nat Commun 2022;13:252.

14. Jia X et al. Characterization of gut microbiota, bile acid metabolism, and cytokines in intrahepatic cholangiocarcinoma. Hepatology 2020;71:893-906.

15. Kayashima A et al. Unique bile acid profiles in the bile ducts of patients with primary sclerosing cholangitis. Hepatol Commun 2024;8:e0452.

16. Lapidot Y et al. Alterations of the salivary and fecal microbiome in patients with primary sclerosing cholangitis. Hepatol Int 2021;15:191-201.

17. Little R, Wine E, Kamath BM, Griffiths AM, Ricciuto A. Gut microbiome in primary sclerosing cholangitis: A review. World J Gastroenterol 2020;26:2768-2780.

18. Liwinski T et al. Alterations of the bile microbiome in primary sclerosing cholangitis. Gut 2020;69:665-672.

19. Long SL, Gahan CGM, Joyce SA. Interactions between gut bacteria and bile in health and disease. Mol Aspects Med 2017;56:54-65.

20. Lv LX et al. Alterations and correlations of the gut microbiome, metabolism and immunity in patients with primary biliary cirrhosis. Environ Microbiol 2016;18:2272-2286.

21. Mattner J. Impact of microbes on the pathogenesis of Primary Biliary Cirrhosis (PBC) and Primary Sclerosing Cholangitis (PSC). Int J Mol Sci 2016;17.

22. Molinero N et al. The human gallbladder microbiome is related to the physiological state and the biliary metabolic profile. Microbiome 2019;7:100.

23. Nie YF, Hu J, Yan XH. Cross-talk between bile acids and intestinal microbiota in host metabolism and health. J Zhejiang Univ Sci B 2015;16:436-446.

24. Ning L et al. Microbiome and metabolome features in inflammatory bowel disease via multi-omics integration analyses across cohorts. Nat Commun 2023;14:7135.

25. Pereira P et al. Bile microbiota in primary sclerosing cholangitis: Impact on disease progression and development of biliary dysplasia. PLoS One 201;712:e0182924.

26. Philips CA et al. Healthy donor fecal microbiota transplantation for recurrent bacterial cholangitis in Primary Sclerosing Cholangitis – A single case report. J Clin Transl Hepatol 2018;6:438-441.

27. Raygoza Garay JA et al. Gut microbiome composition is associated with future onset of Crohn's disease in healthy first-degree relatives. Gastroenterol 2023;165:670-681.

28. Shaffer EA. Gallstone disease: Epidemiology of gallbladder stone disease. Best Pract Res Clin Gastroenterol 2006;20:981-996.

29. Shah A, Macdonald GA, Morrison M, Holtmann G. Targeting the gut microbiome as a treatment for Primary Sclerosing Cholangitis: A conceptional framework. Am J Gastroenterol 2020;115:814-822.

30. Stewart L, Oesterle AL, Erdan I, Griffiss JM, Way LW. Pathogenesis of pigment gallstones in Western societies: the central role of bacteria. J Gastrointest Surg 2002;6:891-903; discussion 903-894.

31. Verdier J, Luedde T, Sellge G. Biliary mucosal barrier and microbiome. Viszeralmedizin 2015;31:156-161.

32. Wahlström A, Sayin SI, Marschall HU, Bäckhed F. Intestinal crosstalk between bile acids and microbiota and its impact on host metabolism. Cell Metab 2016;24:41-50.

33. Q. Wang et al., Intestinal flora imbalance affects bile acid metabolism and is associated with gallstone formation. BMC Gastroenterol 2020;20:59.

34. Wang Y, Qi M, C Qin, Hong J. Role of the biliary microbiome in gallstone disease. Expert Rev Gastroenterol Hepatol 2018;12:1193-1205.

35. T. Wu et al., Gut microbiota dysbiosis and bacterial community assembly associated with cholesterol gallstones in large-scale study. BMC Genomics 2013;14:669.

36. Zigmondet E et al. Bile duct colonization with *Enterococcus* sp. associates with disease progression in Primary Sclerosing Cholangitis. Clin Gastroenterol Hepatol 2023;5:1223-1232.

9. Intestinales Mikrobiom bei Autoimmunerkrankungen

Autoimmunität (AI) begründet sich in dem Verlust der Toleranz des Immunsystems gegenüber dem eigenen Körper. Die AI ist durch das Vorhandensein von Autoantikörpern gekennzeichnet. Dabei handelt es sich um Antikörper gegen körpereigene Zielstrukturen, die in der Lage sind das Immunsystem, vergleichbar der Immunreaktion im Kontext der spezifischen Abwehr von Infektionen, zu aktivieren.

Fünf bis acht Prozent der weltweiten Bevölkerung sind von einer autoimmun vermittelten Erkrankung betroffen, wobei Frauen aus bislang nicht vollständig geklärten Gründen häufiger erkranken als Männer. Eine aktuelle Studie deutet darauf hin, dass die molekulare Struktur der RNA und der Proteine, die an der Inaktivierung des X-Chromosoms in Zellen mit zwei X-Chromosomen beteiligt sind, Immunreaktionen auslösen kann. Dies könnte erklären, warum Autoimmunerkrankungen bei Menschen mit zwei X-Chromosomen (in der Regel Frauen) häufiger auftreten [84]. Epidemiologischen Studien zufolge ist insbesondere innerhalb der letzten Dekaden ein kontinuierlicher Anstieg der Erkrankungszahlen zu beobachten, weshalb ein Zusammenhang mit Lebensstilfaktoren vermutet werden kann [36].

Insbesondere in Ländern mit westlichem Lebensstil ist die Prävalenz besonders hoch. Auch scheint die geographische Lage für die Prädisposition an einer Autoimmunerkrankung zu erkranken einen wichtigen Einfluss zu besitzen. So nimmt die Erkrankungswahrscheinlichkeit für die meisten Autoimmunerkrankungen nach Norden hin zu.

Schätzungsweise leiden allein in Deutschland derzeit etwa zwischen fünf und zehn Millionen Menschen an autoimmun vermittelten Erkrankungen wie z.B. Rheumatoider Arthritis, Multipler Sklerose, Systemischem Lupus erythematodes, Diabetes Typ 1 oder Zöliakie.

Obgleich die primäre Ursache von Autoimmunerkrankungen weitgehend ungeklärt ist, deuten neuere Daten zunehmend darauf hin, dass eine gestörte Wirts-Mikrobiom-Interaktion an der Entstehung und Aufrechterhaltung von Autoimmunität beteiligt ist. Es wird angenommen, dass eine Störung der Funktion des Mikrobioms als das Ergebnis einer intestinalen Dysbiose einen wichtigen Beitrag zur Entstehung und Aufrechterhaltung von Autoimmunität leistet [8]. So können beispielsweise Bakterien inklusive ihrer Zellbestandteile bzw. bakterielle Stoffwechselprodukte über verschiedene Mechanismen Entzündungsprozesse im Rahmen von Autoimmunität induzieren und aufrechterhalten [64].

> Um Autoimmunerkrankungen in der Zukunft zu verhindern, ihre klinische Manifestation zu verzögern oder zielgerichteter zu behandeln, ist das Verständnis der komplexen Interaktionen zwischen Mikrobiom und Immunsystem unerlässlich.

9.1. Wechselwirkungen zwischen Mikrobiom und Immunsystem

Bereits unmittelbar unter der Geburt erfolgt die Kolonisation des Neugeborenen mit Mikroben des mütterlichen Vaginaltraktes [4]. Durch einen Kaiserschnitt auf die Welt gekommene Neugeborene weisen ein deutlich verändertes intestinales Mikrobiom auf [54]. Dies wird als eine mögliche Ursache für Erkrankungen, die im weiteren Verlauf des Lebens dieser Kinder vermehrt beobachtet werden, angenommen. Hierunter finden sich überproportional häufig Autoimmunerkrankungen. So wird beschrieben, dass per Sectio entbundene Kinder ein mehr als doppelt so hohes Risiko für die Entwicklung eines Typ 1-Diabetes mellitus (T1DM) aufweisen als vaginal entbundene Kinder [10].

Hinweise, dass ein durch den Geburtsmodus entsprechend verändertes intestinales Mikrobiom kausal für eine erhöhte Prävalenz von Autoimmunität sein könnte, liefern tierexperimentelle Studien. So weisen Mäuse, die durch einen Kaiserschnitt geboren wurden, nicht nur messbare Unterschiede der intestinalen Flora in Kombination mit Veränderungen der zellulären Immunantwort auf, sondern waren gegenüber verschiedenen experimentellen Autoimmunitäts-Modellen besonders anfällig [73].

Doch nicht nur die Art der Geburt beeinflusst die Zusammensetzung des intestinalen Mikrobioms, sondern auch die Art und Weise der frühkindlichen Ernährung. Muttermilch vermittelt dabei einerseits einen immunologischen Schutz und beeinflusst andererseits positiv die Differenzierung des intestinalen Mikrobioms [33]. Wichtige Bestandteile der Muttermilch mit nachgewiesener Wirkung auf das intestinale Mikrobiom sind u.a. Immunglobuline, Nahrungsmittel-Antigene und präbiotische Faktoren aus der Gruppe der Milch-Oligosaccharide [6]. Bemerkenswert ist, dass gestillte Säuglinge deutlich seltener an einer Autoimmunerkrankung erkranken als Kinder, die in den ersten drei Lebensmonaten Muttermilchersatz erhalten haben [11].

Die Ursachenforschung einer bereits im frühen Kindesalter festgelegten Suszeptibilität gegenüber Autoimmunerkrankungen hat zu vielen relevanten Erkenntnissen der wechselseitigen Beeinflussung und Entwicklung des Mikrobioms und des Immunsystems geführt. Auch wenn nur mit Zurückhaltung von Mausmodellen auf den menschlichen Organismus geschlossen werden sollte, konnten mittlerweile erste prinzipielle Wirkmechanismen in der Interaktion von Immunsystem und intestinaler Flora beschrieben werden, deren Störung mit dem Auftreten von Autoimmunität verbunden ist. Als wesentlich gilt dabei, dass ein funktionell intaktes Mikrobiom entscheidend für die Immunhomöostase ist und ein intaktes Immunsystem wiederum die Grundlage für ein physiologisches Mikrobiom darstellt.

9.1.1. Intestinales Mikrobiom und das angeborene Immunsystem

Das angeborene Immunsystem basiert auf dem konzertierten Zusammenspiel zwischen physikalischen und biochemischen Barrieren wie dem Darmepithel mit primär immunologisch aktiven Zellen wie Granulozyten, Makrophagen und natürlichen Killerzellen. Die intestinale Barriere ist mehrschichtig aufgebaut (☞ Kap. 4.). Apikal der Epithelschicht befindet sich eine zweischichtige Mukusschicht. Die dem Epithel anliegende Mukusschicht enthält verschiedene antimikrobielle Peptide und sekretorisches IgA, die einen direkten Kontakt von Mikroben und dem Darmepithel und damit eine konsekutive Immunreaktion verhindern. Die intestinalen Epithelzellen bilden eine physikalische Barriere gegenüber Mikroorganismen. Die interepitheliale selektive Permeabilität für Flüssigkeiten und Metabolite wird u.a. über verschiedene Adhäsions- und Ankerproteine geregelt. Sekretorische Epithelzellen wie Becher- und Paneth-Zellen produzieren Mukus bzw. antimikrobielle Peptide. In der, dem Epithel laterobasal angrenzenden, Lamina propria befinden sich zahlreiche Immunzellen, die u.a. in der Lage sind, eindringende Mikroorganismen abzutöten und anschließend zu phagozytieren. Eine gesteigerte Darmpermeabilität infolge einer intestinalen Barrierestörung begünstigt den Übertritt von Mikroorganismen sowie ihrer Bestandteile und begünstigt dadurch Entzündungsprozesse. Diese wiederum stehen im Verdacht, die spezifische Entzündungsaktivität im Rahmen von Autoimmunerkrankungen zu verstärken [57].

So konnte tierexperimentell gezeigt werden, dass ein Funktionsverlust der intestinalen Barriereintegrität, zu einer vermehrten Exposition mikrobieller Antigene führte. Dies wiederum führte zu einer beschleunigten Bildung autoreaktiver T-Zellen mit nachfolgender Destruktion pankreatischer Betazellen im Rahmen eines genetischen Mausmodells für Diabetes mellitus Typ 1 [58].

Die Mechanismen, die zu einer unselektiven Permeabilitätssteigerung des Darmepithels führen, sind vielschichtig. So können definierte Pathogene die Darmpermeabilität durch die Bindung an Zelladhäsionsmoleküle beeinflussen [12]. Auch existieren zunehmend Hinweise, dass westliche Ernährungsgewohnheiten wie eine reduzierte Ballaststoffzufuhr, ein hoher Anteil von Salz, Fett oder auch Zucker sowie die Verwendung von u.a. Emulgatoren oder nicht-kalorisch artifiziellen Süßstoffen auf die Integrität der intestinalen Barriere einwirken. So induziert eine reduzierte Ballaststoffzufuhr ein sogenanntes "mukolytisches Mikrobiom", infolge dessen die intestinale Mukusschicht vermehrt abgebaut wird [18]. Eine erhöhte Fettzufuhr oder auch die Verwendung von Emulgatoren in der Nahrung ist mit einer intestinalen Dysbiose verbunden, die im Rahmen von Studien für die beobachtete Darmpermeabilitätssteigerung in entsprechenden Mausmodellen verantwortlich gemacht wird [28]. Die mit dem Konsum von Haushaltszucker verbundene verlängerte postprandiale Glukosereaktion war im Mausmodell mit einer temporär erhöhten Durchlässigkeit des Darmepithels assoziiert [19]. Erhöhter Salzkonsum scheint durch eine selektive Reduktion kommensaler Lactobacillen proinflammatorische immunologische Effekte zu erzeugen [69].

Primäre immunologisch aktive Zellen des unspezifischen Immunsystems sind innerhalb der Mukosa mobil und können nicht nur in der Lamina propria agieren, sondern auch Funktionen innerhalb und auf der Epithelzellschicht übernehmen. Diese Zellen werden basierend auf der Bindung definierter mikrobieller Proteinstrukturen an ihre Mustererkennungsrezeptoren (*pattern recognition receptors*, PRR) aktiviert und sind maßgeblich an der Komposition des intestinalen Mikrobioms beteiligt. Prominente Beispiele für Mustererkennungsrezeptoren sind die sogenannten *Toll-like*-Rezeptoren (TLRs). Diese Rezeptoren (TLR1-9) erkennen spezifische mikrobielle Bestandteile wie Lipopolysaccharide/Endotoxine (durch TLR4), Flagellen (durch TLR5) oder CpG-DNA (durch TLR9) und lösen daraufhin eine gezielte Immunantwort aus. Eine funktionelle Beteiligung von PPRs an der Entstehung von Autoimmunität ist anhand präklinischer Modelle gut belegt. So sind zum Beispiel transgene Mäuse ohne funktionellen TLR4-Rezeptor im Vergleich zu TLR-9-*Knockout*-Mäusen geschützt vor T-Zell-vermittelter Autoimmunarthritis [24].

Gegenläufig dazu führt die TLR9-Defizienz bei Mäusen zu einer reduzierten Entzündungsantwort im Rahmen von experimenteller autoimmuner Enzephalomyelitis [23]. TLR2 und TLR5 wiederum besitzen eine wichtige Rolle in der Ausbildung von Immuntoleranz während der postnatalen und frühkindlichen intestinalen Besiedelung. Zudem konnte für TLR5 eine essentielle Rolle für die neonatale Entwicklungsphase des Mikrobioms beschrieben werden, die prägend für die Zusammensetzung der adulten intestinalen Mikrobiota ist [71]. All dies unterstreicht die Bedeutung von TLRs für eine intakte Mikrobiom-Immunsystem-Interaktion und erklärt auch, wieso TLRs unter bestimmten Voraussetzungen eine kritische Rolle in der Ausbildung und Aufrechterhaltung von Autoimmunität einnehmen könnten.

Neben den TLRs besitzt das angeborenen Immunsystems weitere für die antimikrobielle Abwehr wichtige PRR-Proteinkomplexe wie das sogenannte "Inflammasom" oder auch das "Nodosom". Hierbei handelt es sich um intrazelluläre Multiproteinkomplexe, deren Assemblierung durch die Bindung mikrobieller Bestandteile, aber auch von DAMPs (*danger-associated molecular patterns*) an spezifische PRRs (z.B.NLRP3, NLRP6) induziert wird. Das Inflammasom führt konsekutiv zur Aktivierung von Caspase-1 und nachfolgend zu finalen Prozessierung von proinflammtorischen Interleukin-1β (IL-1β) und Interleukin-18 (IL-18), also von Zytokinen, die im Rahmen von Autoimmunität eine wichtige Rolle besitzen. Entsprechend wird den Komponenten der Inflammasom-Ausbildung wie NLRP3 eine wichtige Rolle bei Autoimmunerkrankungen wie Multipler Sklerose, Rheumatoider Arthritis und systemischem Lupus erythematodes zugeschrieben [38].

Ebenso wie für TLRs ist die Beziehung von Inflammasom und Mikrobiom wechselseitig. So konnte sowohl für NLRP3 als auch NLRP6 gezeigt werden, dass beide Gene nicht nur essentiell für die Ausbildung einer physiologischen Darmflora verantwortlich sind, sondern dass das Mikrobiom entsprechender *Knockout*-Mäuse proinflammatorische Eigenschaften aufweist [47]. Neben mikrobiellen Faktoren, können auch umweltbezogene sowie metabolisch-ernährungsabhängige Veränderungen das Inflammasom in Form von DAMPs aktivieren [13]. Damit besteht eine molekular definierte Verbindung zwischen Ernährung, Inflammasom-Aktivierung und der Mikrobiomkomposition [30].

Mechanismen der Mikrobiom-Immunsystem-Interaktion mit potentiellem Bezug zur Autoimmunität beruhen nicht nur auf der Aktivierung von PRR-exprimierenden Zellen, sondern auch auf der Produktion mikrobieller Metabolite. Besonders gut untersucht sind diesbezüglich die kurzkettigen Fettsäuren (*short chain fatty acids*, SCFA) Acetat, Butyrat, Valerat und Propionat, die vornehmlich durch die bakterielle Fermentation von Ballaststoffen im Kolon entstehen. SCFAs können die Immunantwort über verschiedene Mechanismen beeinflussen. Wesentlich dafür ist ihre Bindung an G-Protein gekoppelte Rezeptoren wie GPR41 und GPR43 oder auch ihr hemmender Einfluss auf die für Entzündungsprozesse wichtige Histon-Deacetylase (HDAC) [60]. Interessant ist dabei die Zuordnung spezifischer Metabolite zu definierten

Bakterienpopulationen. So produzieren Bakterien aus dem Stamm der *Bacteroidetes* hauptsächlich Acetat und Propionat, während *Firmicutes* potente Butyrat-Produzenten sind.

Die Wirkungen einzelner SCFA auf das Immunsystem sind pleiotrop und in der Hauptwirkung antiinflammatorisch. So fördern SCFA die Differenzierung von regulatorischen und damit antiinflammtorischen T-Zellen und unterstützen die Aufrechterhaltung eines antientzündlichen Zytokinmileus [2]. Darüber hinaus dienen sie als zelluläre Energielieferanten. Insbesondere besitzt Butyrate als Energiequelle für intestinale Epithelzellen eine wichtige barrierestabilisierende Rolle [20].

9.1.2. Intestinales Mikrobiom und das erworbene Immunsystem

Die adaptive Immunantwort umfasst die spezifische Aktivierung von B- und T-Lymphozyten. Aus B-Zellen entstehen Plasmazellen, die Immunglobuline (Ig) produzieren. Während monomeres IgA im Serum vorkommt, dominiert sekretorisches IgA (sIgA) in Schleimhautsekreten. Die dimere Struktur von sIgA unterscheidet sich dabei vom monomeren IgA im Serum. Als häufigstes sekretorisches Immunglobulin im Darm interagiert sIgA mit Antigenen des Mikrobioms und der Nahrung, sobald diese in die innere Mukusschicht eindringen [56]. Dabei umhüllt sIgA Bakterien und bildet Aggregate, die deren Eindringen ins Epithel verhindern. Da sIgA polyreaktiv ist, kann es verschiedene Bakterientypen binden. Diese Eigenschaft ermöglicht jedoch auch eine Verstärkung entzündlicher Reaktionen. Das Mikrobiom beeinflusst die sIgA-vermittelte Immunantwort, und es gibt Hinweise darauf, dass eine Dysbiose das Risiko für Autoimmunerkrankungen wie Typ-1-Diabetes (T1DM) erhöhen kann. Studien zeigen, dass bei T1DM-Patienten die sIgA-Bindung an spezifische Darmbakterien verändert ist, was Entzündungsprozesse und das Risiko für Autoimmunreaktionen verstärkt. Interessanterweise haben *in-vivo*-Studien gezeigt, dass Acetat die IgA-vermittelte Immunantwort reduzieren und so Entzündungen abschwächen kann [59].

Ein selektiver IgA-Mangel ist die häufigste primäre Immundefizienz unter Kaukasiern. Obwohl die meisten Betroffenen asymptomatisch sind, wird die Erkrankung mit gastrointestinalen Störungen, Autoimmunerkrankungen wie T1DM oder systemischem Lupus erythematodes (SLE) sowie Allergien in Verbindung gebracht. T1DM-Patienten weisen zudem häufiger einen selektiven IgA-Mangel auf, als die durchschnittliche Bevölkerung [102].

Diese Erkenntnisse verdeutlichen, dass sowohl das intestinale Mikrobiom als auch die IgA-Produktion entscheidend für die Darmgesundheit und die Immunregulation sind. Eine Dysregulation dieser Faktoren kann das Risiko für Autoimmunerkrankungen erheblich erhöhen.

Davon funktionell unterschieden werden müssen IgA-Antikörper, die T-Zell abhängig gebildet wurden und eine hohe Bindungsaffinität zu spezifischen Antigenstrukturen aufweisen. Diese Antikörper sind im Gegensatz zu den auch in Antigenfreier Umgebung auftretenden "natürlichen" IgA-Immunglobulinen in der Lage, eine weitreichende Entzündungsantwort auszulösen, wie sie auch im Rahmen von Autoimmunerkrankungen beobachtet wird [46].

Neben der B-Zell-Reihe ist auch die Funktion von T-Zellen wechselseitig mit der Komposition und Funktion des Mikrobioms verbunden. Kommensale wie *Clostridia* spp. fördern zum Beispiel die Induktion und Differenzierung Toleranz-induzierender regulatorischer T-Zellen (Treg) [3]. Im Gegensatz dazu existieren andere Mikroben, die wiederum gegensätzlich wirken und die immunologische Toleranz herabsetzen. So konnte gezeigt werden, dass die Monokolonialisierung gnotobiotischer Mäusen mit "*segmented filamentous bacteria*" (SFB) zu einer Induktion und Differenzierung intestinaler Th17-Zellen führt [51]. Dieses war mit einer verstärkten Entzündungsreaktion im Rahmen von autoimmuner MS und Arthritis-Modellen verbunden, wie sie auch bei Autoimmunerkrankungen des Menschen gefunden werden.

Molekulare Mechanismen, die der differenzierten Ausbildung verschiedener T-Zellpopulationen zu Grunde liegen, sind komplex und Gegenstand der aktuellen Forschung. Ein Beispiel für einen spezifischen mikrobiellen Wirkmechanismus auf die T-Zell-Polarisierung ist der immunmodulatorische Einfluss von *Bacteroides fragilis*, einem Bakterium, das zur physiologischen Darmflora gehört. So konnte zum Beispiel gezeigt werden, dass das Polysaccharid A (PSA) dieses Bakteriums spezifisch in der Lage ist, $CD4^+$-T-Zellen in IL-10 produzieren-

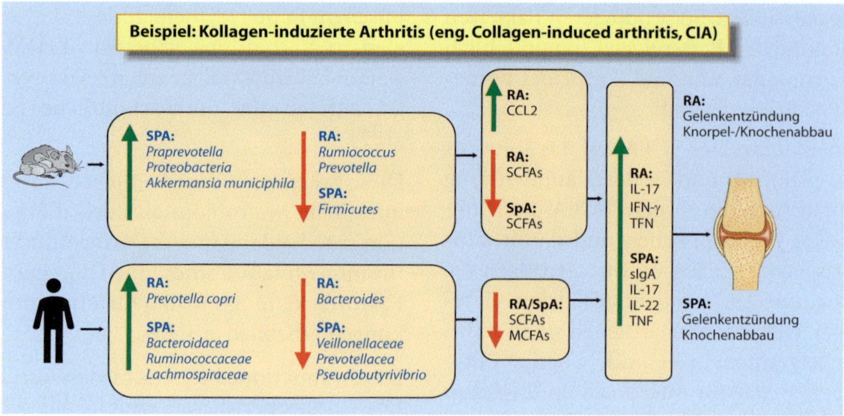

Abb. 9.1: Veränderungen in der Zusammensetzung des Mikrobioms und ihre Auswirkung auf das Immunsystem am Beispiel der Kollagen-induzierten Arthritis bei suszeptiblen Mausstämmen und Patienten. Modif. nach Clemente et al. [14]. **RA** = rheumatoide Arthritis, **SpA** = Spondylarthritis.

de und damit antiinflammatorische regulatorische T-Zellen umzuwandeln [53].

9.2. Rolle des intestinalen Mikrobioms bei ausgewählten Autoimmunerkrankungen

9.2.1. Rheumatoide Arthritis

Die rheumatoide Arthritis ist (RA) eine systemische Autoimmunerkrankung, die vor allem die peripheren Gelenke betrifft. RA ist mit fortschreitender Behinderungund hohen sozioökonomischen Kosten verbunden. Die Erkrankung manifestiert sich typischerweise zwischen dem 50. und 70. Lebensjahr. Die Prävalenz ist weltweit unterschiedlich und variiert zwischen 0,25 % und 1 %. Frauen sind zwei- bis dreimal so häufig betroffen wie Männer [83]. In der deutschen erwachsenen Bevölkerung liegt die Prävalenz, je nach Falldefinition, zwischen 0,8 % (etwa 550.000 Menschen) und 1,2 % (etwa 830.000 Menschen) [79].

Neben der RA existieren weitere Autoimmunerkrankungen, die sich primär an den Gelenken manifestieren wie z.B. die ankylosierende und die enteropathische Spondylarthritis (SpA) sowie die Psoriasis-Arthritis. Obgleich all diese Erkrankungen auf unterschiedlichen genetischen Suszeptibilitäten beruhen, weisen sie als ein gemeinsames, pathophysiologisches Motiv charakteristische Veränderungen in der Zusammensetzung des intestinalen Mikrobioms auf (☞ Abb. 9.1).

Hinweise, dass das intestinale Mikrobiom funktionelle Relevanz für die Pathophysiologie der RA hat, ergeben sich aus der Beobachtung, dass gnotobiotische Mäuse vor einer experimentell vermittelten autoimmunen Arthritis geschützt sind. In einem genetischen suszeptiblen Mausmodell (K/BxN-Mäuse) entwickelten entsprechende Tiere durch die gezielte Kolonisation mit SFB eine spontane autoimmune Arthritis. Dabei induzierten SFB die Produktion von u.a. IL-1 und IL-6, welches die Differenzierung von Th-17 begünstigte [70].

Im Gegensatz dazu, konnte in weiteren murinen Arthritis-Modellen wie der Kollagen-Typ II-induzierten Arthritis (*collagen-induced arthritis*, CIA; ☞ Abb. 8.1), die Entwicklung einer Arthritis durch die orale Gabe von Butyrat inhibiert werden. CIA ist ein Modell, das durch Immunisierung mit Knorpelproteinen eine immunologische Reaktion auf Gelenkstrukturen auslöst. Hierbei konnte gezeigt werden, dass Butyrat die Expression proinflammatorischer Zytokine negativ beeinflusst und so in der Lage ist, das immunologische Gleichgewicht zugunsten von antiinflammatorischen Tregs zu verschieben [26]. Eine Metaanalyse zeigte ähnliche Ergebnisse. Bei RA und weiteren rheumatischen Erkrankungen wurden verminderte Butyrat-produzierende Bakterien und erhöhte entzündungsfördernde Mikroorganismen beobachtet [99].

Charakteristisch für RA ist die Bildung von Autoantikörpern gegen den Rheumafaktor (RF) und Antikörpern gegen citrullinierte Proteine (*anti citrullinated proteins antibodies*, ACPA). Das Mikrobiom steht im Verdacht, direkt die Entstehung dieser Autoantikörper zu beeinflussen und so autoimmunologische Entzündungsprozesse zu begünstigen. Klinisch tritt bei RA-Patienten überproportional häufig eine Parodontitis auf, die in ihrer Entzündungspathophysiologie der RA ähnelt und mit hohen ACPA-Werten verbunden ist. Einige Bakterien, wie das orale Pathogen *Porphyromonas gingivalis*, können Proteine und Peptide direkt durch die Expression einer bakteriellen Variante der Peptidylarginin-Deaminase (PAD) citrullinieren [44]. *In-vitro*-Ergebnisse zeigen, dass ACPAs citrullinierte humane Proteine erkennen und anschließend in der Lage sind, eine kreuzreaktive Immunantwort auszulösen [66].

Außerdem kann die Ausbreitung von Darmbakterien aus der Familie der *Prevotellaceae* mit einer frühen RA in Verbindung gebracht, findet sich aber nicht bei Patienten mit etablierter, behandelter RA [87]. Darüber hinaus könnte das, bei RA-Patienten intestinal vermehrt vorkommende, Bakterium *Prevotella copri* ein Th-17-dominiertes Immunmilieu begünstigen [41]. Insbesondere in präklinischen Studien können hier RA-bezogene Autoimmunität und unspezifische artikuläre Symptome beobachtet werden. Obwohl die Ausbreitung von *Prevotella copri* in Mausmodellen zur Arthritis beizutragen scheint, ist unklar, ob Veränderungen der Mikrobiota beim Menschen eine aktive Rolle spielen oder ob sie lediglich Veränderungen der mikrobiellen Umgebung als Reaktion auf systemische Entzündungen widerspiegeln [87]. Als ein möglicher Mechanismus wird die hohe Sequenzhomologie in Epitopen von *Prevotella copri* und den beiden in der Synovialflüssigkeit vorkommenden Autoantigenen, N-Acetylglukosamin-6-Sulfatase (GNS) und Filamin A (FLNA) diskutiert, welches potentiell eine immunologische Kreuzreaktion mit konsekutiver Autoantikörperbildung begünstigen könnte [50].

Daneben gibt es zunehmend Hinweise auf eine wechselseitige Beziehung von intestinalem Mikrobiom und medikamentöser RA-Therapie. Entsprechende Studien legen nahe, dass die Zusammensetzung des fäkalen Mikrobioms Einfluss auf die Wirkung immunmodulatorischer Therapien besitzen könnte [55]. Zudem besteht der Verdacht, dass viele in der Therapie der RA verwendete Medikamente auf die Zusammensetzung des intestinalen Mikrobioms einwirken. So konnte gezeigt werden, dass Medikamente wie nichtsteroidale Antiphlogistika (NSAR), Sulfasalazin und Prednisolon teilweise antibakterielle Effekte *in vitro* besitzen und damit möglicherweise auf eine bisher wenig verstandene Art und Weise den Krankheitsverlauf von Autoimmunerkrankungen wie RA durch Modulation des Mikrobioms beeinflussen könnten [76].

Ein systematischer Review zeigt zudem, dass sich die Abundanz von *Haemophilus*, *Faecalibacterium*, *Streptococcus*, *Prevotella spp. und Prevotella copri* zwischen RA-Patienten und gesunden Kontrollpersonen unterscheidet. Es wurden auch Hinweise auf eine veränderte Diversität im Mundraum und Gastrointestinaltrakt gefunden, die jedoch aufgrund zahlreicher konfundierender Faktoren in weiteren Studien genauer untersucht werden muss [81].

Dieses Wissen gezielt für die Stratifizierung und bessere Steuerung der medikamentösen Therapie bei RA sowie anderen Autoimmunerkrankungen zu nutzen, wird zukünftig voraussichtlich entscheidend sein, um die Therapieeffizienz der entsprechenden Medikamente zu erhöhen.

9.2.2. Diabetes mellitus Typ 1

Nach Schätzungen des "*Type 1 Diabetes Index Project*" von 2022 liegt die weltweite Prävalenz von T1DM bei etwa 8,4 Millionen diagnostizierten Fällen, was zusammen mit der geschätzten Dunkelziffer eine weltweite Prävalenz von 12,17 Millionen Fällen ergibt. In Deutschland wurde die Prävalenz bei Erwachsenen im Jahr 2016 auf 0,49 % geschätzt (0,45 % bei Frauen und 0,54 % bei Männern) [82]. T1DM ist eine organspezifische Autoimmunerkrankung, die durch die Zerstörung der insulinproduzierenden Langerhans-Inselzellen im Pankreas gekennzeichnet ist. Neben genetischen Faktoren wie Humanen-Leukozyten-Antigen-Risikoallelen (HLA-Risikoallelen) scheint auch das intestinale Mikrobiom die Pathophysiologie des T1DM wesentlichen zu beeinflussen.

NOD (*non-obese diabetic*)-Mäuse sind ein genetisches Modell, dass die bei T1DM auftretende autoimmune Insulinitis simuliert (☞ Abb. 9.2). Während NOD-Mäuse ohne funktionelles MyD88, einem für die *Toll-like*-Rezeptoren vermittelte Signalkaskade wichtigen Adapterprotein, vor einer

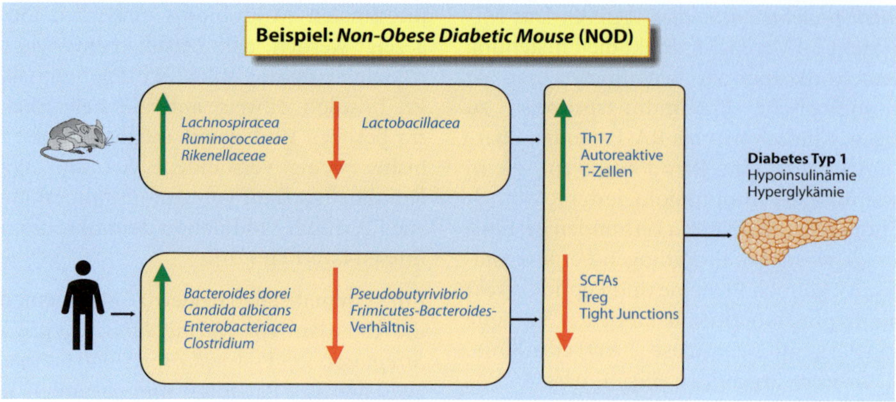

Abb. 9.2: Veränderungen in der Zusammensetzung des Mikrobioms und ihre Auswirkung auf das Immunsystem am Beispiel des NOD-Mausmodells bei suszeptiblen Mausstämmen und Patienten. Modif. nach Clemente et al. [14].

entzündlichen Destruktion von pankreatischen Betazellen geschützt sind, ist dies in gnotobiotischen MyD88-/-NOD-Mäusen nicht der Fall [68]. Ein Transfer der intestinalen Mikrobiota von Diabetes-geschützten MyD88-/-NOD-Mäusen führte zu einer reduzierten Insulitis und einem verspätet auftretenden Diabetes in entsprechend rekolonisierten NOD-Mäusen [48].

Eine mögliche Rolle in der durch das Mikrobiom modulierten T1DM-Pathophysiologie könnte *Bacillus cereus* besitzen; ein Bakterienstamm, der im NOD-Mausmodell den Ausbruch einer Insulinitis verzögern konnte. Humane Daten zeigen, dass spezifische Veränderungen der intestinalen Mikrobiota noch vor der Manifestierung eines T1DM auftreten können. Kinder mit einer genetischen Prädisposition konnten ihr T1DM-Risiko durch eine frühzeitige Probiotika-Supplementation mit *Lactobacillus*- und *Bifidobacterium*-Stämmen reduzieren [62]. Charakteristisch für das Mikrobiom von T1DM-Patienten ist zudem eine reduzierte Artenvielfalt und eine veränderte Ratio zwischen *Firmicutes* zu *Bacteroidetes* [17].

Eine gesonderte Rolle in der Pathophysiologie des T1DM scheinen auch SCFA zu besitzen. So weisen T1DM-Patienten eine geringere Konzentration von SCFA-produzierenden Bakterien im Darm auf, welches die bei entsprechenden Patienten beschriebene geringere SCFA-Plasmakonzentration erklären könnte [16]. Im Mausmodell konnte eine die SCFA-Bildung unterstützende ballaststoffreiche Ernährung der Entstehung eines T1DM vorbeugen [43]. Auch könnte eine Störung der intestinalen Barrierefunktion eine wichtige Rolle bei T1DM einnehmen, die bei entsprechenden Patienten vermehrt beobachtet wird [63]. In diesem Zusammenhang konnte erst kürzlich gezeigt werden, dass erhöhte postprandiale Blutzuckerwerte in der Maus über die Beeinträchtigung von epithelialen Zell-Zell-Kontakten zu einer gesteigerten intestinalen Permeabilität führen [61]. Ob dies auf den Menschen übertragbar ist und an der Entstehung von T1DM beiträgt, ist Gegenstand aktueller Studien.

In einer klinischen Studie wurde festgestellt, dass Personen mit T1DM eine geringere Abundanz des kommensalen Bakteriums *Streptococcus salivarius* in der Mundhöhle aufweisen, was wahrscheinlich auf die Konkurrenz mit dem pathogenen *Streptococcus mutans* zurückzuführen ist. Diese Reduktion wurde auch im Darm beobachtet und korrelierte dort mit einer Zunahme fakultativer Anaerobier wie Enterobakterien sowie mit Anzeichen einer Darmentzündung. Die Ergebnisse zeigen, dass Veränderungen im oralen Mikrobiom die mikrobiellen Populationen im Darm beeinflussen können, was möglicherweise zu den Entzündungsprozessen bei T1DM beiträgt [91].

Außerdem konnte eine systematische Übersichtsarbeit unterschiedliche Darmmikrobiomprofile zwischen T1DM-Patienten und gesunden Kontrollpersonen zeigen. Die Dysbiose des Mikrobioms bei T1DM könnte über einen durchlässigen Darm, bakterielle Translokation und Entzündungen zu einer schlechten Glukosekontrolle beitragen. Die Auswirkungen einer direkten Manipulation des Darmmikrobioms auf die Darmpermeabilität und Blutzuckerkontrolle beim Menschen sind jedoch noch nicht ausreichend untersucht, was den Bedarf an weiterer Forschung zur Identifizierung spezifischer Signalwege und potentieller therapeutischer Ziele unterstreicht [77].

Eine Mendelsche Randomisierungsstudie mit zwei Stichproben, die den kausalen Zusammenhang zwischen der Darmmikrobiota und Autoimmunerkrankungen untersuchte, zeigte, dass eine höhere relative Häufigkeit der Gattung *Bifidobacterium* mit einem erhöhten Risiko für T1DM verbunden war. Interessanterweise ergab die Studie einen kausalen Zusammenhang zwischen der Gattung *Bifidobacterium* und sowohl T1DM als auch Zöliakie, jedoch keinen Hinweis auf eine umgekehrte Kausalität zwischen T1DM und Zöliakie und der Gattung *Bifidobacterium* [101].

Zusammenfassend zeigt die Forschung, dass T1DM durch das intestinale Mikrobiom beeinflusst wird, wobei die genauen Mechanismen und Interventionsmöglichkeiten noch weiter untersucht werden müssen.

9.2.3. Multiple Sklerose

Die Multiple Sklerose (MS) ist eine, durch autoreaktive B- und T-Zellen vermittelte, chronische entzündliche Autoimmunerkrankung mit primärer Manifestation im ZNS. Frauen erkranken bis zu dreimal häufiger als Männer [35]. Die geschätzte Zahl der Menschen mit MS ist weltweit von 2,3 Millionen im Jahr 2013 auf 2,8 Millionen im Jahr 2020 gestiegen. Dies entspricht einem von 3.000 Menschen auf der Welt, die mit MS leben. In den Ländern mit der höchsten Prävalenz ist bis zu einer von 300 Menschen an MS erkrankt. Zudem betrifft MS nicht nur Erwachsene – mindestens 30.000 Menschen unter 18 Jahren leben weltweit mit MS [90].

Ein Einfluss des Mikrobioms auf die Pathogenese der MS wird bereits seit längerem vermutet und wurde nun teilweise in murinen Modellen mechanistisch aufgearbeitet. Das meistgenutzte MS-Modell ist das der experimentellen autoimmunen Enzephalomyelitis (EAE, ☞ Abb. 9.3). An gnotobiotischen Mäusen konnte gezeigt werden, dass das Mikrobiom die Erkrankungsaktivität einer EAE beeinflusst. Während keimfreie Mäuse nur einen sehr milden EAE-Verlauf aufwiesen, entwickelten Mäuse nach entsprechender Rekolonisierung eine ausgeprägte zentralnervöse Entzündung [34].

Beobachtungen zeigen, dass bakterielle Enzyme die Bildung von Aryl-Hydrocarbon-Rezeptor (AHR)-Agonisten wie Indoxyl-3-Sulfat katalysieren. Dies könnte ein weiterer Mechanismus sein, durch den das Mikrobiom vermittelt wird. AHR-Agonisten sind unter anderem dafür bekannt, Entzündungen des ZNS zu lindern und direkt in die Darm-Hirn-Achse einzugreifen [52].

Bei MS-Erkrankten werden neben einer häufig vorliegenden unspezifischen intestinalen Dysbiose auch charakteristische Veränderungen im Sinne eines reduzierten Auftretens von SCFA-produzierenden Taxa wie z.B. *Butyricimonas* gefunden [27]. Ein therapeutisches Potential von SCFA bei MS legen Untersuchungen an transgenen Mäusen nahe. So konnte u.a. die Inzidenz einer genetisch begünstigten spontanen autoimmunen Enzepha-

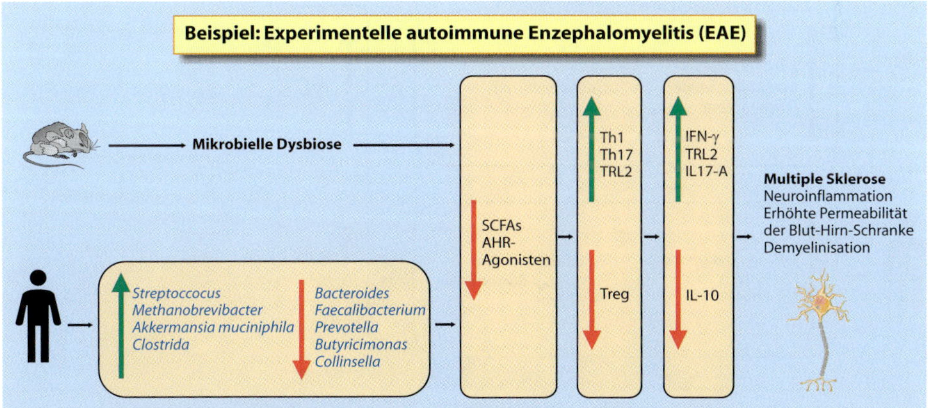

Abb. 9.3: Veränderungen in der Zusammensetzung des Mikrobioms und ihre Auswirkung auf das Immunsystem am Beispiel der EAE bei suszeptiblen Mausstämmen und Patienten. Modif. nach Clemente et al. [14].

lomyelitis durch die zusätzliche Gabe von Ballaststoffen gesenkt werden [5]. Humane Daten zeigen darüber hinaus, dass die orale Gabe von Propionat als ein postbiotischer Therapieansatz immunmodulatorische Effekte hat und damit verbunden den MS-Krankheitsverlauf verbessern konnte [21].

Die Ursache einer intestinalen Dysbiose als möglicher Entzündungsauslöser bei Multipler Sklerose könnte auch ein erhöhter Speisesalzkonsum sein. Mäuse, die mit salzreichem Futter gefüttert wurden, weisen eine erhöhte EAE-Aktivität auf. Mechanistisch konnte ebenfalls gezeigt werden, dass Speisesalz zu einer relativ selektiven Depletion von Lactobacillen führte und darüber eine proinflammatorische Th17-Immunpolarisation begünstigte. Entsprechend führte eine Supplementierung mit *Lactobacillus murinus* in Mäusen trotz parallel durchgeführter Hochsalzdiät zu einer deutlichen Abschwächung der EAE-Aktivität [69]. Eine Supplementierung mit PA stellte bei MS-Betroffenen das Treg/Th17-Gleichgewicht wieder her und führte über einen Zeitraum von drei Jahren zu einer Verringerung der Schubraten [29].

Ein systematischer Review zeigte, dass die meisten der bei MS differentiell vorkommenden Bakterien SCFA-Produzenten sind. Ein häufiges Muster bei der Veränderung der Mikrobiota war die Abnahme von *Firmicutes*, insbesondere *Lachnospiraceae*, *Bifidobacterium*, *Roseburia*, *Coprococcus*, *Butyricicoccus*, *Lachnospira*, *Dorea*, *Faecalibacterium* und *Prevotella*, sowie eine Zunahme von *Bacteroidetes*, *Akkermansia*, *Blautia* und *Ruminococcus* [94].

Die derzeitigen Erkenntnisse unterstreichen die bedeutende Rolle des Darmmikrobioms in der Pathophysiologie der MS, wobei sowohl die veränderte Zusammensetzung des Mikrobioms bei MS-Patienten als auch krankheitsmodifizierende Therapien Zusammensetzung es Mikrobioms beeinflussen. Der genaue Zeitpunkt und die Kausalität dieser Veränderungen, die relative Bedeutung der Mikrobiome an verschiedenen Körperstellen und der Einfluss von Umweltfaktoren müssen jedoch weiter untersucht werden, um ihren Beitrag zum Fortschreiten der MS zu klären [85].

9.2.4. Systemischer Lupus erythematodes

Der systemische Lupus erythematodes (SLE) ist eine Autoimmunerkrankung mit vielfältigen Erscheinungsformen, die vor allem junge Frauen betrifft. Bestimmte ethnische Gruppen sind anfälliger für die Entwicklung von SLE als andere und weisen eine höhere Morbidität und Mortalität auf [80]. In Deutschland liegt die Prävalenz zwischen 0,037% (etwa 31.000 Erkrankte) und 0,14 % (etwa 117.000 Erkrankte) [78]. Der SLE kann in jedem Lebensalter auftreten und befällt zahlreiche Organsysteme wie die Niere, Gelenke und die Haut. Die Symptome sind je nachdem, welches Organsystem befallen ist, äußerst divergent, was die Diagnosestellung häufig erschwert.

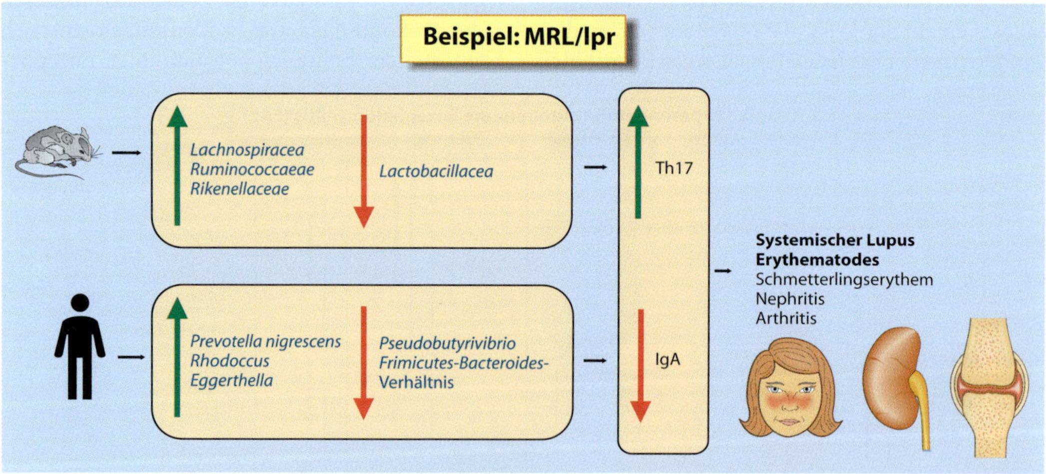

Abb. 9.4: Veränderungen in der Zusammensetzung des Mikrobioms und ihre Auswirkung auf das Immunsystem am Beispiel der MRL/lpr (*Murphy Roths Large/lymphoproliferation*) bei suszeptiblen Mausstämmen und Patienten. Modif. nach Clemente et al. [14].

Pathophysiologisch ist das Krankheitsbild des SLE durch eine Hyperaktivität von B-Zellen und einer erhöhten Menge zirkulierender Autoantikörper gegen DNA gekennzeichnet. Dabei wird auch zunehmend ein möglicher Einfluss des intestinalen Mikrobioms diskutiert. Sowohl SLE-Patienten als auch murine SLE-Modelle weisen dabei Veränderungen der intestinalen Mikrobiota auf [40] (☞ Abb. 9.4).

Genetisch suszeptible MRL/lpr-Mäuse weisen eine reduzierte Artenvielfalt in den Familien von *Lactobacillaceae* und eine erhöhte Artenvielfalt an *Lachnospiraceae* auf. Die Therapie mit Retinsäure führt in Maus-Studien nicht nur zu einer symptomatischen Verbesserung der SLE-Aktivität, sondern auch zu einer Erhöhung von *Lactobacilli* spp. [74]. Des Weiteren konnte die orale Gabe von *Lactobacillus*-Stämmen (*Lactobacillus oris, Lactobacillus rhamnosus, Lactobacillus reuteri, Lactobacillus johnsonii* und *Lactobacillus gasseri*) die Konzentration von Autoantikörpern gegen dsDNA im Blut senken und die Nierenfunktion im Sinne einer Lupusnephritis bei den untersuchten Mäusen verbessern [45].

Entsprechend der in SLE-Mäusen zu beobachteten Mikrobiomveränderungen finden sich auch in SLE-Patienten typische Veränderungen. Bei ihnen ist eine geringere mikrobielle Diversität mit einer reduzierten *Firmicutes*- und erhöhten *Bacteroidetes*-Abundanz zu beobachten [25]. Während die Gattungen *Rhodococcus, Eggerthella* und *Prevotella* vermehrt vorkommen, sind *Pseudobutyrivibrio* und *Lactobacillaceae* in verringerter Anzahl vertreten. Die bei SLE beobachtete Dysbiose ist dabei mit einer verstärkten lokalen Entzündungsreaktion assoziiert. Diese ist durch erhöhte Werte proinflammatorischer Zytokine (IL-6, IL-17 und IL-33), einer verstärkte Th17-Immunantwort sowie eine erhöhte Präsenz von Autoantikörpern gegen doppelsträngige DNA gekennzeichnet [29]. Ob die bei SLE beobachtete Dysbiose auf die häufig bei betroffenen Patienten vorkommende reduzierte mukosale Plasmazellkonzentration zurückzuführen ist oder andere Ursachen hat, ist derzeit noch ungeklärt.

Darüber hinaus zeigen Studien, dass Patienten mit aktivem SLE signifikant Erhöhungen in den Gattungen *Lactobacillus, Streptococcus, Megasphaera, Fusobacterium, Veillonella, Oribacterium, Odoribacter, Blautia* und *Campylobacter* aufweisen, während die Gattungen *Faecalibacterium, Roseburia* und *Ruminococcusgnavus* in der Remission verringert sind. Diese Ergebnisse legen nahe, dass eine Dysbiose zur Krankheitsaktivität bei SLE beitragen kann [97]. Andere klinische Studien bestätigen, dass Patienten mit SLE eine Imbalance der Darmmikrobiota mit einer Abnahme der nützlichen Bakterien und einer Zunahme der schädlichen Bakterien aufweisen. Außerdem können auch die zur Behandlung von SLE eingesetzten Medikamente die Darmflora verändern [100].

Einzelne Studien deuten darauf hin, dass Probiotika bei der Behandlung von SLE nützlich sein könnten, indem sie Entzündungen reduzieren, die Immunreaktion verbessern und das Stoffwechselprofil optimieren. Trotz vielversprechender Ergebnisse ist die aktuelle Evidenz allerdings begrenzt. Weitere Forschung mit zusätzlichen randomisierten kontrollierten Studien ist erforderlich, um diese Ergebnisse zu bestätigen und die Wirksamkeit von Probiotika in der SLE-Behandlung genauer zu beurteilen [93].

9.2.5. Hashimoto-Thyreoiditis

Die Prävalenz der Hashimoto-Thyreoiditis (HT) variiert weltweit je nach sozioökonomischem Status zwischen 5,6 % und 11,4 %, mit höheren Prävalenzen in Regionen mit geringem sozioökonomischem Status [89]. Einige Quellen berichten davon, dass Frauen vier- bis zehnmal häufiger betroffen sind als Männer [89, 92]. Charakterisiert ist die HT durch eine chronische Entzündungsreaktion der Schilddrüse und die Bildung von Thyreoglobulin- und Thyreoperoxidase-Antikörpern. In Folge einer autoimmun vermittelten Destruktion des Schilddrüsengewebes kommt es zur Ausbildung einer Hypothyreose mit Verlust von peripheren Schilddrüsenhormonen.

Studien legen einen Einfluss des Mikrobioms bei HT nahe. Im Vergleich zu gesunden Probanden wiesen HT-Patienten höhere Diversitätsindizes auf, wobei Veränderungen in der Mikrobiota-Zusammensetzung häufig mit den Schilddrüsenperoxidase-Antikörperspiegeln korrelierten [96]. Diese Verschiebung in der Zusammensetzung des Mikrobioms ist charakterisiert durch eine vermehrte Anzahl von *Firmicutes* und einer Reduktion von *Bacteroidetes* [75]. Unterhalb der Phyla-Ebene werden bei HT-Patienten *Lactobacillaceae* und *Bifidobacteriaceae* vermindert im Darm vorgefunden.

Funktonelle Studien zeigen, dass keimfrei aufgezogene Ratten mit genetischer Prädisposition für eine Autoimmunthyreoditis nach der Transplantation der intestinalen Mikrobiota konventionell gehaltener Ratten vermehrt eine autoimmune Thyreoiditis entwickeln [49]. Die Supplementation mit *Lactobacillus reuteri* führte in experimentellen autoimmunen Thyreoiditis-Modellen zu einer Reduktion der Entzündungsreaktion [65].

Darüber hinaus scheinen einige bakterielle Proteine der *Bifidobacterium*- und *Lactobacillus*-Stämme Aminosäuresequenzen zu besitzen, welche sich in identischer Abfolge in den Schilddrüsenproteinen Thyreoperoxidase und Thyreoglobulin wiederfinden. In *In-vitro*- und *In-silico*-Versuchen konnte gezeigt werden, dass diese Epitope durch humane Autoantikörper gebunden werden können. Inwieweit dies zu Kreuzreaktionen führen könnte, wurde in einigen Mausstudien untersucht. Die Supplementierung von *Lactobacillus rhamnosus* und *Bifidobacterium lactis* hatte dabei jedoch keinen signifikanten Einfluss auf den Krankheitsverlauf [31].

Auch wenn davon ausgegangen werden kann, dass das intestinale Mikrobiom einen Einfluss auf die Pathogenese und die Pathophysiologie des SLE hat, reicht die aktuelle Evidenz nicht aus, um die routinemäßige Verwendung von Probiotika oder Synbiotika zu empfehlen [98].

9.2.6. Autoimmunhepatitis

Die Autoimmunhepatitis (AIH) ist eine chronisch entzündliche T-Zell-vermittelte Autoimmunerkrankung der Leber, welche durch zirkulierende hepatische Autoantikörper gekennzeichnet ist. Die globale gepoolte Inzidenz und Prävalenz der AIH liegt bei etwa 15,7 pro 100 000 Einwohner mit einer höheren Prävalenz in europäischen und amerikanischen Bevölkerungen als in asiatischen Bevölkerungen. Darüber hinaus wurden höhere Inzidenz- und Prävalenzraten bei Frauen und älteren Menschen beobachtet [88]. Bleibt eine AIH unbehandelt, kann eine Leberzirrhose die Folge sein. Obwohl diverse AIH-Risikofaktoren wie der HLA-Haplotyp bekannt sind, ist die Ätiologie der Erkrankung derzeit größtenteils ungeklärt.

Neue Erkenntnisse an humanisierten AIH-Mausmodellen zeigen unter anderem eine Th1-gewichtete Immunpolarisierung, einen Mangel an regulatorischen T-Zellen im Lebergewebe und ein in seiner Diversität gemindertes intestinales Mikrobiom [72]. Veränderungen des Mikrobioms bei AIH sind vor allem durch den Anstieg der Anzahl an *Streptococcus*- und *Klebsiella-Gattungen* sowie reduzierte *Bifidobacterium*-Gattungen gekennzeichnet [39]. Funktionell zeigen sich eine gesteigerte intestinale Permeabilität und erhöhte Plasmaspiegel von proinflammatorischem Endotoxin.

Bereits Veränderungen des oralen Mikrobioms, wie eine erhöhte Abundanz von *Veillonella dispar* im Speichel von AIH-Patienten, könnten ausschlaggebend für den weiteren Krankheitsverlauf sein [1]. So korreliert die Präsenz von *Veillonella dispar* positiv mit den im Speichel vorhandenen Spiegeln der proinflammatorischen Zytokine IL-1β, IL-6, IL-8 und IL-12p70 [67]. Bei der Analyse von Speichelproben von AIH-Patienten und gesunden Kontrollpersonen wurden 51 Gattungen identifiziert, darunter *Streptococcus*, *Veillonella* und *Leptotrichia*, die in der AIH-Gruppe vermehrt vorkamen. Zudem waren 23 Genfunktionen, wie Membrantransport, Kohlenhydratstoffwechsel und Glycerolipidstoffwechsel bei AIH besonders ausgeprägt. Ein Diagnosemodell, das auf Biomarkern aus der oralen Mikrobiota basiert, zeigte eine hohe Genauigkeit in Entdeckungs (*discovery*)-, Validierungs- und überregionalen Validierungskohorten. Durch die Charakterisierung des oralen Mikrobioms bei AIH, konnte ein potentiell leistungsfähiges, nichtinvasives Diagnoseinstrument entwickelt werden [95].

9.3. Zusammenfassung

Die Bedeutung des intestinalen Mikrobioms für ein balanciertes Immunsystem wird durch viele funktionelle Studien in Mäusen und zunehmend auch in Humanstudien belegt. Veränderungen in der Zusammensetzung und Funktion des Mikrobioms resultieren aus verschiedenen Umwelteinflüssen wie Ernährung, Arzneimitteleinnahme und Infektionen sowie aus genetischen Faktoren. Dabei zeigt sich, dass ein westlicher Lebensstil tendenziell ein eher unvorteilhaftes Mikrobiom fördert, welches in die Pathophysiologie von Autoimmunerkrankungen involviert zu sein scheint. Ein gemeinsames Motiv vieler Autoimmunerkrankungen scheint dabei eine mit Veränderungen des Mikrobioms einhergehender Verlagerung hin zu einem proinflammatorischen Zytokinmilieu zu sein, welches sich unter anderem in einer für Autoimmunität charakteristische Th1- und Th17-Polarisierung des Immunsystems ausdrückt. Dabei scheinen diese Veränderungen hauptsächlich begünstigend, aber nicht kausal an der Entstehung von Autoimmunität beteiligt zu sein. Anders ist dies möglicherweise in Konstellationen, in denen Autoantikörper fälschlicherweise aufgrund von Sequenzhomologien mit intestinalen Mikroorganismen gebildet werden. Ob und in welchem Maß dies für definierte Autoimmunerkrankungen im Menschen zutrifft, kann derzeit aber noch nicht sicher beantwortet werden. Ebenso bleibt der Stellenwert einer gezielten Modulation des Mikrobioms bei Autoimmunerkrankungen, obgleich prinzipiell vielversprechend, aufgrund fehlender aussagekräftiger Studien vorerst noch ungeklärt.

Literatur

1. Abe K, Fujita M, Hayashi M et al. Gut and oral microbiota in autoimmune liver disease. Fukushima J Med Sci 2020;65(3):71-75

2. Arpaia N, Campbell C, Fan X et al. Metabolites produced by commensal bacteria promote peripheral regulatory T-cell generation. Nature 2013;504(7480):451-5

3. Atarashi K, Tanoue T, Oshima K et al. Treg induction by a rationally selected mixture of Clostridia strains from the human microbiota. Nature 2013;500(7461):232-6

4. Bäckhed F, Roswall J, Peng Y et al. Dynamics and stabilization of the human gut microbiome during the first year of life. Cell Host Microbe 2015;17 (5):690-703

5. Berer K, Martínez I, Walker A et al. Dietary nonfermentable fiber prevents autoimmune neurological disease by changing gut metabolic and immune status. Sci Rep 2018;8(1):10431

6. Bode L. Human milk oligosaccharides: every baby needs a sugar mama. Glycobiology 2012;22(9):1147-62

7. Bogdanos DP, Smyk DS, Rigopoulou EI et al. Twin studies in autoimmune disease: genetics, gender and environment. J Autoimmun 2012;38(2-3):J156-69

8. Brown J, Robusto B, Morel L. Intestinal Dysbiosis and Tryptophan Metabolism in Autoimmunity. Front Immunol 2020;11:1741

9. Camilleri M, Lyle BJ, Madsen KL et al. Role for diet in normal gut barrier function: developing guidance within the framework of food-labeling regulations. Am J Physiol Gastrointest Liver Physiol 2019;317(1):G17-G39.

10. Cardwell CR, Stene LC, Joner G et al. Caesarean section is associated with an increased risk of childhood-onset type 1 diabetes mellitus: a meta-analysis of observational studies. Diabetologia 2008;51(5): 726-35

11. Cardwell CR, Stene LC, Ludvigsson J et al. Breastfeeding and childhood-onset type 1 diabetes: a pooled analysis of individual participant data from 43 observational studies. Diabetes Care 2012;35(11):2215-25

12. Castoldi A, Favero de Aguiar C, Moraes-Vieira PM, Olsen Saraiva Câmara N. They must hold tight: Junction Proteins, microbiota and immunity in intestinal mucosa. Curr Protein Pept Sci 2015;16(7):655-71.

13. Christ A, Günther P, Lauterbach MAR et al. Western diet triggers NLRP3-dependent innate immune reprogramming. Cell 2018; 172(1-2):162-175.e14.

14. Clemente JC, Manasson J, Scher JU. The role of the gut microbiome in systemic inflammatory disease. BMJ 2018;360:j5145.

15. Cosorich I, Dalla-Costa G, Sorini C et al. High frequency of intestinal T(H)17 cells correlates with microbiota alterations and disease activity in multiple sclerosis. Sci Adv 2017;3(7):e1700492

16. de Groot PF, Belzer C, Aydin Ö et al. Distinct fecal and oral microbiota composition in human type 1 diabetes, an observational study. PLoS One 2017;12(12): e0188475.

17. Demirci M, Bahar Tokman H, Taner Z et al. Bacteroidetes and Firmicutes levels in gut microbiota and effects of hosts TLR2/TLR4 gene expression levels in adult type 1 diabetes patients in Istanbul, Turkey. J Diabetes Complications 2020;34(2):107449

18. Desai MS, Seekatz AM, Koropatkin NM et al. A dietary fiber-deprived gut microbiota degrades the colonic mucus barrier and enhances pathogen susceptibility. Cell 2016;167(5): 1339-1353.e21

19. Do MH, Lee E, Oh MJ et al. High-glucose or -fructose diet cause changes of the gut microbiota and metabolic disorders in mice without body weight change. Nutrients 2018;10(6):761

20. Donohoe DR, Garge N, Zhang X et al. The microbiome and butyrate regulate energy metabolism and autophagy in the mammalian colon. Cell Metab 2011;13(5): 517-26

21. Duscha A, Gisevius B, Hirschberg S et al. Propionic acid shapes the multiple sclerosis disease course by an immunomodulatory mechanism. Cell 2020;180(6): 1067-1080. e16

22. Eichner M, Protze J, Piontek A et al. Targeting and alteration of tight junctions by bacteria and their virulence factors such as Clostridium perfringens enterotoxin. Pflugers Arch 2017;469(1):77-90

23. Fang J, Fang D, Silver PB et al. The role of TLR2, TRL3, TRL4, and TRL9 signaling in the pathogenesis of

autoimmune disease in a retinal autoimmunity model. Invest Ophthalmol Vis Sci 2010;51(6):3092-9

24. Fischer A, Abdollahi-Roodsaz S, Böhm C et al. The involvement of Toll-like receptor 9 in the pathogenesis of erosive autoimmune arthritis. J Cell Mol Med 2018; 22(9):4399-4409.

25. Hevia A, Milani C, López P et al. Intestinal dysbiosis associated with systemic lupus erythematosus. mBio 2014;5(5):e01548-14

26. Hui W, Yu D, Cao Z, Zhao X. Butyrate inhibit collagen-induced arthritis via Treg/IL-10/Th17 axis. Int Immunopharmacol 2019;68:226-233

27. Jangi S, Gandhi R, Cox LM et al. Alterations of the human gut microbiome in multiple sclerosis. Nat Commun 2016;7:12015.

28. Jiang Z, Zhao M, Zhang H et al. Antimicrobial emulsifier-glycerol monolaurate induces metabolic syndrome, gut microbiota dysbiosis, and systemic low-grade inflammation in low-fat diet fed mice. Mol Nutr Food Res 2018;62(3)

29. Talaat RM, Mohamed SF, Bassyouni IH, Raouf AA. Th1/Th2/Th17/Treg cytokine imbalance in systemic lupus erythematosus (SLE) patients: Correlation with disease activity. Cytokine 2015;72(2):146-53

30. Kau AL, Ahern PP, Griffin NW et al. Human nutrition, the gut microbiome and the immune system. Nature 2011;474(7351):327-36

31. Kiseleva EP, Mikhailopulo KI, Sviridov OV, Novik GI, Knirel YA, Szwajcer Dey E. The role of components of Bifidobacterium and Lactobacillus in pathogenesis and serologic diagnosis of autoimmune thyroid diseases. Benef Microbes 2011;2(2):139-54

32. Kriegel MA, Sefik E, Hill JA et al. Naturally transmitted segmented filamentous bacteria segregate with diabetes protection in nonobese diabetic mice. Proc Natl Acad Sci U S A 2011;108(28): 11548-53

33. Le Doare K, Holder B, Bassett A, Pannaraj PS. Mother's Milk: A purposeful contribution to the development of the infant microbiota and immunity. Front Immunol 2018;9:361

34. Lee YK, Menezes JS, Umesaki Y, Mazmanian SK. Proinflammatory T-cell responses to gut microbiota promote experimental autoimmune encephalomyelitis. Proc Natl Acad Sci U S A 2011;108 Suppl 1(Suppl 1): 4615-22.

35. Leray E, Moreau T, Fromont A, Edan G. Epidemiology of multiple sclerosis. Rev Neurol (Paris) 2016;172(1): 3-13

36. Lerner A, Jeremias P, Matthias T. The world incidence and prevalence of autoimmune diseases is increasing. Int J Celiac Dis 2015;3(4):151-155.

37. Li B, Selmi C, Tang R, Gershwin ME, Ma X. The microbiome and autoimmunity: a paradigm from the gut-liver axis. Cell Mol Immunol 2018;15(6):595-609

38. Li Z, Guo J, Bi L. Role of the NLRP3 inflammasome in autoimmune diseases. Biomed Pharmacother 2020;130: 110542

39. Lin R, Zhou L, Zhang J, Wang B. Abnormal intestinal permeability and microbiota in patients with autoimmune hepatitis. Int J Clin Exp Pathol 2015;8(5):5153-60

40. Luo XM, Edwards MR, Mu Q et al. Gut microbiota in human systemic lupus erythematosus and a mouse model of lupus. Appl Environ Microbiol 2018;84(4): e02288-17

41. Maeda Y, Kurakawa T, Umemoto E et al. Dysbiosis contributes to arthritis development via activation of autoreactive T cells in the intestine. Arthritis Rheumatol 2016; 68(11):2646-2661

42. Manzel A, Muller DN, Hafler DA et al. Role of "Western diet" in inflammatory autoimmune diseases. Curr Allergy Asthma Rep 2014;14(1):404

43. Mariño E, Richards JL, McLeod KH et al. Gut microbial metabolites limit the frequency of autoimmune T cells and protect against type 1 diabetes. Nat Immunol 2017;18(5):552-562

44. Moelants EA, Loozen G, Mortier A et al. Citrullination and proteolytic processing of chemokines by Porphyromonas gingivalis. Infect Immun 2014;82(6):2511-9

45. Mu Q, Zhang H, Liao X et al. Control of lupus nephritis by changes of gut microbiota. Microbiome 2017;5(1): 73

46. Pabst O. New concepts in the generation and functions of IgA. Nat Rev Immunol 2012;12(12):821-32

47. Pahwa R, Balderas M, Jialal I et al. Gut microbiome and inflammation: A study of diabetic inflammasome-knockout mice. J Diabetes Res 2017;2017:6519785

48. Peng J, Narasimhan S, Marchesi JR et al. Long term effect of gut microbiota transfer on diabetes development. J Autoimmun 2014;53:85-94

49. Penhale WJ, Young PR. The influence of the normal microbial flora on the susceptibility of rats to experimental autoimmune thyroiditis. Clin Exp Immunol 1988; 72(2):288-92

50. Pianta A, Arvikar SL, Strle K et al. Two rheumatoid arthritis-specific autoantigens correlate microbial immunity with autoimmune responses in joints. J Clin Invest 2017;127(8): 2946-2956

51. Gaboriau-Routhiau V, Rakotobe S, Lécuyer E et al. The key role of segmented filamentous bacteria in the coordinated maturation of gut helper T cell responses. Immunity 2009 16;31(4):677-89

52. Rothhammer V, Mascanfroni ID, Bunse L et al. Type I interferons and microbial metabolites of tryptophan modulate astrocyte activity and central nervous system inflammation via the aryl hydrocarbon receptor. Nat Med 2016;22(6):586-97

53. Round JL, Mazmanian SK. Inducible Foxp3+ regulatory T-cell development by a commensal bacterium of the intestinal microbiota. Proc Natl Acad Sci U S A 2010;107(27):12204-9

54. Sandall J, Tribe RM, Avery L et al. Short-term and long-term effects of caesarean section on the health of women and children. Lancet 2018;392(10155):1349-1357

55. Scher JU, Nayak RR, Ubeda C et al. Pharmacomicrobiomics in inflammatory arthritis: gut microbiome as modulator of therapeutic response. Nat Rev Rheumatol 2020;16(5):282-292

56. Pietrzak B et al. Secretory IgA in intestinal mucosal secretions as an adaptive barrier against microbial cells. Int J Mol Sci 2020;21(23):9254.

57. Smyth MC. Intestinal permeability and autoimmune diseases. Biosci Horiz 2017;10:hzx015

58. Sorini C, Cosorich I, Lo M et al. Loss of gut barrier integrity triggers activation of islet-reactive T cells and autoimmune diabetes. PNAS 2019;116 (30):15140-15149

59. Huang J et al. Gut microbial metabolites alter IgA immunity in type 1 diabetes. JCI Insight 2020;5(10).

60. Tazoe H, Otomo Y, Karaki SI et al. Expression of short-chain fatty acid receptor GPR41 in the human colon. Biomed Res 2009; 30(3):149-56

61. Thaiss CA, Levy M, Grosheva I et al. Hyperglycemia drives intestinal barrier dysfunction and risk for enteric infection. Science 2018;359(6382):1376-1383

62. Uusitalo U, Liu X, Yang J et al; TEDDY Study Group. Association of early exposure of probiotics and islet autoimmunity in the TEDDY study. JAMA Pediatr 2016; 170(1):20-8

63. Vaarala O, Atkinson MA, Neu J. The "perfect storm" for type 1 diabetes: the complex interplay between intestinal microbiota, gut permeability, and mucosal immunity. Diabetes 2008;57(10):2555-62

64. Vatanen T, Kostic AD, d'Hennezel E et al; DIABIMMUNE Study Group, Xavier RJ. Variation in microbiome LPS immunogenicity contributes to autoimmunity in humans. Cell 2016; 165(4):842-53

65. Varian BJ, Poutahidis T, Levkovich T et al. Beneficial bacteria stimulate youthful thyroid gland activity. J Obes Weight-Loss Medic 2014; 4(2):220

66. Wegner N, Wait R, Sroka A et al. Peptidylarginine deiminase from *Porphyromonas gingivalis* citrullinates human fibrinogen and alpha-enolase: implications for autoimmunity in rheumatoid arthritis. Arthritis Rheum 2010;62(9):2662-72

67. Wei Y, Li Y, Yan L et al. Alterations of gut microbiome in autoimmune hepatitis. Gut 2020;69(3):569-577

68. Wen L, Ley RE, Volchkov PY et al. Innate immunity and intestinal microbiota in the development of Type 1 diabetes. Nature 2008;455(7216):1109-13

69. Wilck N, Matus MG, Kearney SM et al. Salt-responsive gut commensal modulates T(H)17 axis and disease. Nature 2017;551(7682):585-589

70. Wu HJ, Ivanov II, Darce J et al. Gut-residing segmented filamentous bacteria drive autoimmune arthritis via T helper 17 cells. Immunity 2010;32(6):815-27

71. Yoon HS. Neonatal innate immunity and Toll-like receptor. Korean J Pediatr 2010;53(12):985-8

72. Yuksel M, Wang Y, Tai N et al. A novel "humanized mouse" model for autoimmune hepatitis and the association of gut microbiota with liver inflammation. Hepatol 2015;62(5):1536-50

73. Zachariassen LF, Krych L, Rasmussen SH et al. Cesarean section induces microbiota-regulated immune disturbances in C57BL/6 mice. J Immunol 2019;202(1): 142-150.

74. Zhang H, Liao X, Sparks JB, Luo XM. Dynamics of gut microbiota in autoimmune lupus. Appl Environ Microbiol 2014;80(24):7551-60

75. Zhao F, Feng J, Li J et al. Alterations of the gut microbiota in Hashimoto's thyroiditis patients. Thyroid 2018;28(2): 175-186

76. Zheng H, Chen M, Li Y et al. Modulation of gut microbiome composition and function in experimental colitis treated with sulfasalazine. Front Microbiol 2017;8: 1703

77. Abuqwider J et al. Gut microbiome and blood glucose control in type 1 diabetes: a systematic review. Front Endocrinol 2023;14:1265696.

78. Albrecht K et al. Systematic review to estimate the prevalence of inflammatory rheumatic diseases in Germany. Zr Rheumatol 2024;83(Suppl 1):20-30.

79. Albrecht K, Callhoff J, Strangfeld A. Steigt die Prävalenz der rheumatoiden Arthritis wirklich an? Z Rheumatol 2022;81(4):323-327.

80. Barber MRW et al. Global epidemiology of systemic lupus erythematosus, Nat Rev Rheumatol 2021;17(9): 515-532.

81. Chu X-J et al. The oral and gut microbiome in rheumatoid arthritis patients: a systematic review. Rheumatol 2021;60(3):1054-1066.

82. Deutsche Diabetes Gesellschaft. Therapie des Typ-1-Diabetes S3-Leitlinie Version 5.1;2023:14-16.

83. Di Matteo A, Bathon JM, Emery P. Rheumatoid arthritis. Lancet 2023;402(10416):2019-2033.

84. Dou DR et al. Xist ribonucleoproteins promote female sex-biased autoimmunity, Cell 2024;187(3):733-749.e16.

85. Dunalska A, Saramak K, Szejko N. The role of gut microbiome in the pathogenesis of multiple sclerosis and related disorders. Cell 2023;12(13).

86. Elhage KG et al. Mendelian randomization studies in atopic dermatitis: A systematic review. J Investig Dermatol 2024;144(5):1022-1037.

87. Finckh A et al. Global epidemiology of rheumatoid arthritis. Nature Reviews Rheumatology [Preprint]. 2022

88. Hahn JW et al. Global incidence and prevalence of autoimmune hepatitis, 1970–2022: a systematic review and meta-analysis. eClinical Medicine 2023;65:102280.

89. Hu X et al. Global prevalence and epidemiological trends of Hashimoto's thyroiditis in adults: A systematic review and meta-analysis. Front Pub Health 2022;10: 1020709.

90. King R. 'The Multiple Sclerosis International Federation, Atlas of MS, 3rd Edition. PART 1: Mapping multiple sclerosis around the world key epidemiology findings', in. Multiple Sclerosis International Federation 2020. Available at: www.atlasofms.org.

91. Kunath BJ et al. Alterations of oral microbiota and impact on the gut microbiome in type 1 diabetes mellitus revealed by integrated multi-omic analyses. Microbiome 2022;10(1):243.

92. Mincer D, Jialal I. Hashimoto Thyroiditis. Treasure Island (FL): StatPearls Publishing [Preprint]. 2024

93. Mirfeizi Z, Mahmoudi M, Faridzadeh A. Probiotics as a complementary treatment in systemic lupus erythematosus: A systematic review. Health Sci Rep 2023; 6(10):e1640.

94. Ordoñez-Rodriguez A et al. Changes in gut microbiota and multiple sclerosis: A systematic review. Int J Env Res Publ Health 2023;20(5).

95. Rao B et al. Oral microbiome characteristics in patients with autoimmune hepatitis. Front cell Infect Microbiol 2021;11:656674.

96. Sawicka-Gutaj N et al. Microbiota alterations in patients with autoimmune thyroid diseases: A systematic review. Int J Mol Sci 2022;23(21).

97. Vieira JRP et al. Intestinal microbiota and active systemic lupus erythematosus: a systematic review. Adv Rheumatol 2021;61(1):42

98. Virili C et al. The relationship between thyroid and human-associated microbiota: A systematic review of reviews. Rev Endocr Metabol disorders 2024;25(1): 215-237.

99. Wang Y et al. Gut dysbiosis in rheumatic diseases: A systematic review and meta-analysis of 92 observational studies. EBioMed 2022;80:104055.

100. Xiang S et al. Association between systemic lupus erythematosus and disruption of gut microbiota: a meta-analysis. Lupus Sci Med 2022;9(1).

101. Xu Q et al. Causal relationship between gut microbiota and autoimmune diseases: A two-sample mendelian randomization study. Front Immunol 2021;12: 746998.

102. Wang N et al. Selective IgA deficiency in autoimmune diseases. Mol Med 2011;17:1383-1396.

10. Intestinales Mikrobiom und Ernährung

Das intestinale Mikrobiom wird in seiner Zusammensetzung und Funktion durch zahlreiche interne und externe Faktoren reguliert. Interne Faktoren sind immunologische Signale, wie beispielsweise die von den Darmepithelien synthetisierten Defensine, oder chemische Milieueigenschaften wie pH und Perfusion des Darms. Externe Faktoren sind vor allem Nahrungs- und Arzneistoffe (☞ Tab. 10.1). Unter diesen Regulatoren spielt die Nahrung eine zentrale Rolle als Modulator des intestinalen Mikrobioms [1, 2].

Intestinales Mikrobiom – Externe Regulatoren	
Nahrungsfaktoren	• Makronährstoffe • Mikronährstoffe • Ballaststoffe/Präbiotika • Fermentierte Nahrungsmittel
Arzneistoffe	• Probiotika • Antibiotika • Laxantien • Säureblocker (PPI) • Prokinetika • Laxatien • Nicht-steroidale Antiphlogistika (NSAID) • Metformin • etc.
Andere Faktoren	• Körperliche Aktivität • Haushalt und familiäre Situation • Kulturelle Faktoren • Stress • Krankheit • etc.

Tab. 10.1: Externe Regulatoren des intestinalen Mikrobioms.

Nahrungsstoffe sind nicht nur Modulatoren des intestinalen Mikrobioms, sondern auch mit zentralen Schlüsselfunktionen des Mikrobioms für den Menschen assoziiert.

> Die Darm-Mikrobiota unterstützt die Verdauung der Nahrung durch Erweiterung der enzymatischen Kapazität beim Menschen und auch bei vielen Tierspezies und optimiert dadurch die Energie- und Substratgewinnung aus der Nahrung.

Andere zentrale Schlüsselfunktionen des Mikrobioms für den Menschen sind – abgesehen von der Unterstützung der Verdauung – die Entwicklung und der Erhalt des Darmimmunsystems, die Abwehr von Pathogenen und Toxinen, die Regulation des zentralen und des enterischen Nervensystems, das Bewegungsverhalten sowie die Adaptation an Kälte. Die Unterstützung der Verdauung ist möglicherweise der wichtigste evolutionäre Vorteil, den die Darmbakterien dem Menschen geboten haben.

10.1. Mikrobielle Gene kodieren für Verdauungsenzyme

Die kommensalen Bakterien des Ökosystems Darm leben fast ausschließlich von der Nahrung, die wir aufnehmen. "*Die Darmbakterien essen mit*", könnte man sagen. Genauer formuliert leben die Darmbakterien von dem, was übrigbleibt. Der überwiegende Teil der Nahrungsaufnahme geschieht im Dünndarm, der nur dünn von Bakterien besiedelt ist. Die meisten Bakterien sind im Kolon lokalisiert und leben von dem, was im Dünndarm nicht absorbiert wurde. Das ist etwa 10-15 % der Nahrungsenergie [3, 4]. Man könnte auch sagen, die Kolonbakterien sind "Resteverwerter". Dazu sind sie mit einem einzigartigen Enzymsystem ausgestattet, das es ihnen erlaubt, viele Dinge zu verdauen, die wir mit unserem menschlichen Verdauungsenzymen im Dünndarm nicht oder nur unvollständig verdauen können.

> Untersuchungen des bakteriellen Metagenoms zeigten, dass dieses ca. 300-mal umfangreicher ist als das menschliche Genom (10 Millionen bakterielle Gene vs. 29.000 menschliche Gene) [5, 6].

Noch ist nicht bekannt, wofür all die zahlreichen bakterielle Gene kodieren, d.h. welche Funktionen sie bereitstellen. Ein wesentlicher Teil des enormen genetischen Repertoires der Darmbakterien sind Gene, die für Verdauungsenzyme kodieren. Beispielsweise enthält das Darmbakterium *Bacteroides thetaiotaomicron* 226 Glycosidasen, die die Verdauung zahlreicher Varianten von Kohlenhydraten erlauben, welche uns ansonsten nicht zugänglich wären. Umgekehrt können keimfreie Mäuse Zellulose und andere komplexe Kohlenhydrate nicht verdauen, weil ihnen die bakterielle Unterstützung fehlt [7-9]. Dies erklärt, warum die Bakterien so effektive Metabolisierer von Nahrungssubstraten sind und den Menschen bei der Verdauung von Nahrung wirksam unterstützen können.

Man nimmt an, dass die Bakterien mindestens die Hälfte dessen, was im Dünndarm nicht absorbiert werden konnte, durch Fermentierung im Kolon für den menschlichen Körper zugänglich machen können. Somit bewirken die Darmbakterien eine ca. 5-10 % höhere Energieaufnahme [7-9]. Dies ist in Zeiten von Bedrohung durch Hunger ein massiver Evolutionsvorteil und könnte erklären, warum der Mensch die grundsätzlich nicht ungefährliche Symbiose mit den Bakterien eingegangen ist. Dagegen wirkt sich eine solche bakterielle Unterstützung in Zeiten der Überernährung negativ aus und kann zur Pathogenese der Adipositas beitragen.

Die Darmbakterien unterstützen die Verdauung nicht nur dahingehend, dass die Energieaufnahme erhöht wird, d.h. der Wirkungsgrad der Energiegewinnung aus der Nahrung verbessert wird. Die Darmbakterien können aus Nahrungsstoffen Substrate synthetisieren und unserem Organismus zur Verfügung stellen, welche wir selbst mit dem menschlichen Enzymsystem nicht synthetisieren können und die deshalb bislang als "essentiell" angesehen wurden. Solche Substrate können beispielsweise vermeintlich essentielle Vitamine wie Vitamin B_{12} sein, wie schon lange bekannt ist [10]. Aber auch andere Vitamine sowie Milchsäure und kurzkettige Fettsäuren gehören zu den von Bakterien im Darm bereitgestellten Substraten [11, 12]. Gerade letzteren wird eine zunehmend relevante biologische Bedeutung zugesprochen. Sie tragen nicht nur zur Regulierung des Darm-pH bei, sondern sind auch essentielles Energiesubstrat für Enterozyten. Zudem regulieren sie komplexe immunologische Funktionen über die G-protein-gekoppelten Rezeptoren GPR41, GPR43 und GPR109A [13].

Voraussetzung für die bakterielle Unterstützung bei der Verdauung ist, dass Bakterien vorhanden sind, welche die für das jeweilige Angebot an Nahrungssubstraten mit passenden Verdauungsenzymen ausgestattet sind.

Bakterien, die die Eigenschaft erfüllen, mit passenden Verdauungsenzymen ausgestattet zu sein, profitieren vom aktuellen Nahrungsangebot und können sich vermehren. Damit wird auch das gerade benötigte Repertoire an Verdauungsenzymen vermehrt und die Verdauung innerhalb von kurzer Zeit merklich verbessert. Zusätzlich werden wertvolle Substrate bereitgesellt, die zu unserer Gesundheit beitragen (☞ Abb. 10.1). Diese schnelle funktionelle Adaptation an die jeweilige Nahrungssituation macht uns Menschen zu sehr effektiven Nahrungssubstratverwertern. In Zeiten von Überernährung entwickelt sich das System zu Höchstleistungen, weil das System nicht für dauerhafte Überernährung, sondern vielmehr zur passageren Überernährung, die bald wieder von Mangelernährungsphasen abgelöst wird, programmiert ist. Allerdings bleiben diese Mangelernährungsphasen für die meisten Menschen der Wohlstandsländer aus [14].

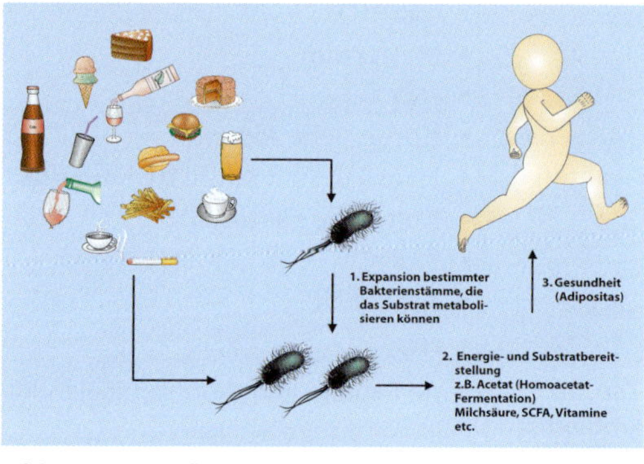

Abb. 10.1: Einfluss der Ernährung auf das Darm-Mikrobiom. Kommensale Darmbakterien, die im Überschuss vorhandene Nahrungssubstrate metabolisieren können, expandieren und liefern dadurch dem menschlichen Organismus zusätzlich Nahrungsenergie und Substrate wie *short-chain fatty acids* (SCFA), die zur Gesundheit beitragen, aber auch die Entstehung von Adipositas begünstigen können. Weitere Erläuterungen im Text. Modifiziert nach Bischoff SC. Ernährung und Darm-Mikrobiom. Der Gastroenterologe, 2019.

10.2. Das Mikrobiom ist Spiegelbild von Ernährung und Lebensstil

"*Du bist was du isst*", war lange Zeit ein beliebter Slogan, der im Zeitalter der Mikrobiomforschung präzisiert werden sollte: "*Du und dein Mikrobiom sind was du isst*", denn tatsächlich ist das Mikrobiom in wesentlichen Teilen ein Spiegelbild unserer Ernährungsformen und unseres Lebensstils.

Dass das intestinale Mikrobiom ein Spiegelbild unserer Ernährung ist haben beispielsweise vergleichende Mikrobiomuntersuchungen an Kindern aus Europa und aus Burkina Faso gezeigt. Bei den afrikanischen Kindern, die sich noch weitgehend entsprechend einer Art von Steinzeitdiät ernährten, zeigte sich eine klare Dominanz der *Bacteroidetes* im Darm, während bei Kindern aus Europa die Firmicuten dominierten. Diese Unterschiede waren nicht graduell, sondern fundamental, wie die Analysen zur Zusammensetzung der Darmbakterien zeigten [15]. Es wurde auch gezeigt, dass sich ein solch gravierender Unterschied im Mikrobiom auf die intestinale Synthese von kurzkettigen Fettsäuren auswirkt. Tatsächlich wiesen Kinder aus Burkina Faso deutlich höhere fäkale Konzentrationen von Butyrat, Proprionat und Acetat auf als europäische Kinder, was erklären könnte, warum Kinder aus Burkina Faso trotz niedrigerer Hygienestandards weniger Darminfekte haben als Kinder aus Europa [15].

Ein anderes Beispiel sind die Zwillingsstudien, die zur Rolle des Mikrobioms bei Adipositas durchgeführt wurden. Bei Menschen, die dauerhaft zu viel Nahrung aufnehmen, verändert sich das intestinale Mikrobiom. Diese Form der Dysbiose ist gekennzeichnet durch eine reduzierte bakterielle Diversität, durch reduzierte Bakterienphyla (z.B. *Bacteroidetes*) und reduzierte Bacterienspezies (z.B. *Akkermansia muciniphila*), während bestimmte *Firmicutes*-Stämme zunehmen. Eine solche "adipogene Dysbiose" trägt zur Entwicklung von Folgeerkrankungen wie Inflammation, Fettlebererkrankung und Insulinresistenz bei [3]. Es konnte gezeigt werden, dass mit Mikrobiota von über- oder normalgewichtigen Zwillingen beimpfte keimfreie Mäuse die Mikrobiota-Eigenschaften des Spenders annehmen. Trotz normokalorischer, fettarmer und ballaststoffreicher Ernährung haben Mäuse, die mit einer Mikrobiota von übergewichtigen Zwillingen geimpft waren, mehr zugenommen als Mäuse, die Darmbakterien von normgewichtigen Zwillingen erhalten haben [16, 17]. Dies wurde als Beleg dafür angesehen, dass es die "adipogene Dysbiose" gibt und dass sie übertragbar ist. Die "adipogene Dysbiose" spiegelt also einen Lebensstil wider, der von Überernährung geprägt ist.

Welche Nahrungsstoffe modulieren das Darm-Mikrobiom?

Die Antwort ist einfach: Alle Nahrungsstoffe, die von Bakterien metabolisiert werden, verändern das Darm-Mikrobiom, und das sind nahezu alle, die wir mit der Ernährung zu uns nehmen. Somit spielen Menge und Art der Nahrungsstoffe für die Gestaltung des Darm-Mikrobioms eine Rolle.

Eine besondere Bedeutung werden den Ballaststoffen (*fibers*) zugesprochen. Früher hat man die Ballaststoffe, die durch menschliche Enzyme nicht verdaut werden können und deshalb unverdaut in den Dickdarm gelangen, in

- unlösliche (z.B. Stärke in Kartoffeln und Getreide) und
- lösliche (Pectin in Obst bzw. Gemüse, Agar, Guar und Oligosaccharide wie Inulin, Fruktooligosaccharide in Obst bzw. Gemüse oder Galactooligosaccharide in Milchprodukten)

eingeteilt. Diese Einteilung ist im Zeitalter der Mikrobiomforschung zu hinterfragen, denn entscheidender als solche biochemischen Eigenschaften sind die funktionellen Eigenschaften, die durch die Metabolisierung durch die Darmbakterien im Dickdarm bestimmt werden. Deshalb spricht man neuerdings von *microbiota-accessible carbohydrates* (MACs), die das Gros der Ballaststoffe repräsentieren, denn die meisten können bakteriell fermentiert werden [18].

Eine reichliche Aufnahme von MACs kann zur Diversität der Darm-Mikrobiota und damit zu einem funktionell gesunden Darm-Milieu beitragen.

Jede einseitige Ernährung, wozu auch eine zuckerreiche (insbesondere fruktosereiche) und MACs-arme Ernährung gehört, führt zu einer Dysbiose, wie am Beispiel der Adipositas gezeigt wurde [3, 19-21]. Neben einer ungesunden Ernährung spielen wahrscheinlich weitere Umweltfaktoren eine Rolle für die Entstehung der "vulnerablen Mikrobiota im Industriezeitalter", die mit einer verminderten Produktion kurzkettiger Fettsäuren, einer gestörten Appetitregulation und einer Störung der Darmbarriere (*leaky gut*) einhergeht [22].

In der Folge der Darmbarrierestörung kommt es konsekutiv zu einer subklinischen Inflammation und einer erhöhten Suszeptibilität für kardiometabolische Erkrankungen.

In diesem Zusammenhang wird oft die Frage gestellt, wie man eine "gesunde Darm-Mikrobiota" erkennt und wie eine für die Darm-Mikrobiota "gesunde Ernährung" aussieht. Beide Fragen lassen sich derzeit nicht abschließend beantworten.

Die heute in medizinischen Routinelabors meist angebotenen Mikrobiomanalysen basieren auf quantitativer PCR-Analyse einiger weniger Bakterienstämme (ca. 10-30 Stämme von ca. 500-1.000) und gibt deshalb nur die Spitze eines Eisbergs wieder. Umfangreichere Mikrobiomanalysen (mittels 16S rRNA oder *full sequencing*) sind derzeit noch Forschungszwecken vorbehalten. Aber auch einfache gastroenterologische Parameter wie Stuhlanamnese, Ausmaß von Blähungen und vielleicht auch Darmbarriere-Marker können für ein Monitoring der gesunden intestinalen Mikrobiota helfen.

Eine für die Darm-Mikrobiota "gesunde Ernährung" sollte reichlich MACs enthalten und einen bedarfsgerechten Energiegehalt aufweisen. Ob andere Nahrungssubstrate als MACs hier auch eine Rolle spielen, beispielsweise ausgewählte Aminosäuren oder Fettsäuren, ist wahrscheinlich, aber noch nicht abschließend geklärt.

Die enge Verbindung zwischen Mikrobiom und Ernährung erschwert die Forschung auf diesem Gebiet, denn die Ernährung der Menschen (und damit auch der Teilnehmer vieler groß angelegter Studien) ist sehr heterogen. Wir können nahezu alles essen, wir sollten uns vielseitig und ausgewogen ernähren, aber viele Menschen entscheiden sich für spezielle, nicht selten mehr oder weniger einseitige Diäten, die das Darm-Mikrobiom beeinflussen. Im Ergebnis beobachten wir beim Menschen eine erhebliche Variabilität des Mikrobioms, das auch als Grundrauschen im intestinalen Ökosystem der kommensalen Bakterien bezeichnet wird. In definierten Modellsystemen wie dem der Labormaus fällt die Variation der Ernährungs- und Umweltbedingungen deutlich geringer aus, was erklärt, warum das Darm-Mikrobiom dieser Mäuse homogener ist als das der Menschen und nicht alle Ergebnisse aus Mausstudien auf den Menschen übertragen werden können [23].

10.3. "Microbiota-targeted nutritional therapy"

Es mehren sich wissenschaftliche Hinweise, dass eine Ernährungstherapie, die individuelle Mikrobiomdaten berücksichtigt, effektiver sein könnte als eine konventionelle Ernährungstherapie. Dabei werden vielfach nicht nur Mikrobiomdaten, sondern auch andere Individualdaten wie bisherige Ernährungsgewohnheiten, anthropometrische Daten, Laborparameter etc. berücksichtigt. Das "*machine learning*" bzw. Methoden der künstlichen Intelligenz (KI) werden eingesetzt, um das Paket der Individualdaten mit einem definierten Outcome zu korrelieren und schließlich Algorithmen zu entwickeln, die eine Prädiktion auf individuelle Ernährungsbedürfnisse bzw. individuelle metabolische Verträglichkeiten bzw. Unverträglichkeiten erlauben und somit eine neue Basis für eine wissenschaftsbasierte individuelle Ernährungstherapie anbieten. Die Individualität variiert nicht notwendigerweise von Mensch zu Mensch, sondern fasst metabolische Cluster zusammen, d.h. Subgruppen, die durch eine bestimmte Datenkonstellation definiert sind und eine subgruppenspezifische Ernährung brauchen bzw. davon profitieren. Dieser vollkommen neue und möglicherweise etwas abstrakt klingende Ansatz soll an drei Beispielen erläutert werden.

Beispiel 1

Personalisierte Ernährung durch Vorhersage glykämischer Reaktionen [24]

Die postprandiale Hyperglykämie ist ein etablierter Marker für das metabolische Risiko und korreliert mit dem Auftreten von Typ 2-Diabetes mellitus, kardiovaskulären Erkrankungen und Fettlebererkrankungen. Die postprandiale Hyperglykämie ist nicht nur von der Ernährung, sondern auch von anderen individuellen Faktoren abhängig. So kann dasselbe Nahrungsmittel beim einen eine postprandiale Hyperglykämie auslösen, bei anderen nicht. Dies erschwert die Beratung auf eine Ernährung, welche möglichst wenig postprandiale Hyperglykämie verursacht. Die Autoren haben dafür folgende Prädiktoren gewählt:

- Ernährungsgewohnheiten
- körperliche Aktivität
- Anthropometrie
- Laborwerte und
- Mikrobiomdaten

Diese Daten wurden einem *Personalized Nutrition Predictor* gefüttert – einem KI-Computer, der nach Eingabe vieler solcher Daten und dazugehöriger postprandialer Hyperglykämieantworten Algorithmen entwickelt, welche eine individuelle Vorhersage von Hyperglykämieantworten auf definierte Nahungsmittel erlauben. Die Prädiktionskorrelation konnte dadurch von R=0,33-0,38 (konventionelle Korrelation mit Kohlenhydrataufnahme oder Energieaufnahme) auf R=0,68-0,70 (KI-basierte Korrelation mit multiplen individuellen Daten) gesteigert werden. Dadurch kann der individuelle Erfolg einer auf Reduktion der postprandialen Hyperglykämie ausgerichteten Ernährungstherapie massiv verbessert werden. Bei diesem Ansatz spielen die Mikrobiomdaten eine herausragende, aber nicht die einzige Rolle. Zusammengefasst hat die Arbeit von Zeevi et al. vom Rehovot-Institut in Israel gezeigt, dass eine postprandiale Hyperglykämie nicht nur von der Mahlzeit, sondern auch vom Individuum und seinem Mikrobiom abhängt und dass sie sich durch Algorithmen auf Individualbasis vorhersagen lässt. Relevante Faktoren hierfür sind der Kohlenhydrat-, Fett-, Natrium-, Wasser- und Ballaststoffgehalt in der Nahrung sowie Mikrobiota-Komponenten. Diätempfehlungen basierend auf individuell vorhergesagten Hyperglykämie-Eigenschaften sind höchst erfolgreich hinsichtlich der Optimierung des Blutzucker-Tagesprofils und der Vermeidung von Blutzucker-Spitzen, sie unterstützen eine "gesunde Darm-Mikrobiota" und haben möglicherweise einen Langzeit-Benefit, der über die Vermeidung von postprandialer Hyperglykämie hinausgeht.

Beispiel 2

> Brot beeinflusst klinische Parameter und induziert mit dem Darm-Mikrobiom assoziierte individuelle glykämische Reaktionen [25].

Diese Arbeit aus derselben Arbeitsgruppe wie die zuvor vorgestellte Arbeit ist eine Art Fortsetzungsstudie. Korem et al. führten eine Crossover-Studie mit industriellem Weiß- oder handwerklichem Sauerteigbrot durch und fanden in der Summe keinen signifikanten Unterschied in der klinischen Wirkung, wobei die Zusammensetzung des Darm-Mikrobioms im Allgemeinen stabil blieb. Sie zeigten aber auch, dass die glykämische Reaktion auf die beiden Brotsorten personenspezifisch und mit dem Mikrobiom assoziiert ist. Dies bedeutet, dass es Individuen gibt, die eher vom Sauerteigbrot profitieren (eher eine Mehrheit), aber auch andere, die vom Weißbrot profitieren, was die Bedeutung der Personalisierung der Ernährung hervorhebt.

Beispiel 3

> Auswirkungen von auf Mikrobiota ausgerichteten Lebensmitteln bei gnotobiotischen Tieren und unterernährten Kindern [26]

In der dritten Arbeit, die aus den USA kommt, werden neuartige Diäten untersucht, die nach ihrer Wirkung auf das intestinale Mikrobiom zusammengestellt wurden. Hintergrund ist, dass Kinder mit schwerer Malnutrition aus Bangladesh eine Dysbiose aufweisen mit Darm-Mikrobiota-Communities, die unreifer erscheinen als die von altersentsprechenden gesunden, normalernährten Kindern. Gegenwärtige therapeutische Nahrungsmittel, die Kindern mit schwerer Malnutrition verabreicht werden, wurden weder hinsichtlich der Entwicklungsbiologie noch hinsichtlich ihrer Wirkung auf die Darm-Mikrobiota entwickelt. Sie sind weitgehend unwirksam zur Verhinderung langfristiger Folgen von Unterernährung wie neurologische Entwicklungsstörungen und Immunschwäche. Auf der Basis von umfangreichen Studien in keimfreien Mäusen und Minischweinen wurden verschiedene neuartige Diätprototypen (*microbiota-directed complementary food*, MDCF) entwickelt, die in den Tierversuchen in der Lage waren, die unreifen Darm-Mikrobiota-Communities zu reduzieren. Diese Diäten waren im Vergleich zur Kontrolldiät isokalorisch und wiesen sogar eine ähnliche Makronährstoffverteilung auf, aber sie enthielten andere Nahrungsinhaltsstoffe wie Kichererbsenmehl, Erdnussmehl, Sojamehl und rohe Banane. In der Studie konnte dann an mangelernährten Kindern gezeigt werden, dass bestimmte Prototypen dieser MDCF-Diäten nicht nur das Wachstum förderten, sondern auch deutlich wirksamer waren als Kontrolldiäten hinsichtlich der Knochenentwicklung und der Entwicklung des ZNS. Mit einem solchen neuartigen Ernährungsansatz könnten erstmals schwerwiegende Langzeitfolgen der Malnutrition wie *Stunting* (Unterentwicklung) verringert werden.

Diese drei Beispiele zeigen einen Ausblick in die Zukunft der modernen Ernährungstherapie auf, die individualisiert und automatisiert erfolgen kann. Trotz aller Begeisterung für die neuen ernährungstherapeutischen Ansätze gibt es mehrere offene Fragen:

- Lassen sich die postprandialen Glukosedaten und die Brotdaten auf andere Nahrungsmittel und Krankheitsrisikomarker ausdehnen?
- Ist das individualisierte "*machine learning-predictor*-Prinzip" generell in der Ernährungsberatung anwendbar?
- Was bedeutet das für die Zukunft der Ernährungsberatung?

Wahrscheinlich werden wir in kurzer Zeit weitere Studien dieser Art sehen, die die offenen Fragen mehr und mehr beantworten werden.

Literatur

1. Rothschild D, Weissbrod O, Barkan E et al. Environment dominates over host genetics in shaping human gut microbiota. Nature 2018;555: 210-215.

2. Schmidt TSB, Raes J, Bork P. The human gut microbiome: From association to modulation. Cell 2018;172: 1198-1215.

3. Tremaroli V, Bäckhed F. Functional interactions between the gut microbiota and host metabolism. Nature 2012;489:242-9.

4. Bischoff SC. 'Gut health': a new objective in medicine? BMC Med 2011;9:24.

5. Qin J, Li R, Raes J, Arumugam M, Burgdorf KS, Manichanh C, et al. Richness of human gut microbiome correlates with metabolic markers. Nature 2013;500:541-6.

7. Bäckhed F, Ding H, Wang T et al. The gut microbiota as an environmental factor that regulates fat storage. Proc Natl Acad Sci U S A 2004;101:15718-23.

8. Bäckhed F, Manchester JK, Semenkovich CF, Gordon JI. Mechanisms underlying the resistance to diet-induced obesity in germ-free mice. Proc Natl Acad Sci U S A 2007;104:979-84.

9. Bäckhed F. 99th Dahlem conference on infection, inflammation and chronic inflammatory disorders: the normal gut microbiota in health and disease. Clin Exp Immunol 2010;160:80-4.

10. Albert MJ, Mathan VI, Baker SJ. Vitamin B12 synthesis by human small intestinal bacteria. Nature 1980;283: 781-2.

11. Putnam EE, Goodman AL. B vitamin acquisition by gut commensal bacteria. PLoS Pathog 2020;16: e1008208.

12. Morrison DJ, Preston T. Formation of short chain fatty acids by the gut microbiota and their impact on human metabolism. Gut Microbes 2016;7:189-200.

13. Parada Venegas D, De la Fuente MK, Landskron G et al. Short chain fatty acids (SCFAs)-mediated gut epithelial and immune regulation and its relevance for inflammatory bowel diseases. Front Immunol 2019;10:277. Erratum in: Front Immunol 2019;10:1486.

14. Bischoff SC, Boirie Y, Cederholm T et al. Towards a multidisciplinary approach to understand and manage obesity and related diseases. Clin Nutr 2017;36:917-938.

15. De Filippo C, Cavalieri D, Di Paola M et al. Impact of diet in shaping gut microbiota revealed by a comparative study in children from Europe and rural Africa. Proc Natl Acad Sci U S A 2010;107:14691-6.

16. Ridaura VK, Faith JJ, Rey FE et al. Gut microbiota from twins discordant for obesity modulate metabolism in mice. Science 2013;341:1241214.

17. Walker AW, Parkhill J. Microbiology. Fighting obesity with bacteria. Science 2013;341:1069-70.

18. Gentile CL, Weir TL. The gut microbiota at the intersection of diet and human health. Science 2018;362:776-780.

19. Volynets V, Louis S, Pretz D, Lang L et al. Intestinal barrier function and the gut microbiome are differentially affected in mice fed a western-style diet or drinking water supplemented with fructose. J Nutr 2017;147:770-780.

20. Gonzalez-Granda A, Damms-Machado A, Basrai M, Bischoff SC. Changes in plasma acylcarnitine and lysophosphatidylcholine levels following a high-fructose diet: A targeted metabolomics study in healthy women. Nutrients 2018;10:1254.

21. Louis S, Tappu RM, Damms-Machado A, Huson DH et al. Characterization of the gut microbial community of obese patients following a weight-loss intervention using whole metagenome shotgun sequencing. PLoS One 2016;11:e0149564.

22. Sonnenburg JL, Sonnenburg ED. Vulnerability of the industrialized microbiota. Science 2019;366:eaaw9255.

23. Goodrich JK, Davenport ER, Waters JL et al. Cross-species comparisons of host genetic associations with the microbiome. Science 2016;352:532-5.

24. Zeevi D, Korem T, Zmora N, Israeli D et al. Personalized nutrition by prediction of glycemic responses. Cell 2015;163:1079-1094.

25. Korem T, Zeevi D, Zmora N et al. Bread affects clinical parameters and induces gut microbiome-associated personal glycemic responses. Cell Metab 2017;25:1243-1253.e5.

26. Gehrig JL, Venkatesh S, Chang HW et al. Effects of microbiota-directed foods in gnotobiotic animals and undernourished children. Science 2019;365:eaau4732.

11. Intestinales Mikrobiom bei Adipositas und Diabetes

Adipositas und die damit verbundenen Komplikationen wie Typ 2-Diabetes (T2D) haben ein epidemisches Ausmaß erreicht. Anhaltende hyperkalorische Nahrungsaufnahme und Bewegungsmangel sind zwei Hauptfaktoren für die Entwicklung von Adipositas und T2D. Neueren Arbeiten zu Folge hat auch das Mikrobiom eine Schlüsselfunktion bei der Regulation des Stoffwechsels. So ist bekannt, dass das intestinale Mikrobiom eine wichtige Rolle bei der Nahrungsaufnahme und der Entwicklung der subklinischen Inflammation spielt – zwei Schlüsselprozesse, die zu Adipositas und Diabetes mellitus führen können. Dieses Kapitel fasst die wichtigsten Ergebnisse der letzten Jahre zusammen, welche die Rolle des Mikrobioms bei der Entwicklung von Adipositas und Diabetes erklären. Weiter wird dargelegt, welche Rolle einige Metabolite, hauptsächlich die kurzkettigen Fettsäuren (SCFA), die vom Mikrobiom produziert werden, spielen, und wie vorteilhafte Aspekte des Mikrobioms genutzt werden können, um den Stoffwechsel zu regulieren.

11.1. Prävalenz von Adipositas und Typ 2-Diabetes mellitus

Nach Angaben der Welt-Gesundheits-Organisation (WHO) hat Übergewicht in den letzten vier Jahrzenten erheblich zugenommen. Die zunehmende Verbreitung von Adipositas in Verbindung mit veränderten Ernährungsgewohnheiten und Bewegungsmangel scheint weltweit epidemische Ausmaße zu erreichen. So waren im Jahr 2014 weltweit 1,9 Milliarden Menschen übergewichtig (☞ Abb. 11.1), und die Prävalenz der Adipositas hat sich von 1980 bis 2014 verdoppelt. Heute übersteigt die Zahl der übergewichtigen und adipösen Menschen weltweit erstmals die Anzahl der Normal- oder Untergewichtigen.

Da mehr als 80 % der Patienten mit Typ 2-Diabetes (T2D) übergewichtig sind, scheint Adipositas ein wesentlicher Faktor für die weltweit zunehmende T2D-Inzidenz zu sein. Auch der proportionale Anstieg von T2D zeigt diesen alarmierenden Trend. So stieg die Zahl der mit Diabetes diagnostizierten

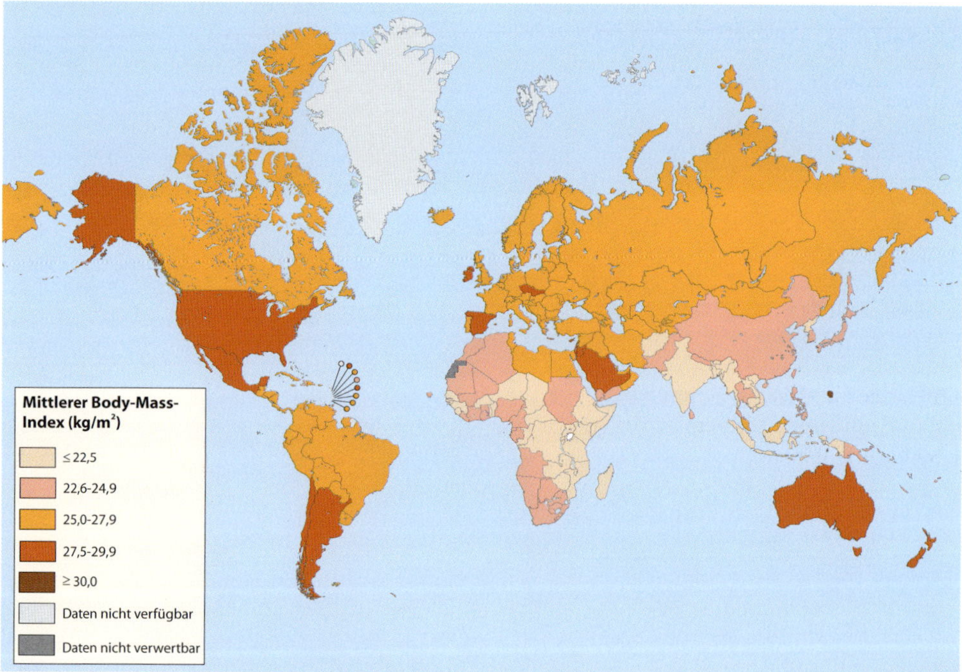

Abb. 11.1: Globaler durchschnittlicher BMI bei Männern >18 Jahre im Jahr 2014. Quelle: World Health Organization (WHO), Global Health Observatory (GHO) data: Overweight and obesity Adults aged 18+, 2017.

Personen, von denen 90 % Patienten mit T2D sind, von 1980 bis 2008 stetig an. Während man für das Jahr 2010 noch von ca. 285 Mio. Menschen mit Diabetes-Erkrankung ausging, werden für das Jahr 2040 bereits 642 Mio. geschätzt. Angesichts der erheblichen gesundheitsökonomischen Folgen von Adipositas und Diabetes sind weitere Untersuchungen erforderlich, um die pathophysiologischen Prozesse besser zu verstehen und neue therapeutische Ansätze zu entwickeln.

11.2. Definition von Adipositas und Diabetes

Adipositas und Diabetes mellitus gehören zu den nicht übertragbaren Krankheiten (engl. *non communicable diseases*). Grundlage der Adipositas ist eine Störung der Energiehomöostase, bei der es sowohl zu Veränderungen der metabolischen Mechanismen als auch zu einer erhöhten Kalorienzufuhr kommt, die den körpereigenen Energieverbrauch weit übersteigt.

- Nach Angaben der WHO ist **Adipositas** eine chronische Krankheit, die ein erhöhtes Mortalitäts- und Morbiditätsrisiko aufweist und u.a. mit koronarer Herzerkrankung, Hypercholesterinämie, Hypertonie und T2D assoziiert ist.
- Der Sammelbegriff **Diabetes mellitus** vereint heterogene Störungen des Stoffwechsels, deren Leitbefund die chronische Hyperglykämie ist. Ursache ist entweder eine gestörte Insulinsekretion oder eine gestörte Insulinwirkung oder auch beides.

T2D kann sich erstrecken von einer vorwiegenden Insulinresistenz mit relativem Insulinmangel bis zu einem vorwiegend sekretorischen Defekt mit Insulinresistenz und ist wiederum häufig mit Adipositas und anderen Problemen des metabolischen Syndroms assoziiert.

11.3. Insulinresistenz bei der Entwicklung von Typ 2-Diabetes

Der Typ 2-Diabetes resultiert aus einer verminderten Insulinsensitivität in Kombination mit einer unzureichenden Insulinsekretion. Wenn ungefähr 65 % der Beta-Zellfunktion verloren gegangen ist und die auftretende Insulinresistenz nicht durch Hyperinsulinämie kompensiert werden kann, wird der T2D manifest. Darüber hinaus ist T2D mit verringerten Inkretinkonzentrationen sowie einer verringerten Inkretinwirkung verbunden, was zu einer beeinträchtigten Insulinsekretion als Reaktion auf Glukose führt. Insbesondere die erste Phase der Insulinsekretion ist bei T2D vermindert, was auf die wichtige Rolle von Inkretinen bei der Diabetesentwicklung hinweist. Die Insulinresistenz, die als Ausbleiben einer angemessenen Reaktion auf Insulin beschrieben wird, betrifft hauptsächlich das Zielgewebe von Insulin, insbesondere Skelettmuskel und Leber, aber auch Fettgewebe und Gehirn (☞ Abb. 11.2).

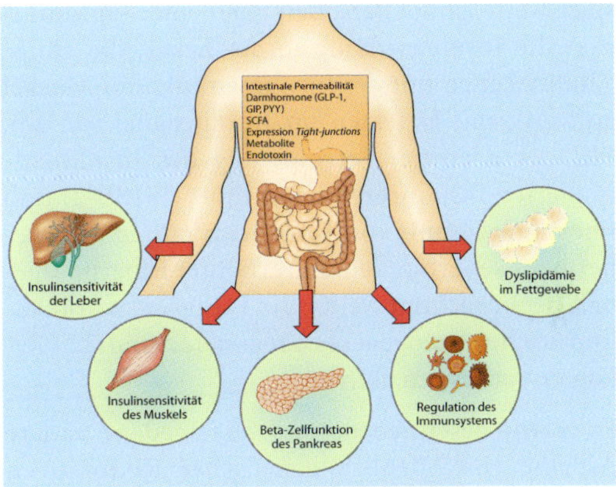

Abb.11.2: Schematische Darstellung der postulierten Mechanismen der probiotischen Wirkung bei Typ 2-Diabetes.

Ob die periphere oder die hepatische Insulinresistenz zuerst auftritt und was die treibende Kraft in der Pathogenese des T2D ist, wird immer wieder diskutiert. Die Insulinresistenz der Skelettmuskulatur, in Bezug auf die Funktionsstörung der zellulären Mechanismen, um angemessen auf Insulin zu reagieren, und die daraus resultierende Verringerung der peripheren Glukoseaufnahme scheinen sich früh zu entwickeln, wie Studien an jungen schlanken Personen mit muskelspezifischer Insulinresistenz zeigen. Infolgedessen wird Glukose zur Leber geleitet, was die de-novo-Lipogenese mit anschließender Beeinträchtigung des Energiestoffwechsels in der Leber erhöht. Andererseits wurde postuliert, dass die Insulinresistenz der Leber das initiale Ereignis ist, das die Entwicklung von Diabetes auslöst. Eine Störung des hepatischen Insulinsignals führt damit nüchtern und postprandial zu Hyperglykämie mit anschließender Entwicklung der peripheren Insulinresistenz.

Der Zusammenhang zwischen erhöhten Lipidspiegeln und Insulinresistenz wurde vielfach beschrieben. Die erhöhte Verfügbarkeit von freien Fettsäuren (FFA) und die sich anschließende ektope Lipidakkumulation können die Entwicklung der Insulinresistenz auslösen. Insbesondere ein erhöhter intrazellulärer Lipidgehalt in Skelettmuskel und Leber wurde mit Insulinresistenz in Verbindung gebracht. Es wurde postuliert, dass in Muskel und Leber die intrazelluläre Akkumulation von Lipiden und Diacylglycerin (DAG) die Aktivierung neuer Proteinkinasen C (PKC) mit anschließender Beeinträchtigung des Insulinsignals auslöst. Beispielsweise ist bei Personen nach einer Lipidinfusion die Insulinwirkung in der Leber, die einige Ähnlichkeiten mit der Insulinwirkung im Muskel aufweist, mit Defekten im Insulinsignal wie z.B. PKC-Aktivierung, Verringerung des Insulin-stimulierten Insulinrezeptorsubstrats-2 (IRS-2) und Phosphorylierung von Tyrosin im Zustand der Lebersteatose verbunden. Ein erhöhter Leberlipidgehalt beeinträchtigt weiter die Fähigkeit von Insulin, die Glukoneogenese zu regulieren und die Glykogensynthese zu aktivieren.

Es wurde beschrieben, dass verschiedene andere Aspekte einschließlich genetischer Faktoren zu Veränderungen der Insulinresistenz beitragen. So zeigen Verwandte ersten Grades von Typ 2-Diabetikern ein höheres Risiko, eine Insulinresistenz und einen nachfolgenden T2D zu entwickeln. Der jüngste Anstieg der weltweiten T2D-Inzidenz, der in westlichen Ländern und Entwicklungsländern beobachtet wird, legt jedoch nahe, dass die meisten Fälle an T2D durch Änderungen der Umweltfaktoren verursacht werden. Wichtige Risikofaktoren für T2D wie Überernährung und niedrige Ballaststoffaufnahme betreffen den Darm und sind mit einer erhöhten Insulinresistenz, einer verminderten Glukosetoleranz und einer subklinischen systemischen Inflammation verbunden.

11.4. Der Einfluss des Mikrobioms auf Typ 2-Diabetes

Wie in den vorangegangenen Kapiteln bereits detailliert beschrieben, ist der menschliche Darmtrakt mit einer Vielzahl von Mikroorganismen besiedelt, die aus zahlreichen Bakterien, Archaeen und Viren bestehen. Diese Mikrobiota ergibt eine Biomasse von ca. 1,5 kg. Das Mikrobiom, die Anzahl der Gene aller im Darmtrakt lokalisierten Bakterien, übersteigt das menschliche Genom mindestens um das 500-fache. Die frühere Forschung am Mikrobiom konzentrierte sich hauptsächlich auf die vorteilhaften Funktionen dieser Bakterien wie die Verdauung komplexer Kohlenhydrate oder die Entwicklung von Immunität. Diese Studien liefern auch Hinweise darauf, dass die Mikrobiota wichtige Funktionen bei der Regulation des Stoffwechsels bei Gesundheit und Krankheit beeinflussen können. Somit lebt der menschliche Organismus im Idealfall in einer Symbiose mit den Bakterien im Darm, und die Entwicklung kulturunabhängiger Sequenzierungstechnologien mit Hochdurchsatzsequenzierung in den letzten Jahren ermöglicht ein besseres und tieferes Verständnis der Komplexität des Mikrobioms.

In einer gesunden Symbiose fördert die Mikrobiota die Entwicklung und Reifung des Immunsystems und trägt zu Stoffwechselprozessen wie der Produktion von Vitaminen und der Verdauung von Ballaststoffen bei. Da es heutzutage keimfreie (GF) Mäuse ermöglichen, den Mechanismus hinter dieser gegenseitigen Symbiose zu untersuchen, haben sich neue experimentelle Optionen ergeben. In diesen Studien wurde beobachtet, dass GF-Mäuse trotz einer höheren Nahrungsaufnahme schlanker sind und unter einer fettreichen Ernährung im Vergleich zu ihren konventionell kolonisierten Geschwistern weniger an Gewicht zunehmen. Übergewichtige Mäuse zeigten einen geringeren Anteil der dominanten Bakterien *Bacteroidetes* und einen höheren Anteil an *Firmicutes* im Vergleich zu ihren schlanken Geschwistertieren. Später konnten diese Unterschiede auch zwischen adipösen und schlanken Patienten gezeigt werden. Darüber hinaus führte Gewichtsreduktion zu einer Erhöhung der relativen Häufigkeit von *Bacteroidetes* um bis zu 20 % und einer Verringerung der Häufigkeit von *Firmicutes* um etwa 10 %, ähnlich dem Verhältnis von *Bacteroidetes* zu *Firmicutes* von schlanken Teilnehmern. Diese Ergebnisse deuten darauf hin, dass Adipositas durch die Ernährung selbst, aber auch durch das Mikrobiom beeinflusst wird, was wiederum individuelle therapeutische Möglichkeiten bieten kann. Obwohl das Verhältnis von *Bacteroidetes* zu *Firmicutes* oder ihre individuelle relative Häufigkeit in Tierstudien und mehreren Humanstudien mit Adipositas assoziiert ist, ergab eine kürzlich durchgeführte Metaanalyse, dass diese Assoziation relativ schwach ist und das Ergebnis durch große interindividuelle Unterschiede und kleine Stichprobengrößen beeinflusst werden kann.

Die Übertragung der Mikrobiota adipöser Tiere auf GF-Mäuse führte zu einer höheren Gewichtszunahme im Vergleich zu GF-Tieren, die die Mikrobiota von schlanken Tieren erhielten. Die Übertragung der Mikrobiota auf GF-Mäuse erhöhte das Körperfett der Tiere innerhalb von zwei Wochen um 60 % trotz reduzierter Nahrungsaufnahme. Diese Ergebnisse führen zu der Annahme, dass die Mikrobiota der adipösen Tiere effizienter Energie aus der Nahrung an den Wirtsorganismus weitergeben kann.

Keimfreie Mäuse sind ein wertvolles Instrument zur Untersuchung des Stoffwechsels des menschlichen und tierischen Mikrobioms, weisen jedoch einige Einschränkungen auf. Wichtig ist, dass die Permeabilität des Darms bei keimfreien Mäusen deutlich verändert ist, wodurch ihr Darm für entzündliche Lipopolysaccharide durchlässiger wird. Dies könnte die Anfälligkeit für Veränderungen in der Energiehomöostase oder dem Stoffwechsel erklären, wenn sie mit einer spezifischen Mikrobiota kolonisiert werden. Daher muss neben den vorteilhaften Auswirkungen des Transfers der Effekt einer möglichen Dysbiose auf den Wirtsstoffwechsel berücksichtigt werden.

Angesichts der vielversprechenden Ergebnisse des fäkalen Mikrobiota-Transfers (FMT) in Tiermodellen untersuchte eine doppelblinde, randomisierte klinische Studie die Wirkung von FMT bei adipösen Personen mit metabolischem Syndrom. Hier zeigte sich eine Verbesserung der peripheren Insulinsensitivität bei den Studienteilnehmern, die FMT von einem schlanken Spender erhielten, während in der Kontrollgruppe, die ihre eigene Mikrobiota erhielt, die Insulinsensitivität unverändert blieb. Auch die Insulinsensitivität in der Leber war in der Interventionsgruppe tendenziell verbessert. Die Wirkung der FMT ging mit einer Zunahme der mikrobiellen Vielfalt im Darm einher. FMT bleibt jedoch weiterhin umstritten, und nicht alle Mikrobiota-Spender hatten positive Auswirkungen auf ihren adipösen Empfänger. Die Gründe hierfür sowie mögliche Nebenwirkungen sollten weiter untersucht werden. Bisher wurde der Transfer von fäkaler Mikrobiota klinisch zur Behandlung von *Clostridium difficile*-Infektionen eingesetzt, was auf das therapeutische Potential des Mikrobioms hinweist (☞ Kap. 15.).

Darüber hinaus berichteten Vrieze et al. [23] einen Zusammenhang der Insulinresistenz mit einer veränderten mikrobiellen Vielfalt. Klinische Studien zeigten, dass Patienten mit T2D an mikrobieller Dysbiose leiden, welche mit einem verringerten Vorkommen an Butyrat-produzierenden Bakterien und einer Zunahme opportunistisch pathogener Bakterien wie *Bacteroides caccae*, *Clostridia* und *Escherichia coli* im Vergleich zu gesunden Personen einhergeht. Sowohl Karlsson et al. [7] als auch Qin et al. [16] berichteten unabhängig voneinander über eine verringerte Anzahl von Butyrat-produzierenden Bakterien wie *Roseburia* und *Faecalibacterium prauznitzii* in der Mikrobiota von Patienten mit T2D im Vergleich zu gesunden Probanden. In der Studie von Qin et al. [16] wurde die Darm-Mikrobiota von 345 chinesischen Teilnehmern untersucht. Die Autoren berichteten einen Unterschied von 3 % der mikrobiellen Gene und interpretierten dies als moderate Dysbiose bei Patienten mit T2D. Diese vorsichtige Interpretation ist auf die Einschränkungen der Studie zurückzuführen, da es keine ausgewogene Alters- und Geschlechtsverteilung in den Gruppen gab und Informationen zur aktuellen Medikation der Patienten fehlten. In der Studie von Karlsson et al. [7] wurden 145 skandinavische Frauen nach der Menopause mit normalem Glukosestoffwechsel, gestörter Glukosetoleranz oder T2D untersucht. Es wurde berichtet, dass eine Zunahme der Häufigkeit von *Lactobacillus grasseri*, *Streptococcus mutans* und *Escherichia coli* die Entwicklung einer Insulinresistenz bei adipösen Frauen nach der Menopause vorhersagen kann. Um einen validen prädiktiven Marker auf der Grundlage der mikrobiellen Zusammensetzung zu entwickeln, beispielsweise bei adipösen Personen mit erhöhtem Risiko, an T2D zu erkranken, sind weitere Untersuchungen der Mikrobiota in klinischen Studien erforderlich.

Darüber hinaus konnten Wu et al. [24] zeigen, dass Metformin als Mittel der Wahl zur Behandlung von T2D einen starken Einfluss auf die mikrobielle Zusammensetzung bei Personen mit neu diagnostiziertem T2D hatte. Änderungen der Zusammensetzung der Mikrobiota, die durch Metformin induziert wurden, gingen mit einer Verbesserung der Konzentrationen von HbA1c und Nüchternblutglukose einher. Diese Verbesserungen des Stoffwechsels waren nach Kolonisierung von Mäusen mit Metformin-behandeltem Spender-Mikrobiom sogar auf Mäuse übertragbar. Daher stellten die Autoren die Hypothese auf, dass die antidiabetische Wirkung von Metformin zumindest anteilig auch auf eine veränderte Zusammensetzung der Mikrobiota zurückzuführen ist. Ob die Veränderungen in der Zusammensetzung der Mikrobiota bei T2D eine sekundäre Auswirkung infolge einer veränderten Darmmotilität, Ernährung, medikamentösen Therapie oder eines bakteriellen Überwucherns des Dünndarms sind, wie dies häufig bei Patienten mit T2D beobachtet wird, bleibt zu klären.

11.5. Ernährung und die mikrobiellen Stoffwechselprodukte

Westliche Ernährungsgewohnheiten wie hyperkalorische Mahlzeiten und der Verzehr von Fast Food sind mit Insulinresistenz assoziiert. Darüber hinaus sind eine fettreiche Ernährung und ein geringer Verzehr von Ballaststoffen, insbesondere von Getreide oder Kohlenhydraten mit niedrigem glykämischen Index, mit Insulinresistenz assoziiert. So scheint der Verzehr von Ballaststoffen in mehrfacher Hinsicht vorteilhaft zu sein. Beispielsweise wird dadurch die Produktion kurzkettiger Fettsäuren (SCFA) im Dickdarm erhöht, was wiederum den Fett- und Glukosestoffwechsel der Leber verbessern kann. Diese metabolischen Veränderungen werden durch die Sekretion von gastrointestinalen Hormonen wie Ghrelin, Peptid YY (PYY) und glukoseabhängigem insulinotropen Peptid (GIP) mit anschließender Veränderung des Sättigungsgefühls vermittelt. Die zugrunde liegenden Mechanismen, durch die diese verschiedenen Ernährungsweisen die Progression des Diabetes fördern, umfassen somit die komplexe Physiologie der Glukosehomöostase und des mikrobiellen Metabolismus. Zusätzlich sollte beachtet werden, dass verschiedene Nahrungsbestandteile das Mikrobiom modulieren können, was wiederum therapeutisch verwendet werden kann. Auch die Gesamtenergieaufnahme und die Zusammensetzung der Makronährstoffe können sich auf das Mikrobiom und damit präventiv auf die menschliche Gesundheit auswirken. Das Mikrobiom reagiert schnell auf diätetische Eingriffe, da alleine der kurzfristige Verzehr von tierischen oder pflanzlichen Produkten das Ökosystem Mikrobiom verändern kann. Eine Ernährung reich an tierischen Produkten scheint das Vorkommen von gallensäuretoleranten Bakterien wie *Alistipes*, *Bilophila* und *Bacteroides* zu erhöhen und die von *Firmicutes*, die pflanzliche Polysaccharide metabolisieren (*Roseburia*, *Eubacterium rectale* und *Ruminococcus bromii*) zu senken. Langfristig scheinen individuelle Ernährungspräferenzen die mikrobielle Gemeinschaftsstruktur der Mikrobiota zu beeinflussen.

Zudem konnten Wu et al. [24] aufzeigen, dass das Mikrobiom von Personen, die viel Protein und tierisches Fett konsumieren, von der Gattung *Bacteroides* dominiert wird, während das Mikrobiom von Personen, die mehr Ballaststoffe und Kohlenhydrate konsumieren, von der Gattung *Prevotella* dominiert wird. Ähnliche Ergebnisse wurden in einer Studie beobachtet, in der Kinder in Burkina Faso und Italien verglichen wurden, wobei in der italienischen Kohorte ein geringeres Vorkommen von Prevotella und ein erhöhtes von Bacteroides beschrieben wurde. So korreliert die Reduktion von Bacteroides mit einer geringeren Ballaststoffaufnahme. Kovatcheva-Datchary et al. [8] verglichen die Zusammensetzung der Darm-Mikrobiota von stoffwechselgesunden Probanden, die nach dreitägigem Verzehr von Gerstenbrot einen verbesserten Glukosestoffwechsel zeigten, mit Probanden, die nicht auf die diätetische Intervention reagierten (Non-Responder). Das *Prevotella-Bacteroides*-Verhältnis war bei den Respondern nach Konsum des Gerstenbrotes höher als bei den Non-Respondern. Darüber hinaus ergab die Metagenomanalyse, dass das Mikrobiom, nach Verzehr des Gerstenbrotes, reich an *Prevotella copri* war und dies mit einer Verbesserung des Potentials zur Fermentation komplexer Kohlenhydrate einherging. Die Ergebnisse aus dem GF-Maus-Modell, denen das Mikrobiom von menschlichen Spendern transplantiert wurden, legen nahe, dass die Verbesserung des Glukosestoffwechsels durch eine erhöhte Glykogenspeicherung gefördert werden könnte. Klinische Studien, in denen Omnivore und Veganer verglichen werden, zeigen jedoch, dass der mikrobielle Metabolismus bei Omnivoren und Veganern unterschiedlich ist, da sie unterschiedliche Stoffwechselprofile im Plasma aufweisen, während es keine eindeutige taxonomische Verschiebung der mikrobiellen Zusammensetzung gab; dies deutet darauf hin, dass sich das Mikrobiom rasch an Veränderungen in der Ernährung anpasst, um die Verdauung spezifischer Nährstoffe zu erleichtern. Eine Studie von Sonnenburg et al. [20] zeigte, dass die Veränderungen in der Mikrobiota von Mäusen, die eine ballaststoffarme Ernährung zu sich nehmen, innerhalb einer einzigen Generation, jedoch nicht über mehrere Generationen hinweg reversibel sind, wobei eine ballaststoffarme Ernährung zu einem fortschreitenden Verlust der Diversität führt, die auch nach Wiedereinführung von Ballaststoffen in der Ernährung nicht wieder auszugleichen ist.

11.6. Einsatz von Probiotika bei der Prävention und Behandlung von Typ 2-Diabetes

Probiotika sind lebende Mikroorganismen, die, wenn sie in angemessenen Mengen aufgenommen werden, ihrem Wirt spezifische gesundheitliche Vorteile bringen können. Da allgemein anerkannt ist, dass eine mikrobielle Dysbiose an der Entwicklung von Stoffwechselerkrankungen beteiligt ist, scheint die Modifizierung des Mikrobioms durch Probiotika eine mögliche Strategie zur Prävention und Behandlung von Diabetes zu sein. Die antidiabetischen Wirkungen von Probiotika wurden ausführlich untersucht und in Tierstudien nachgewiesen. Kürzlich haben Li et al. [10] die antidiabetische Wirkung von *L. casei* CCFM419 bei Mäusen mit fettreicher Ernährung und niedrig dosiertem Streptozotocin (STZ)-induziertem T2D untersucht. Nach vier Wochen zeigte die Gruppe der Tiere, die mit Probiotika behandelt wurden, eine verbesserte orale Glukosetoleranz, und die Fläche unter der Glukose-Antwortkurve ($AUC_{Glukose}$) war im Vergleich zur Kontrollgruppe verringert. Nach 12 Wochen hatten sowohl die mit Pioglitazon behandelte Tiere als auch die Gruppe der Tiere, die mit Probiotika behandelt wurden, signifikant verringerte $AUC_{Glukose}$-Werte (27 % bzw. 25 %) im Vergleich zur Kontrollgruppe. Darüber hinaus verbesserte die Supplementation von *L. casei* CCFM419 die Insulinsensitivität und verringerte den Nüchterninsulin- sowie den HOMA-IR-Wert im Vergleich zur Kontrollgruppe. Die Autoren gaben an, dass *L. casei* CCFM419 über einen langen Zeitraum zu einer Verbesserung der Blutglukosekontrolle beiträgt, was durch erniedrigte HbA1c-Werte angezeigt wird. Zusätzlich zu den beschriebenen Effekten war die Verabreichung von *L. casei* CCFM419 von einem verringerten *Low Density Lipoprotein*-Cholesterin und einem erhöhten *High Density Lipoprotein*-Cholesterin begleitet. Die positiven Wirkungen von *L. casei* CCFM419 auf Hyperglykämie und Insulinresistenz können auf eine Verbesserung der STZ-induzierten Schädigung von Inselzellen, des PI3K/Akt-Signalwegs und eine Verbesserung der systemischen Entzündung zurückzuführen sein. Die Ergebnisse legen nahe, dass die orale Verabreichung von *L. casei* CCFM419 den Beginn einer Hyperglykämie verzögern und die beeinträchtigte Glukosetoleranz verbessern könnte. Schließlich kann der zur Herstellung von GLP-1 gentechnisch veränderte *L. lactis*-Stamm die Glukosetoleranz verbessern und die Insulinsekretion bei Mäusen stimulieren.

Die Wirksamkeit von Probiotika bei der Progression des T2D steht somit in Verbindung mit dem Mikrobiom, der Verringerung der Darmpermeabilität und der Verhinderung der Translokation von bakteriellen Lipopolysacchariden (LPS) in die systemische Zirkulation sowie der Sekretion von SCFA wie Butyrat im Dickdarm und der erhöhten Inkretinsekretion (☞ Abb. 11.2). Darüber hinaus wird berichtet, dass antioxidative, entzündungshemmende und immunmodulatorische Wirkungen am Regulationsmechanismus beteiligt sind, der die Progression des T2D verhindert. Demnach wurde in einer Studie von Park et al. [14] gezeigt, dass die Verabreichung von *L. rhamnosus* GG die Infiltration und Aktivierung von Makrophagen im Fettgewebe verringerte. Zusätzlich wurde der Stress des endoplasmatischen Retikulums im Skelettmuskel und die Lipotoxizität, die einen wichtigen Beitrag zur Insulinresistenz leistet, bei Mäusen, die mit *L. rhamnosus* GG behandelt wurden, gelindert. Im Gegensatz zu den eher eindeutigen Ergebnissen von Tierstudien gibt es aus klinischen Studien kontroverse Hinweise auf die Wirkung von probiotischer Supplementation und T2D.

In mehreren klinischen Studien konnte aber gezeigt werden, dass die Verabreichung von Probiotika die Insulinresistenz, die Nüchternblutglukose und den HbA1c-Spiegel senkt. Firouzi et al. [5] untersuchten die Wirkung einer probiotischen Supplementierung auf Blutglukose, Entzündungsmarker, das Lipidprofil und den Blutdruck bei 136 Personen mit T2D und fanden heraus, dass die Supplementation von *Lactobacillus acidophilus, L. casei, L. lactis, Bifidobacterium bifidum, B. longum* und *B. infantis* (3 × 10^{10} koloniebildende Einheiten [KBE]/g) über 12 Wochen zu einer leichten Verringerung der HbA1c-Spiegel im Vergleich zu Placebo führte. Darüber hinaus nahmen die Insulinspiegel in der probiotischen Gruppe ab, während die Insulinspiegel in der Kontrollgruppe zunahmen. Die Anwendung von Probiotika hatte keine Auswirkungen auf Entzündungsmarker oder auf das Lipidprofil und den Blutdruck. Zu einem ähnlichen Ergebnis kamen Ostadrahimi et al. [15] in einer anderen Studie. Hier wurde festgestellt, dass die Verabreichung über 8 Wochen von probiotisch fermentierter Milch, die *L. casei, L. acidophilus* und *B. lactis* enthielt, den HbA1c-Wert bei Diabetikern reduziert. *B. animalis subsp Lactis* Bb12 und *L. acidophilus* La5 können die Blutglukose bei Patienten mit T2D verbessern, und auch die 8-wöchige Einnahme von probiotischem Joghurt führt zu einer HbA1c-Abnahme. Die Reduktion des HbA1c ging mit einer Abnahme des proinflammatorischen Zytokins TNF-α einher. Ähnliche Ergebnisse wurden in einer Studie von Ejtahed et al. [4] berichtet. Die 6-wöchige Aufnahme von probiotischem Joghurt, der *B. animalis subsp. Lactis* Bb12 und *L. acidophilus* La5 enthielt, reduzierte die Nüchternblutglukose sowie den HbA1c-Wert und verbesserte den antioxidativen Status im Vergleich zu den Teilnehmern der Kontrollgruppe, die konventionellen Joghurt erhielten. Zusätzlich senkte der probiotische Joghurt das Gesamtcholesterin. Tonucci et al. [21] untersuchten den Einfluss der Verabreichung von *B. animalis subsp. Lactis* Bb12 und *L. acidophilus* La5 als probiotisch fermentierte Ziegenmilch vs. konventionell fermentierte Ziegenmilch auf Blutglukose, Lipidprofil, Marker für oxidativen Stress, Zytokinspiegel und SCFA. Obwohl die Einnahme von fermentierter Milch TNF-α und Resistin signifikant verringerte, zeigte nur die probiotische Interventionsgruppe eine Verbesserung der Blutglukosekontrolle, was durch verringerte Fructosaminspiegel und einen tendenziell verringertem HbA1c-Wert zum Ausdruck kam.

Die genannten Befunde weisen darauf hin, dass *B. animalis subsp. Lactis* Bb12 und *L. acidophilus* La5 sowohl die Blutglukose als auch einige Risikofaktoren wie oxidativen Stress und Dyslipidämie bei Patienten mit Diabetes verbessern können. Im Gegensatz dazu haben Ivey et al. [6] beobachtet, dass bei übergewichtigen Teilnehmern, die die dieselben probiotischen Stämme in Joghurt allein oder in Kombination mit einer probiotischen Kapsel (mit zusätzlichen 3 × 10^9 KBE) über 6 Wochen supplementierten, keine Auswirkungen auf die Blutglukose oder andere Kontrollparameter hatte. Darüber hinaus induzierte die Verabreichung von *L. reuteri* eine erhöhte GLP-1- und Insulinsekretion, ohne die Glukosetoleranz und Insulinsensitivität bei metabolisch gesunden übergewichtigen Teilnehmern zu verändern [18]. In einer anderen Studie haben Mobini et al. [11] den Einfluss einer Supplementation mit *L. reuteri* DSM 17938 in hoher (10^{10}) oder niedriger (10^8) Dosierung über 12 Wochen bei Patienten mit Diabetes untersucht. Es wurde gezeigt, dass eine Supplementation mit *L. reuteri* DSM 17938 keinen Einfluss auf HbA1c, Lebersteatose, Adipositas oder Mikrobiota-Zusammensetzung hatte. Selbst T2D-Patienten, die die höchste Dosis erhielten, zeigten nur einen tendenziell verbesserten Insulinsensitivitäts-Index (ISI) und einen Anstieg der sekundären Gallensäure Deoxycholsäure. Zusätzlich wurde gezeigt, dass Personen, die mit einem verbesserten ISI reagieren, zu Studienbeginn eine höhere mikrobielle Diversität aufwiesen. Die unterschiedlichen Ergebnisse aus klinischen Studien könnten jedoch auf die Heterogenität des untersuchten Kollektivs einschließlich ethnischer Zugehörigkeit, Stoffwechselzustand, Behandlung und Diabetesdauer sowie Interventionsdauer und verwendeter Probiotika zurückgeführt werden. Daher gibt es große interindividuelle Unterschiede in der Reaktion auf diätetische Eingriffe im Allgemeinen und probiotische Supplementation im Besonderen. Alle Studien stützen die Hypothese, dass das initial vorliegende Mikrobiom für die erfolgreiche Stratifikation von Patienten von hoher Relevanz ist und zur Identifizierung von Personen verwendet werden kann, die auf diätetische Eingriffe wie probiotische Supplementation ansprechen. Dies sollte in zukünftigen Studien berücksichtigt werden.

11.7. Bariatrische Chirurgie und Mikrobiom

Ein weiterer interessanter Aspekt bei Adipositas ist der Zusammenhang zwischen bariatrischer Chirurgie und Mikrobiom. Generell sind die postoperativen Veränderungen des Mikrobioms nach Magenbypass ausgeprägter als nach sog. Sleeve-Gastrektomie oder Magenbanding. Typischerweise nahm die mikrobielle Diversität nach Bypass innerhalb von 3 Monaten deutlich zu und war dann über mindesten 1-2 Jahre stabil. Meist fand sich eine Zunahme von *Bacteroidetes*, Proteobakterien und *Verrucomicrobia* (z.B. *Akkermansia muciniphilia*). Dies erfolgte durchweg auf Kosten einer Reduktion der *Firmicutes*. Auch die Sleeve-Gastrektomie zeigt postoperativ typische Verschiebungen im Mikrobiom.

Nach Bypass war die Zunahme von *Gammaproteobacteria phylotypes* und *Lactobacillus* assoziiert mit der gewünschten Gewichtsabnahme. Die Zunahme von *Faecalibacterium prausnitzii* war negativ assoziiert mit Entzündungsmarkern; dies war allerdings von der Kalorienzufuhr abhängig. Die Ursache für alle diese Veränderung könnte in einem veränderten pH-Milieu oder auch einer Oxygenierung liegen, vermutlich aber vor allem an der postoperativ völlig anderen Ernährung. Diese komplexe Situation erschwert die Interpretation der teilweise auch widersprüchlichen Studien, lässt aber eine wesentliche Rolle des Mikrobioms bei der intendierten Gewichtsabnahme erkennen.

11.8. Schlussfolgerungen

Die Identifizierung der Unterschiede in der Zusammensetzung des Mikrobioms bei Adipositas und T2D war ein entscheidender Schritt in diesem Forschungsbereich. Während Querschnittsstudien und experimentelle Ansätze, hauptsächlich an Nagetieren, wichtige Einblicke in die Rolle des Mikrobioms bei Adipositas und T2D geliefert haben, sind zusätzliche Konzepte erforderlich, um die komplexen Wechselwirkungen zwischen Ernährung, Mikrobiom und Stoffwechsels abschließend zu bewerten. Darüber hinaus ist ein besseres und detaillierteres Verständnis der Wechselwirkungen zwischen dem Mikrobiom und der peripheren und hepatischen Insulinresistenz erforderlich.

Forschungsbedarf

- Es bedarf weitere prospektiver Interventionsstudien mit langfristigem *Follow-up*, um Langzeitfolgen der Modulation des Mikrobioms besser beurteilen zu können
- Angesichts der heterogenen Datenlage wäre die Identifizierung einzelner Bakterien Stämme mit präventiver Wirkung auf Typ 2-Diabetes erstrebenswert

Literatur

1. Backhed F, Manchester JK, Semenkovich CF, Gordon JI. Mechanisms underlying the resistance to diet-induced obesity in germ-free mice. Proc Natl Acad Sci USA 2007;104:979-984.

2. Crommen S, Mattes A, Simon MC. Microbial adaptation due to gastric bypass surgery: the nutritional impact. Nutrients 2020;12:1199.

3. Crommen S, Simon MC. Microbial Regulation of Glucose Metabolism and Insulin Resistance. Genes (Basel) 2017;9(1):10.

4. Ejtahed HS, Mohtadi-Nia J, Homayouni-Rad A et al. Effect of probiotic yogurt containing Lactobacillus acidophilus and Bifidobacterium lactis on lipid profile in individuals with type 2 diabetes mellitus. J Dairy Sci 2011;94(7):3288-94.

5. Firouzi S, Majid HA, Ismail A et al. Effect of multi-strain probiotics (multi-strain microbial cell preparation) on glycemic control and other diabetes-related outcomes in people with type 2 diabetes: a randomized controlled trial. Eur J Nutr 2017;56(4):1535-1550.

6. Ivey KL, Hodgson JM, Kerr DA et al. The effects of probiotic bacteria on glycaemic control in overweight men and women: a randomised controlled trial. Eur J Clin Nutr 2014;68(4):447-52.

7. Karlsson FH, Tremaroli V, Nookaew I et al. Gut metagenome in european women with normal, impaired and diabetic glucose control. Nature 2013;498:99-103.

8. Kovatcheva-Datchary P, Nilsson A et al. Dietary Fiber-Induced Improvement in Glucose Metabolism Is Associated with Increased Abundance of Prevotella. Cell Metab. 2015;22(6):971-82.

9. Ley RE, Backhed F, Turnbaugh P et al. Obesity alters gut microbial ecology. Proc Natl Acad Sci USA 2005;102: 11070-11075.

10. Li X, Wang E, Yin B et al. Effects of Lactobacillus casei CCFM419 on insulin resistance and gut microbiota in type 2 diabetic mice. Benef Microbes 2017;8(3):421-432.

11. Mobini R, Tremaroli V, Ståhlman M et al. Metabolic effects of Lactobacillus reuteri DSM 17938 in people with

type 2 diabetes: A randomized controlled trial. Diabetes Obes Metab 2017;19(4):579-589.

12. Tilg H, Kaser A. Gut microbiome, obesity, and metabolic dysfunction. J Clin Investig 2011;121:2126-2132.

13. Ley RE, Turnbaugh PJ, Klein S, Gordon JI. Microbial ecology: Human gut microbes associated with obesity. Nature 2006;444:1022-1023.

14. Park KY, Kim B, Hyun CK. Lactobacillus rhamnosus GG improves glucose tolerance through alleviating ER stress and suppressing macrophage activation in db/db mice. J Clin Biochem Nutr 2015;56(3):240-6.

15. Ostadrahimi A, Taghizadeh A, Mobasseri M et al. Effect of probiotic fermented milk (kefir) on glycemic control and lipid profile in type 2 diabetic patients: a randomized double-blind placebo-controlled clinical trial. Iran J Public Health 2015;44(2):228-37.

16. Qin J, Li Y, Cai Z et al. A metagenome-wide association study of gut microbiota in type 2 diabetes. Nature 2012;490:55-60.

17. Qin J, Li R, Raes J et al. A human gut microbial gene catalogue established by metagenomic sequencing. Nature 2010;464:59-65.

18. Simon MC, Strassburger K, Nowotny B et al. Intake of lactobacillus reuteri improves incretin and insulin secretion in glucose-tolerant humans: A proof of concept. Diabetes Care 2015;38:1827-1834.

19. Sommer F, Backhed F. The gut microbiota—Masters of host development and physiology. Nat Rev Microbiol 2013;11:227-238.

20. Sonnenburg ED, Smits SA, Tikhonov M et al. Diet-induced extinctions in the gut microbiota compound over generations. Nature 2016;529:212.215.

21. Tonucci LB, Olbrich Dos Santos KM et al. Clinical application of probiotics in type 2 diabetes mellitus: A randomized, double-blind, placebo-controlled study. Clin Nutr 2017;36(1):85-92.

22. Turnbaugh PJ, Ley RE, Mahowald MA et al. An obesity-associated gut microbiome with increased capacity for energy harvest. Nature 2006;444:1027-1031.

23. Vrieze A, Van Nood E, Holleman F et al. Transfer of intestinal microbiota from lean donors increases insulin sensitivity in individuals with metabolic syndrome. Gastroenterology 2012;143:913-916.

24. Wu H, Esteve E, Tremaroli V et al. Metformin alters the gut microbiome of individuals with treatment-naive type 2 diabetes, contributing to the therapeutic effects of the drug. Nat Med 2017;23:850-858.

25. Zeevi D, Korem T, Zmora N et al. Personalized nutrition by prediction of glycemic responses. Cell 2015;163: 1079-1094.

12. Intestinales Mikrobiom und Atherosklerose

Die Atherosklerose stellt eine Erkrankung der Arterien dar, bei der es zu einer pathologischen Einlagerung von Lipiden mit entzündlichen Veränderungen in der Arterienwand kommt. Neben chronischen ischämischen Gefäßverengungen kommt es durch Plaqueruptur und Thrombusbildung zu Myokardinfarkten und Schlaganfällen, die maßgeblich zur weltweit hohen Morbidität und Mortalität der atherosklerotischen Gefäßerkrankung beitragen.

Bei der Entstehung der Atherosklerose spielt insbesondere das *Low-Density*-Lipoprotein (LDL), welches unter anderem für den Cholesterin-Transport im Blut verantwortlich ist, eine fundamentale Rolle. Im Frühstadium der Atherosklerose zeigt sich eine endotheliale Dysfunktion, die die Einlagerung von Fetten und Migration von Entzündungszellen begünstigt. Fortgeschrittene atherosklerotische Plaques sind durch nekrotische Verkalkungen, weitere Akkumulation von Lipiden sowie Inflammation durch Einwanderung von Makrophagen mit Bildung von Schaumzellen gekennzeichnet. Allgemein anerkannt ist, dass atherosklerotische Läsionen durch chronisch entzündliche Veränderungen charakterisiert sind und immunologische Prozesse somit einen entscheidenden Beitrag zur Atherogenese leisten. In den letzten Jahrzehnten haben grundlagenwissenschaftliche Studien einen klaren Zusammenhang zwischen einer systemischen *Low-grade*-Inflammation und Atherosklerose darlegen können. Mittlerweile konnten auch klinische Studien zeigen, dass eine antiinflammatorische Therapie (mittels eines Interleukin(IL)-1β-Antikörpers beziehungsweise mit Colchicin) kardiovaskuläre Ereignisse reduzieren kann [1, 2].

Klassische Risikofaktoren für die Entstehung einer atherosklerotischen Gefäßerkrankung stellen Alter, arterielle Hypertonie, Nikotinabusus und metabolische Erkrankungen wie Adipositas, Diabetes mellitus und die fortgeschrittene Niereninsuffizienz dar. Das Darm-Mikrobiom ist eng mit metabolischen Erkrankungen verbunden und kann somit indirekt die Entstehung einer Atherosklerose beeinflussen. Die Forschung der letzten Jahre hat jedoch auch eine Vielzahl von Mechanismen aufgedeckt, die eine direkte Assoziation zwischen Darmflora und Atherosklerose nahelegen. Der Zusammenhang zwischen Atherosklerose und Darm-Mikrobiota soll in den folgenden Abschnitten näher beleuchtet werden.

12.1. Komposition des Darm-Mikrobioms bei Atherosklerose

Bevor die Rolle der Darm-Mikrobiota bei metabolischen Erkrankungen näher untersucht wurde, konnte schon in frühen Arbeiten bakterielles Erbgut in atherosklerotischen Plaques nachgewiesen werden. Diese enthielten insbesondere DNA von Bakterien der oropharyngealen Flora wie Streptokokken [1]. Aufgrund erhöhter kardiovaskulärer Ereignisraten bei Patienten mit Paradontalerkrankungen wurde der oralen Bakterienflora eine Rolle bei kardiovaskulären Erkrankungen zugeschrieben – sowohl durch Beeinflussung einer systemischen Inflammation als auch durch lokale Effekte in den Plaques.

Die Forschung des Darm-Mikrobioms konzentrierte sich in den Folgejahren vornehmlich auf andere metabolische Erkrankungen, insbesondere Adipositas. Hier zeigten Sequenzierungen des Darm-Mikrobioms die bekannte Veränderung des Verhältnisses der beiden Hauptphyla im Darm, *Bacteroidetes* und *Firmicutes* [2]. Wenige Studien haben hingegen die Zusammensetzung der Darmflora bei Patienten mit Atherosklerose analysiert. In einer metagenomweiten Assoziationsstudie mit über 400 Teilnehmern war das Mikrobiom von Patienten mit kardiovaskulären Erkrankungen durch erhöhte Abundanz von Enterobakterien (*Escherichia coli*, *Klebsiella* spp., *Enterobacter aerogenes*) und Spezies der oralen Flora (*Streptococcus* spp., *Lactobacillus salivarius*) charakterisiert [3]. *Bacteroidetes*-Spezies und Butyrat-produzierende Bakterien wie *Roseburia intestinalis* und *Faecalibacterium prausnitzii* waren depletiert. In einem Vergleich zwischen Patienten mit symptomatischer und asymptomatischer Atherosklerose konnte die Anreicherung von bestimmten *Actinobacteria* bei symptomatischen Individuen gezeigt werden. Hingegen war das Mikrobiom der asymptomatischen Probanden durch bestimmte Clostridien-Spezies, *Lachnospiraceae* und *Eubacteriaceae*, geprägt [4]. In einer prospektiven Studie mit über

5.000 Patienten korrelierte bakterielle DNA im Blut von Bakterien aus dem Phylum *Proteobacteria* positiv mit kardiovaskulären Ereignissen, während DNA einer physiologischen bakteriellen Darmflora, zum Beispiel *Bacteroidetes*, hierzu eine inverse Korrelation zeigte [5]. Diese Studien erlauben bisher zwar keine eindeutige Beschreibung eines proatherogenen Darm-Mikrobioms, jedoch zeigt sich kongruent zu anderen metabolischen Erkrankungen eine Reduktion der bakteriellen Diversität mit Verlust kommensaler Bakterien (vornehmlich *Bacteroidetes* und *Firmicutes*) und einer Zunahme einzelner Spezies aus anderen Phyla (wie *Proteobacteria*; ☞ Abb. 12.1).

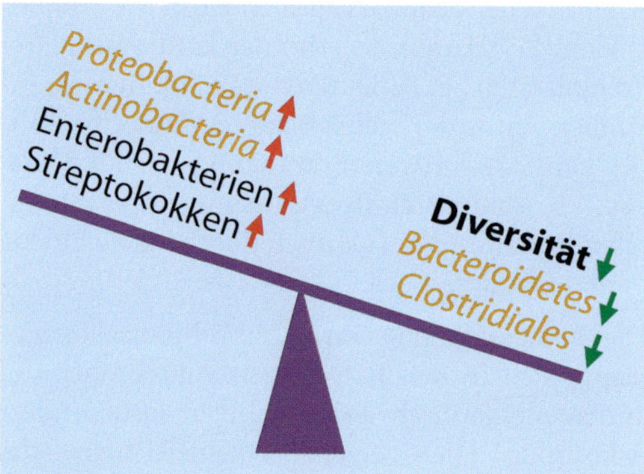

Abb. 12.1: Änderung des Darm-Mikrobioms bei Patienten mit Atherosklerose.

So korrelierte in einer Studie mit 617 Frauen mittleren Alters die Diversität der intestinalen Bakterienflora negativ mit der Pulswellengeschwindigkeit als Marker für arterielle Steifigkeit. Die wichtigste Bakterienfamilie mit negativer Assoziation zur Pulswellengeschwindigkeit war *Ruminococcaceae* aus der Klasse der *Clostridia* [6].

12.2. Dysbiose und Antibiotika

Die Abweichung von einer gesunden Darmflora, die so genannte Dysbiose, ist nicht nur durch eine Reduktion der bakteriellen Spezies gekennzeichnet, sondern auch durch den Verlust des genetischen Potentials des Mikrobioms. So konnte der Verlust der genetischen Vielfalt im Darm direkt mit unvorteilhaften metabolischen Markern wie Adipositas, Insulinresistenz und Dyslipidämie in Patienten assoziiert werden [7] und könnte somit auch kardiovaskuläre Erkrankungen beeinflussen.

Es ist naheliegend, dass Antibiotika über ihre antimikrobielle Wirkung die Darmflora negativ beeinflussen und auf diese Weise eine Dysbiose induzieren. Zwar weisen Mikrobiota ein gewisses Erholungspotential auf, Korpela et al. konnten jedoch aufdecken, dass Veränderungen in der Darmflora auch noch Jahre nach Antibiotikatherapie nachweisbar sind [8]. So zeigte sich zum Beispiel in einer Beobachtungsstudie, dass häufige Antibiotikagaben im Kindesalter mit späterem Übergewicht assoziiert waren [9]. Diese Daten erlauben nur indirekte Rückschlüsse auf den Einfluss des Darm-Mikrobioms. Vrieze und Kollegen wiesen jedoch nach, dass bereits eine kurzzeitige, orale antibiotische Therapie mit Vancomycin die intestinale Flora maßgeblich beeinflusste und zu einer Verschlechterung der Insulinsensitivität der Probanden führte [10]. In Bezug auf kardiovaskuläre Ereignisse konnten Daten aus der *Nurse Health Study* mit über 36.000 Teilnehmerinnen die Dauer und Häufigkeit einer Antibiotikabehandlung im mittleren Erwachsenenalter als unabhängiger Risikofaktor für kardiovaskuläre Ereignisse identifizieren [11]. Auch dies bleibt lediglich eine Beobachtung, jedoch zeigte sich in einem Mausmodell, dass eine orale Antibiotikabehandlung die Atherosklerose in den Mäusen verstärkte [12]. Zugrundeliegende Mechanismen beinhalteten hier insbesondere metabolische Veränderungen bedingt durch den Verlust von *Clostridia*- und *Bacteroidetes*-Spezies sowie reduzierte Diversität des Mikrobioms. Bei Patienten mit Atherosklerose waren kommensale Bakterien vermindert, es war eine negative Korrelation zwischen atherosklerotischen Läsionen und bakterieller Diversität zu beobachten [12]. Eine ähnliche Beobachtung in Bezug auf Atherosklerose konnte auch in keimfreien Mäusen gemacht werden [13, 14]. In einem Myokardinfarkt-Modell der Maus wiesen Mäuse, die mit oralen Antibiotika behandelt wurden, größere Infarkte auf [15].

12.3. Mikrobielle Mechanismen bei der Atherogenese

Zwar zeigen viele Studien bei kardiometabolischen Erkrankungen eine veränderte Zusammensetzung des Darm-Mikrobioms, entscheidend sind jedoch die damit einhergehenden funktionellen Veränderungen. Die Interaktionen zwischen Mikrobiota und Wirt sind komplex und die potentiell athero-

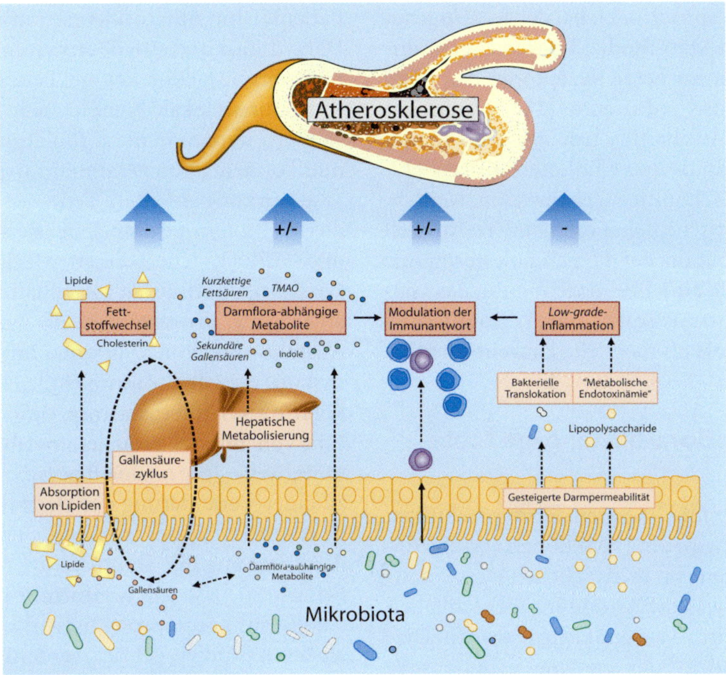

Abb. 12.2: Darmflora-abhängige Mechanismen mit negativen (-) und/oder positiven (+) Effekten auf Atherosklerose. **TMAO** = Trimethylamin-N-oxid.

genen Mechanismen vielfältig (☞ Abb. 12.2). Auf der einen Seite stehen immunmodulatorische Prozesse, die zum Beispiel zu einer systemischen Inflammation beitragen. Auf der anderen Seite ist das Darm-Mikrobiom ein metabolisch hochaktives Organ, welches einen entscheidenden Beitrag zum Energiestoffwechsel des Wirtsorganismus leistet und eine Vielzahl aktiver Metabolite produziert. Diese Mechanismen sind teils überlappend, sodass beispielsweise mikrobielle Metabolite über spezifische Reaktionen zu einer Modulation der Immunantwort führen können.

12.3.1. Modulation des Fettstoffwechsels

Die Assoziation zwischen Adipositas und Mikrobiom legt nahe, dass Darmbakterien insbesondere den Fettstoffwechsel des Wirtsorganismus und somit Atherosklerose beeinflussen. In einer Studie mit über 800 Probanden konnte gezeigt werden, dass die Darmflora einen wesentlichen Anteil an der Variation der Blutfette hatte und erhöhte Lipide im Blut mit dem Verlust kommensaler Bakterien wie *Bacteroidetes* und *Clostridia* assoziiert waren [16} . Analysen der Funktion des Mikrobioms in Patienten mit Atherosklerose zeigten zudem eine erhöhte Kapazität, bestimmte Fette zu metabolisieren [3].

Aus mechanistischer Sicht ist insbesondere die Fähigkeit bestimmter Darmbakterien interessant, in den Cholesterin-Gallensäure-Zyklus einzugreifen. Primäre Gallensäuren entstehen durch die Oxidation von Cholesterin in der Leber und werden in den Darm ausgeschieden, um Lipide für die Absorption löslich zu machen. Dort werden sie durch mikrobielle Gallensalzhydrolase, hauptsächlich aus *Bifidobakterien*, *Clostridia* und *Bacteroidetes*, zu sekundären Gallensäuren dekonjugiert und dehydroxyliert, die dann in den Kreislauf zurückresorbiert werden. Zum einen hat dies direkten Einfluss auf die Serumspiegel von proatherogenem Cholesterin, zum anderen können sekundäre Gallensäuren über den Farnesoid X-Rezeptor und den Takeda-G-Protein-gekoppelten Rezeptor 5 verschiedene pleiotrope Effekte erzielen. Ihre Aktivierung führt unter anderem zur transkriptionellen Hemmung proinflammatorischer Zytokine, zur glukoseabhängigen Insulinsekretion im Pankreas sowie zur Beeinflussung des hepatischen Lipoprotein- und Glukosestoffwechsels [17]. Diese Mechanismen spielen auch bei der Atherogenese eine Rolle. Im Mausmodell konnte ein spezifischer Co-Agonist für beide Rezeptoren den Grad der Atherosklerose reduzieren [18]. Daten aus keimfreien und Antibiotika-behandelten Mäusen zeigen erhöhte Lipid- und Cholesterinspiegel [12, 14, 19]. Kürzlich konnte nachgewiesen werden, dass eine antibiotische Behandlung im Tiermodell zu einer Exazerbation der Hypercholesterinämie führt. Hier wurde eine Beeinträchtigung des Gallensäuremetabolismus sowie eine Verminderung pflanzlicher Sterole als mögliche Ursache identifiziert [20].

12.3.2. Darmflora-abhängige Metabolite

Dank verbesserter Sequenzierungstechniken konnten zuletzt mehr als 22 Millionen verschiedene mikrobielle Gene im menschlichen Darm identifiziert werden, was die Anzahl im menschlichen Genom um das circa Tausendfache übertrifft. Diese Zahl verdeutlicht das enorme metabolische Potential des Mikrobioms. Somit ist es nicht verwunderlich, dass viele essenzielle Aminosäuren und Vitamine erst durch mikrobielle Enzyme produziert werden. Ferner gibt es eine Vielzahl von Metaboliten, die nur in Abhängigkeit eines bakteriellen Stoffwechsels entstehen können. Diese Darmflora-abhängigen Metabolite werden über das Portalvenenblut in die Leber aufgenommen. Manche dieser Stoffwechselprodukte werden zusätzlich in der Leber moduliert, so dass sogenannte Darmflora-Wirt-Co-Metabolite entstehen. Neben den zuvor beschriebenen sekundären Gallensäuren wurden für viele weitere mikrobielle Metabolite positive wie auch negative Effekte auf das kardiovaskuläre System beschrieben.

12.3.2.1. Kurzkettige Fettsäuren

Das Mikrobiom hat nicht nur Einfluss auf proatherogene Lipide wie Cholesterin, sondern ist auch entscheidend an der Produktion von kurzkettigen Fettsäuren beteiligt, für die weitgehend positive Effekte auf kardiometabolische Erkrankungen beschrieben wurden. Kurzkettige Fettsäuren wie Butyrat und Propionat entstehen durch bakterielle Fermentation von sonst unverdaulichen Kohlenhydraten aus Pflanzenfasern. Hierbei spielen insbesondere *Roseburia*-Spezies und *Faecalibacterium prausnitzii* eine wichtige Rolle. Bei Patienten mit Atherosklerose war die Kapazität der Darmflora, kurzkettige Fettsäuren zu produzieren, reduziert [3]. Kurzkettige Fettsäuren fungieren nicht nur als lokale Energiequelle für Enterozyten, sondern werden in die Zirkulation aufgenommen und können so im gesamten Körper ihre biologische Wirkung entfalten. Teilweise erfolgt dies über die G-Protein-gekoppelten Rezeptoren GPR41 und GPR43. Über diesen Mechanismus haben kurzkettige Fettsäuren vorteilhafte Effekte auf proatherogene Prozesse gezeigt, beispielsweise die Ausschüttung von Zytokinen und die Expression vaskulärer Adhäsionsmoleküle. Im Mausmodell konnte die Atherosklerose durch Supplementation von Butyrat reduziert werden [21]. Interessanterweise führte eine Therapie mit Metformin zu einer Veränderung der Darmflora und erzielte so einen Teil seiner metabolischen Wirkung über die Erhöhung der Serumspiegel von kurzkettigen Fettsäuren [22]. Ob Metformin über diesen Mechanismus kardioprotektiv wirkt, muss jedoch in weiteren Studien geklärt werden. Die kurzkettige Fettsäure Propionat konnte kürzlich als wichtiger Regulator des Cholesterinstoffwechsels identifiziert werden. In einem Mausmodel konnte die Supplementation von Propionat Gesamtcholesterin sowie LDL-Cholesterin signifikant reduzieren. Mechanistisch liegt hier eine Suppression des Cholesterinrezeptors Npc1l1 zugrunde, die möglicherweise durch eine immunmodullatorische Eigenschaft den Propionats über eine Erhöhung von IL10 vermittelt wird [23].

12.3.2.2. Trimethylamin-N-oxid (TMAO)

Eines der bekanntesten Beispiele eines Darmflora-Wirt-Co-Metaboliten stellt TMAO dar. Phosphatidylcholin und L-Carnitin, Bestandteile von Eiern und Milch beziehungsweise rotem Fleisch, werden zunächst von der Darmflora zu dem mikrobiellen Metaboliten Trimethylamin (TMA) umgewandelt. Dieses wird dann durch die flavinhaltige Monooxygenase 3 in der Leber weiter zu TMAO oxidiert [24, 25] (☞ Abb. 12.3). In mehreren großen Studien zeigte sich TMAO im Serum prädiktiv für kardiovaskuläre Ereignissen wie auch Mortalität der Patienten [25, 26]. Das Mikrobiom von Patienten mit Atherosklerose zeigte zudem eine Anreicherung von Enzymen, die an der TMA-Produktion beteiligt sind [3].

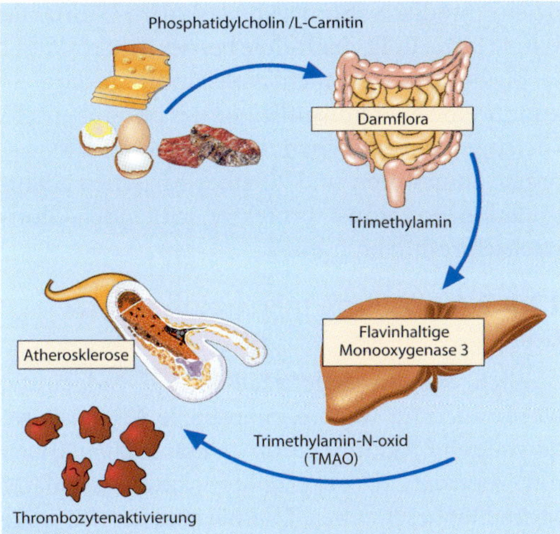

Abb. 12.3: Entstehung des Darmflora-Wirt-Co-Metaboliten Trimethylamin-N-oxid (TMAO) und dessen Auswirkungen auf das kardiovaskuläre System.

Es wird ein direkter Effekt von TMAO auf die Atherogenese vermutet. So zeigte sich TMAO zum einen im Mausmodell Atherosklerose-steigernd, zum anderen korrelierte es bei Patienten mit dem Schweregrad einer koronaren Herzerkrankung [26]. Ferner konnte TMAO im Blut zwar die kardiovaskuläre Mortalität bei Patienten mit ischämischer und somit Atherosklerose-bedingter Kardiomyopathie voraussagen, jedoch nicht bei Patienten mit dilatativer Kardiomyopathie oder einer Herzinsuffizienz mit erhaltener systolischer Pumpfunktion [27, 28].

Die zugrundeliegenden Mechanismen des erhöhten kardiovaskulären Risikos durch TMAO werden aktuell noch kontrovers diskutiert. Während im Tiermodell proatherogene Effekte von TMAO durch Modulation des reversen Cholesterin-Transports in Makrophagen beschrieben wurden [25, 26], geben neuere Studien Hinweise auf eine gesteigerte Thrombozytenreaktivität durch TMAO [29]. Hingegen zeigte sich in der LURIC-Studie mit über 1.600 kardiovaskulären Risikopatienten und einem langen, medianen *Follow-up* von 9,7 Jahren, dass TMAO und Thrombozytenreaktivität voneinander unabhängige Prädiktoren für Mortalität sind [30].

Ein entscheidender Faktor, die kardiovaskulären Effekte von TMAO zu erklären, stellt möglicherweise die Nierenfunktion der Patienten dar. Das wasserlösliche TMAO wird primär renal eliminiert und akkumuliert somit bei Niereninsuffizienz. So konnten Müller und Kollegen im Gegensatz zu den vorherigen Daten beobachten, dass TMAO nach Korrektur für die glomeruläre Filtrationsrate (GFR) nicht mehr prädiktiv für kardiovaskuläre Ereignisse war [31]. Schließlich konnte in einer weiteren großen Patientenkohorte nach Korrektur eines erweiterten Parameters der Niereninsuffizienz, der renalen Albuminexkretion, kein genereller Zusammenhang mehr zwischen Mortalität und TMAO festgestellt werden. Eine Assoziation bestand demnach nur noch bei Patienten ab einer leicht eingeschränkten Nierenfunktion mit einer GFR unter 90 ml/min [32]. Weitere Studien müssen zeigen, ob TMAO einen Effektor oder lediglich einen Biomarker für kardiovaskuläre Ereignisse darstellt. Darüber hinaus gibt es sogar Hinweise darauf, dass TMAO im menschlichen Körper positive Effekte haben könnte. Einige Studien suggerieren einen stabilisierenden Einfluss auf Gewebeosmolalität und somit einen wichtigen Beitrag zur Osmoregulation. Die beschriebenen prothrombotischen Effekte könnten physiologisch vor Blutungsneigungen z.B. unter Geburt schützen. So sind geschlechtsspezifische Unterschiede in TMAO-Serumspiegeln im Tiermodell beschrieben [33]. Die Datenlage zum Einfluss von TMAO auf Atherosklerose und atherosklerotische Erkrankungen ist zum aktuellen Zeitpunkt also noch widersprüchlich. Weitere Studien sind nötig, um die exakte Rolle von TMAO in der Pathogenese der Atherosklerose zu identifizieren.

12.3.2.3. Mikrobielle Tryptophan-Metabolite

Die Darmflora leistet einen wichtigen Beitrag im Aminosäurestoffwechsel. In Bezug auf Atherosklerose stellt sich hierbei insbesondere der bakterielle Tryptophan-Stoffwechsel als interessant dar. Zum einen besitzen Darmbakterien die Fähigkeit, die essentielle Aminosäure Tryptophan zu synthetisieren, zum anderen können bestimmte Bakterien Tryptophan über eine Tryptophanase zur Energiegewinnung nutzen. Hierbei entstehen Stoffwechselprodukte mit einem Indol-Ring, welche sonst nicht über menschliche Enzyme erzeugt werden können.

Bei Patienten mit koronarer Herzerkrankung zeigten sich erniedrigte Serumspiegel von Tryptophan prädiktiv für die kardiovaskuläre Mortalität [34].

Mechanistisch könnte hierbei das menschliche Enzym Indoleamin-2,3-Dioxygenase (IDO) eine Rolle spielen. IDO katalysiert als Schlüsselenzym den Abbau von Tryptophan entlang des Kynurenin-Stoffwechselwegs und ist an der Regulation der T-Zell-Immunität beteiligt [35]. Eine hohe IDO-Aktivität ist mit einem erhöhten kardiovaskulären Risiko assoziiert und kann eine vaskuläre Inflammation fördern [35]. Zum einen führt die gesteigerte IDO-Aktivität zur Aktivierung des proinflammatorischen Kynurenin-Pathways, zum anderen jedoch zu einer reduzierten mikrobiellen Produktion von Indol-Metaboliten aufgrund des Verbrauchs von Tryptophan [35]. Laurans et al. konnten zeigen, dass IDO über diesen Mechanismus die Mikrobiota-abhängige Produktion von IL-22 reduziert und so zu einer Adipositas beitragen kann [35]. Ein *Knockout* von IL-22 wiederum führte in einer weiteren Studie zu einer Expansion pathogener Bakterien im Darm. Über einen Anstieg von proatherogenen Stoffwechselprodukten steigerte dies die Atherosklerose im Mausmodell [36].

Den aus dem Darm stammenden Tryptophan-Derivaten, den Indolen, wird eine wichtige Funktion in der mikrobiellen Interspezies-Kommunikation wie auch als Mediatoren in der Wechselwirkung mit dem Wirtsorganismus zugeschrieben [37]. In der Antibiotika-induzierten Atherosklerose im Mausmodell war insbesondere die Reduktion von mikrobiellen Indolen mit dem Grad der Atherosklerose assoziiert [12]. Cason et al. konnten in einer humanen Kohorte beobachten, dass Indole im Serum negativ mit einer atherosklerotischen Gefäßerkrankung korrelierten [38]. Einige Indole können über den Aryl-Hydrocarbon Rezeptor (AhR) die Ausschüttung des Zytokins IL-22 regulieren, welches wiederum metabolische Erkrankungen beeinflusst [39]. Passend hierzu konnte im IL-22-Knockout-Modell bei Mäusen eine Akkumulation von proatherogenen Metaboliten, wie z.B. TMAO (☞ Kap. 12.3.2.2.) gezeigt werden [36].

Während die vorherigen Daten positive kardiovaskuläre Effekte von Indolen nahelegen, zeigen Daten von Patienten mit fortgeschrittener Niereninsuffizienz eine Akkumulation von bestimmten mikrobiellen Tryptophan-Derivaten wie zum Beispiel Indoxylsulfat und Indolacetat. Hohe Spiegel dieser Metabolite zeigten sich bei der Niereninsuffizienz prädiktiv für kardiovaskuläre Mortalität [40, 41]. Die Rolle der Indole bei der Atherosklerose bleibt demnach nicht vollständig geklärt. So könnte eine Niereninsuffizienz das physiologische Gleichgewicht zwischen Darmflora und Wirtsorganismus stören und zu einer toxischen Akkumulation von sonst protektiv wirkenden Stoffwechselprodukten führen.

12.3.2.4. Weitere mikrobielle Metabolite

Ähnlich wie für Indoxylsulfat und Indolacetat wurde auch für weitere mikrobielle Aminosäurederivate eine Akkumulation im urämischen Milieu mit Assoziation zu erhöhter kardiovaskulärer Mortalität beschrieben. Hierbei sind insbesondere Darmflora-abhängige Metabolite aus dem Stoffwechsel aromatischer Aminosäuren – Phenylacetylglutamin [42] und p-Cresol/p-Cresylsulfat [43] – zu nennen.

Phenylacetylglutamin entsteht in der Leber durch Konjugation des bakteriellen Metaboliten Phenylacetat mit Glutamin und zeigt auch unabhängig von einer Niereninsuffizienz negative kardiovaskuläre Effekte. In einer großen Zwillingsstudie mit 1.800 weiblichen Probanden ohne relevante Niereninsuffizienz wurde Phenylacetylglutamin durch ein nicht-zielgerichtetes Metabolom-Screening als einziger Metabolit identifiziert, der positiv mit der Gefäßsteifigkeit und dem kardiovaskulären Risikoscore der Teilnehmer assoziiert war [44]. In einer weiteren Metabolom-Analyse konnte die Arbeitsgruppe um Hazen, die auch erstmals die Rolle von TMAO beschrieben hatte, zeigen, dass Phenylacetylglutamin unabhängig von der GFR und anderen Risikofaktoren prädiktiv für kardiovaskuläre Ereignisse und Mortalität war [45]. Als Mechanismus wurde hier eine Beeinflussung der Thrombozytenreaktivität über adrenerge Rezeptoren diskutiert.

12.3.3. Metabolische Endotoxinämie

Eine chronische systemische *Low-grade*-Inflammation ist kennzeichnend für die Atherosklerose, ist aber auch mit anderen metabolischen Erkrankungen wie Adipositas und Diabetes mellitus Typ 2 assoziiert. Sie ist definiert durch erhöhte Entzündungsparameter, gemessen beispielsweise am C-reaktiven Protein, ohne dass eine Infektion im Körper vorliegt. Eine dysbiotische Darmflora könnte über die Produktion und Translokation von bakteriellen Endotoxinen einen Beitrag zur systemischen *Low-grade*-Inflammation leisten. Endotoxine, so genannte Lipopolysaccharide (LPS), sind strukturell konservierte Bestandteile von Zellmembranen gramnegativer Bakterien und können bereits in niedrigen Konzentrationen zu einer Aktivierung des angeborenen Immunsystems führen. Während bei Infektionen mit gramnegativen Keimen die LPS-Spiegel im Blut drastisch erhöht sein können, weisen auch Patienten mit kardiometabolischen Erkrankungen erhöhte LPS-Konzentrationen im Serum auf. Im Rahmen dessen wurde der Begriff der "metabolischen Endotoxinämie" geprägt. LPS korreliert in Patientenkohorten mit der Prävalenz kardiovaskulärer Erkrankungen [46] und induziert Atherosklerose im Mausmodell [47]. Hierbei spielt der *Toll-like*-Rezeptor (TLR) 4 als Rezeptor für LPS eine entscheidende Rolle. Seine Aktivierung führt über den intrazellulären NFκ-B-Signalweg zur Produktion entzündlicher Zytokine, die für die Aktivierung des angeborenen Immunsystems verantwortlich sind. So konnte eine LPS-Supplementierung im Mausmodell Atherosklerose induzieren [47]. TLR4-defiziente Mäuse hingegen wiesen weniger Atherosklerose auf [48]. Passend zu diesen Ergebnissen konnten antiinflammatorische Pharmaka, wie zum Beispiel Colchicin, die Rate an kardiovaskulären Ereignissen in humanen Kohorten reduzieren [49]. Während Colchicin eine relativ ungerichtete Eindämmung von Inflammation bewirkt, wird in den letzten Jahren auch an gezielteren Eingriffen in die Inflammationskaskade geforscht. So ist zum Beispiel eine Inhibition der durch IL-6 vermittelten Inflammation mittels des gegen den IL-6-Liganden gerichteten Antikörpers Ziltivekimab ein möglicher neuer Ansatz in der Atherosklerosetherapie, der zurzeit intensiv erforscht wird [50]. Somit stellen antiinflammatorische Wirkstoffe vielversprechende Kandidaten für zukünftige Pharmaka dar.

12.3.3.1. Leaky-Gut-Syndrom

Das Syndrom des "durchlässigen Darms" könnte zu der metabolischen Endotoxinämie einen Beitrag leisten. Im Darm sind die Konzentrationen von LPS um ein Vielfaches höher als im Serum, sodass die Permeabilität des Darms für LPS eine Rolle bei atherosklerotischen Prozessen spielen könnte. Hierbei ist besonders interessant, dass Darm-Mikrobiota über einen Glucagon-like-Peptid 2-abhängigen Mechanismus *Tight Junctions* im Darm regulieren können und so die Darmpermeabilität beeinflussen. Die Behandlung mit einem *Bifidobacterium*-Stamm führte über diesen Mechanismus zu niedrigeren LPS-Spiegeln und reduziertem Übergewicht in einem Hochfettdiät-Modell der Maus [51]. Eine gesteigerte Darmpermeabilität mit Erhöhung von LPS spielte auch bei gesteigerten Atherosklerose durch den *Knockout* von IL-22 eine Rolle [36].

Sicher ist, dass ein *leaky gut* nicht nur die Absorption von LPS fördert, sondern auch die Spiegel anderer mikrobieller Stoffwechselprodukte beeinflussen kann. Von Bedeutung stellt sich in diesem Zusammenhang auch die Hypothese dar, dass eine gesteigerte Darmpermeabilität zu einer direkten Translokation von Bakterien ins Blut führen kann. Diese könnten dann wiederum eine Inflammationsreaktion im Gewebe, zum Beispiel in Gefäßen, auslösen [52].

12.3.4. Modulation des Immunsystems

Die Darmflora ist eng mit dem Immunsystem verbunden und könnte so über immunmodulatorische Prozesse eine wichtige Rolle bei der Atherogenese spielen. So ist beispielweise die Etablierung einer intakten Darmflora nach der Geburt wichtig, um das angeborene Immunsystem zu primen und später eine adäquate Entzündungsreaktion durch neutrophile Granulozyten zu erreichen [53]. In den vorherigen Abschnitten wurde bereits die Rolle von IL-22 und der Aktivierung des angeborenen Immunsystems via TLR in Zusammenhang mit Atherosklerose aufgezeigt. Im Folgenden sollen zwei weitere Darmflora-abhängige Immunmechanismen diskutiert werden, welche mit Atherosklerose in Verbindung gebracht werden können.

12.3.4.1. Regulatorische T-Zell-/Th17-Zell-Balance

Regulatorische T-Zellen (Treg) haben eine antiinflammatorische Funktion und stehen im Gleichgewicht mit proinflammatorischen Th17-Zellen. Ein Ungleichgewicht von Treg/Th17- wird mit Autoimmunerkrankungen in Verbindung gebracht, spielt aber möglicherweise auch bei atherogenen Prozessen eine Rolle. Segmentierte, filamentöse

Darmbakterien können Th17-Zellen regulieren [54]. Hingegen zeigten die zuvor beschriebenen Darmflora-abhängigen kurzkettigen Fettsäuren eine stimulatorische Wirkung auf Treg. Über diesen Mechanismus konnte eine Reduktion der Atherosklerose im Mausmodell beobachtet werden [55]. Dieselbe Arbeitsgruppe konnte zuvor aufdecken, dass eine salzsupplementierte Diät über eine Modulation des Darm-Mikrobioms zu einer Th17-Zell-vermittelten arteriellen Hypertonie führt [56]. Hierbei war die Depletion von *Lactobacilli* im Darmdurch Kochsalz entscheidend. Als Mediator zwischen *Lactobacilli* und Th17-Zellen konnten Indole aus dem Darmflora-abhängigen Tryptophanstoffwechsel identifiziert werden.

12.3.4.2. Klonale Hämatopoese

Kürzlich konnte beobachtet werden, dass die klonale Hämatopoese von unbestimmtem Potential (*clonal hematopoiesis of indeterminate potential*, CHIP) in Zellen des peripheren Blutes nicht nur ein Risikofaktor für hämatologische Neoplasien darstellt, sondern auch mit einer Verdopplung des kardiovaskulären Risikos assoziiert war [57]. Bei CHIP sind insbesondere somatische Tet-Methylcytosindioxygenase 2 (TET2)-Mutationen ein entscheidender Faktor. Ein TET2-*Knockout* führte im Mausmodell zu gehäufter CHIP mit gesteigerter Atherosklerose [57].

Spannenderweise konnte gezeigt werden, dass mikrobielles Signaling im TET2-*Knockout*-Mausmodell essentiell für die CHIP-assoziierte präleukämische Myeloproliferation ist [58]. Darmflora-abhängige Mechanismen könnten somit auch über CHIP kardiovaskuläre Erkrankungen beeinflussen.

12.4. Atherothrombotisches Potential

Fortgeschrittene Atherosklerose kann durch Schlaganfälle und Myokardinfarkte klinisch apparent werden. Hierbei spielen die Plaqueruptur und Thrombusbildung eine entscheidende Rolle. Neben dem Einfluss auf atherosklerotische Prozesse können Mikrobiota auch thrombotische Prozesse beeinflussen und so möglicherweise zu einer erhöhten kardiovaskulären Ereignisrate beitragen. Beispielsweise wurde für die zuvor genannten mikrobiellen Metabolite TMAO und Phenylacetylglutamin eine direkte Wirkung auf die Thrombozytenaktivierung beschrieben [29, 45]. Grundlagenwissenschaftliche Studien in der Maus konnten zeigen, dass Darmbakterien eine arterielle Thrombusbildung via Modulation der hepatischen von Willebrand-Faktor-Synthese beeinflussen können [59]. So waren in einem Atherothrombose-Modell der Maus keimfreie Mäuse – im Gegensatz zu Mäusen mit einer normalen Darmflora – geschützt gegenüber dem atherothrombotischen Phänotyp [60].

Literatur

1. Ott SJ et al. Detection of diverse bacterial signatures in atherosclerotic lesions of patients with coronary heart disease. Circulation 2006;113:929-937.

2. Turnbaugh PJ et al. An obesity-associated gut microbiome with increased capacity for energy harvest. Nature 2006;444:1027-1031.

3. Jie Z et al. The gut microbiome in atherosclerotic cardiovascular disease. Nat Commun 2017;8.

4. Lindskog Jonsson A. et al. Bacterial profile in human atherosclerotic plaques. Atherosclerosis 2017;263:177-183.

5. Amar J et al. Blood microbiota dysbiosis is associated with the onset of cardiovascular events in a large general population: the D.E.S.I.R. study. PLoS One 2013;8.

6. Menni C et al. Gut microbial diversity is associated with lower arterial stiffness in women. Eur Heart J 2018; 39:2390a-2397a.

7. Le Chatelier E et al. Richness of human gut microbiome correlates with metabolic markers. Nature 2013;500: 541-546.

8. Korpela K et al. Intestinal microbiome is related to lifetime antibiotic use in Finnish pre-school children. Nat Commun 2016;7.

9. Saari A, Virta LJ, Sankilampi U, Dunkel L, Saxen H. Antibiotic exposure in infancy and risk of being overweight in the first 24 months of life. Pediatrics 2015;135: 617-626.

10. Vrieze A et al. Impact of oral vancomycin on gut microbiota, bile acid metabolism, and insulin sensitivity. J Hepatol 2014;60:824-831.

11. Heianza Y et al. Duration and life-stage of antibiotic use and risk of cardiovascular events in women. Eur Heart J 2019;40:3838-3845.

12. Kappel BA et al. Cross-omics analysis revealed gut microbiome-related metabolic pathways underlying atherosclerosis development after antibiotics treatment. Mol Metab 2020;36.

13. Stepankova R et al. Absence of microbiota (germ-free conditions) accelerates the atherosclerosis in ApoE-deficient mice fed standard low cholesterol diet. J Atheroscler Thromb 2010;17:796-804.

14. Jonsson AL et al. Impact of gut microbiota and diet on the development of atherosclerosis in Apoe-/- mice. Arterioscler Thromb Vasc Biol 2018;38:2318-2326.

15. Tang TWH et al. Loss of gut microbiota alters immune system composition and cripples postinfarction cardiac repair. Circulation 2019;139:647-659.

16. Fu J et al. The gut microbiome contributes to a substantial proportion of the variation in blood lipids. Circ Res 2015;117:817-82.

17. Chávez-Talavera O, TailleuxA, Lefebvre P, Staels B. Bile acid control of metabolism and inflammation in obesity, type 2 diabetes, dyslipidemia, and nonalcoholic fatty liver disease. Gastroenterol 2017;152:1679-1694.e3.

18. Jadhav K et al. Reversal of metabolic disorders by pharmacological activation of bile acid receptors TGR5 and FXR. Mol Metab 2018;9:131-140.

19. Le Roy T et al. The intestinal microbiota regulates host cholesterol homeostasis. BMC Biol 2019;17.

20. Kappel BA et al. Antibiotic-induced gut microbiota depletion exacerbates host hypercholesterolemia. Pharmacol Res 2023;187.

21. Aguilar EC et al. Butyrate impairs atherogenesis by reducing plaque inflammation and vulnerability and decreasing NFκB activation. Nutr Metab Cardiovasc Dis 2014;24:606-613.

22. Wu H et al. Metformin alters the gut microbiome of individuals with treatment-naive type 2 diabetes, contributing to the therapeutic effects of the drug. Nat Med 2017;23:850-858.

23. Haghikia A et al. Propionate attenuates atherosclerosis by immune-dependent regulation of intestinal cholesterol metabolism. Eur Heart J 2022;43:518-533.

24. Koeth RA et al. Intestinal microbiota metabolism of L-carnitine, a nutrient in red meat, promotes atherosclerosis. Nat Med 2013;19:576.

25. Wang Z et al. Gut flora metabolism of phosphatidylcholine promotes cardiovascular disease. Nature 2011; 472:57-65.

26. Koeth RA et al. Intestinal microbiota metabolism of L-carnitine, a nutrient in red meat, promotes atherosclerosis. Nat Med 2013;19:576-585.

27. Trøseid M et al. Microbiota-dependent metabolite trimethylamine-N-oxide is associated with disease severity and survival of patients with chronic heart failure. J Intern Med 2015;277:717-726.

28. Schuett K et al. Trimethylamine-N-oxide and heart failure with reduced versus preserved ejection fraction. J Am Coll Cardiol 2017;70:3202-3204.

29. Zhu W et al. Gut microbial metabolite TMAO enhances platelet hyperreactivity and thrombosis risk. Cell 2016;165:111-124.

30. Berger M et al. Trimethylamine N-oxide and adenosine diphosphate-induced platelet reactivity are independent risk factors for cardiovascular and all-cause mortality. Circ Res 2020;126:660-662.

31. Mueller DM et al. Plasma levels of trimethylamine-N-oxide are confounded by impaired kidney function and poor metabolic control. Atherosclerosis 2015;243: 638-644.

32. Gruppen EG et al. TMAO is associated with mortality: impact of modestly impaired renal function. Sci Rep 2017;7.

33. Witkowski M, Weeks TL, Hazen SL. Gut microbiota and cardiovascular disease. Circ Res 2020;127:553-570.

34. Murr C et al. Low serum tryptophan predicts higher mortality in cardiovascular disease. Eur J Clin Invest 2015;45:247-254.

35. Laurans L et al. Genetic deficiency of indoleamine 2,3-dioxygenase promotes gut microbiota-mediated metabolic health. Nat Med 2018;241113-1120.

36. Fatkhullina AR et al. An Interleukin-23-interleukin-22 axis regulates intestinal microbial homeostasis to protect from diet-induced atherosclerosis. Immunity 2018; 49:943-957.e9.

37. Lee JH, Wood TK, Lee J. Roles of indole as an interspecies and interkingdom signaling molecule. Trends Microbiol 2015;23:707-718.

38. Cason CA et al. Plasma microbiome-modulated indole- and phenyl-derived metabolites associate with advanced atherosclerosis and postoperative outcomes. J Vasc Surg 2018;68:1552-1562.e7.

39. Agus A, Clément K, Sokol H. Gut microbiota-derived metabolites as central regulators in metabolic disorders. Gut 2021;70:1174-1182.

40. Barreto FC et al. Serum indoxyl sulfate is associated with vascular disease and mortality in chronic kidney disease patients. Clin J Am Soc Nephrol 2009;4:1551-1558.

41. Dou L et al. The cardiovascular effect of the uremic solute indole-3 acetic acid. J Am Soc Nephrol 2015;26: 876-887.

42. Poesen R et al. Microbiota-derived phenylacetylglutamine associates with overall mortality and cardiovascular disease in patients with CKD. J Am Soc Nephrol 2016;27:3479-3487.

43. Meijers BKI et al. Free p-cresol is associated with cardiovascular disease in hemodialysis patients. Kidney Int 2008;73:1174-1180 ().

44. Menni C et al. Metabolomic study of carotid-femoral pulse-wave velocity in women. J Hypertens 2015;33:791-796.

45. Nemet I et al. A cardiovascular disease-linked gut microbial metabolite acts via adrenergic receptors. Cell 2020;180:862-877.e22.

46. Wiedermann CJ et al. Association of endotoxemia with carotid atherosclerosis and cardiovascular disease: prospective results from the Bruneck Study. J Am Coll Cardiol 1999;34:1975-1981.

47. Malik TH et al. The alternative pathway is critical for pathogenic complement activation in endotoxin- and diet-induced atherosclerosis in low-density lipoprotein receptor-deficient mice. Circulation 2010;122:1948-1956.

48. Michelsen KS et al. Lack of Toll-like receptor 4 or myeloid differentiation factor 88 reduces atherosclerosis and alters plaque phenotype in mice deficient in apolipoprotein E. Proc Natl Acad Sci U S A 2004;101:10679-10684.

49. Tardif J-C et al. Efficacy and safety of low-dose colchicine after myocardial infarction. N Engl J Med 2019; 381:2497-2505.

50. Ridker PM et al. IL-6 inhibition with ziltivekimab in patients at high atherosclerotic risk (RESCUE): a double-blind, randomised, placebo-controlled, phase 2 trial. The Lancet 2021;397:2060-2069.

51. Cani PD et al. Changes in gut microbiota control inflammation in obese mice through a mechanism involving GLP-2-driven improvement of gut permeability. Gut 2009;58:1091-1103.

52. Burcelin R et al. Metagenome and metabolism: the tissue microbiota hypothesis. Diabetes Obes Metab 2013;15 Suppl 3:61-70.

53. Karmarkar D, Rock KL. Microbiota signalling through MyD88 is necessary for a systemic neutrophilic inflammatory response. Immunol 2013;140:483-492.

54. Ivanov, I. I. et al. Induction of intestinal Th17 cells by segmented filamentous bacteria. Cell139, 485-498 (2009).

55. Bartolomaeus, H. et al. Short-Chain Fatty Acid Propionate Protects From Hypertensive Cardiovascular Damage. Circulation139, 1407-1421 (2019).

56. Wilck, N. et al. Salt-responsive gut commensal modulates TH17 axis and disease. Nature551, 585-589 (2017).

57. Jaiswal S et al. Clonal hematopoiesis and risk of atherosclerotic cardiovascular disease. N Engl J Med 2017; 377:111-121.

58. Meisel M et al. Microbial signals drive pre-leukaemic myeloproliferation in a Tet2-deficient host. Nature 2018;557:580-584.

59. Jäckel S et al. Gut microbiota regulate hepatic von Willebrand factor synthesis and arterial thrombus formation via Toll-like receptor-2. Blood 2017;130:542-553.

60. Kiouptsi K et al. The microbiota promotes arterial thrombosis in low-density lipoprotein receptor-deficient mice. mBio10 2019.

13. Intestinales Mikrobiom und Malignome

In den letzten Jahren mehren sich die Hinweise, die einen Zusammenhang zwischen einer Veränderung in der Mikrobiota und der Entstehung eines intestinalen Adenoms oder Karzinoms zeigen. Unter anderem sind Fehllokalisationen von opportunistisch pathogenen Kommensalen des Darms oder der Mundhöhle beschrieben und ein vermehrtes Wachstum oder eine Anreicherung von bestimmten Bakterien, Bakterienpopulationen oder Bakterien mit speziellen Eigenschaften wie Toxin-Produktion, Fähigkeit zur Adhäsion, Invasion oder der Fähigkeit zur Biofilmbildung. Ebenso können Bakterien eine chronische Entzündung oder einen Barrieredefekt auslösen. Anhand von einzelnen Bakterienarten und gesamtheitlichen Mikrobiomanalysen soll hier die Bedeutung des intestinalen Mikrobioms für die Karzinogenese näher beleuchtet werden. Auf der anderen Seite beeinflusst das Mikrobiom offenbar das Ansprechen auf onkologische Immun- und Chemotherapie – eine faszinierende Beobachtung, die ebenfalls hier näher erläutert wird.

13.1. Bakterien und Tumorgenese

13.1.1. *Streptococcus gallolyticus*

Streptococcus gallolyticus ssp. *gallolyticus* (*Sgg*, vormals *S. bovis biotype I*) ist ein vor allem bei Pflanzenfressern vorkommender, fakultativ anaerober grampositiver Kommensale des Gastrointestinaltrakts, welcher aber auch als opportunistisches Pathogen in Erscheinung treten kann. Schon in den 50er Jahren konnte ein Zusammenhang zwischen Bakteriämie oder Endokarditis, ausgelöst durch *Sgg*, und dem Auftreten eines kolorektalen Karzinoms (KRK) hergestellt werden. Patienten mit einer invasiven *Sgg*-Infektion hatten mit einer erhöhten Wahrscheinlichkeit ebenso eine kolorektale Neoplasie [16]. Mithilfe ihrer Pili können *Sgg* an verschiedene Typen von Kollagen binden und ermöglichen dem Bakterium die Anheftung an die Herzklappe durch Bindung an Kollagen Typ I. Kollagen Typ IV hingegen ist in der Basallamina wie auch in intestinalen Tumoren zu finden und

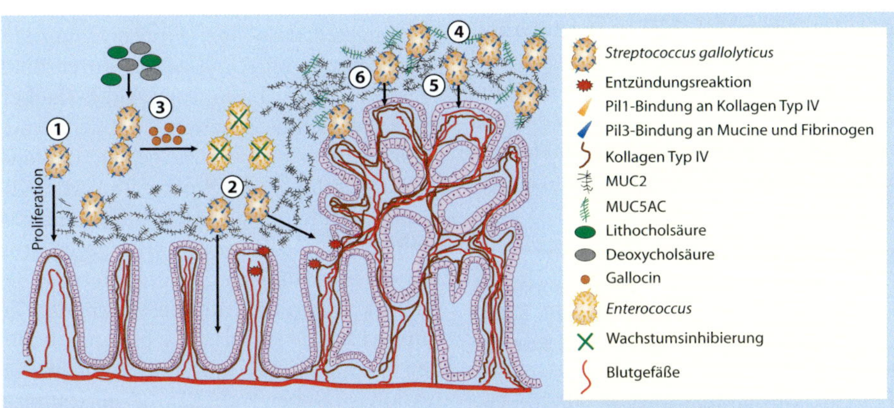

Abb. 13.1: Wirkmechanismen von *Streptococcus gallolyticus* ssp. *gallolyticus* im Darm.
① *S. gallolyticus* kann die Proliferation von Epithelzellen durch Hochregulierung von β-Catenin steigern.
② Die Kolonisierung mit *S. gallolyticus* löst eine Entzündungsreaktion durch Induktion von Genen wie IL-1, IL-8 und Cox-2 aus, wobei die Expression sowohl in Epithelzellen als auch in Immunzellen des Stromas erhöht ist.
③ Durch die Produktion des Bacteriocins Gallocin, dessen Aktivität durch sekundäre Gallensäuren wie Lithocholsäure und Deoxycholsäure gesteigert wird, kann das Wachstum der nah verwandten kommensalen Enterokokken unterdrückt werden. Dadurch sichert sich *S. gallolyticus* seine Nische im Darm.
④ Mittels seiner Pil3-Pili kann *S. gallolyticus* an MUC2- und MUC5AC-Mucine in der Mukusschicht binden, wobei MUC5AC in Tumoren erhöht exprimiert wird.
⑤ Ebenso kann das Bakterium mit seinen Pil3 Pili an das Glykoprotein Fibrinogen in Blutgefäßen binden und dadurch in die systemische Zirkulation gelangen.
⑥ Mit Hilfe seiner Pil1-Pili kann *S. gallolyticus* an Kollagen Typ IV in der Basallamina und in Tumoren binden, wobei die Expression in Tumoren erhöht ist.

trägt wahrscheinlich zur Kolonisierung durch *Sgg* im Darm bei (☞ Abb. 13.1). Ferner kann *Sgg* mit einem weiteren Pilus an Mucine, Glykoproteinen im Mukus des Darms, binden. Erst 2017 gelang der Nachweis von *Sgg* im Darmgewebe mit quantitativer Polymerase-Kettenreaktion (PCR), wobei *Sgg* in kolorektalen Karzinomen im Vergleich zur normalen Mukosa vermehrt nachgewiesen werden konnte. *Sgg* gilt als früher Kolonisierer von Neoplasien, da es häufiger auf Adenomen als auf Karzinomen zu finden ist. *In vitro* und in Mausmodellen konnte gezeigt werden, dass *Sgg* die Immunantwort, sowie durch eine Hochregulierung von β-Catenin und seinen Zielgenen c-myc und Cyclin D1, sowohl die Proliferation verstärken, als auch durch die Bildung des Bakteriozins Gallocin das Wachstum der nah verwandten Enterokokken mindern kann und sich somit seine Nische im Darm sichert (☞ Abb. 13.1).

13.1.2. *Fusobacterium nucleatum*

F. nucleatum ist ein spindelförmiges, invasives, gramnegatives, obligat anaerobes Bakterium, welches häufig in der Mundhöhle als Kommensale vorkommt, mitunter aber auch in Stuhlproben zu finden ist. Aufgrund seiner Fähigkeit zur Adhäsion ist *F. nucleatum* eine häufige Komponente bei Zahnbelag. Schon seit längerem ist ein Zusammenhang zwischen *F. nucleatum* und Periodontitis bzw. Appendizitis bekannt, auch eine bakterielle Vaginose kann durch *F. nucleatum* ausgelöst werden.

Einen ersten Hinweis auf einen Zusammenhang zwischen *F. nucleatum* und dem KRK gelang durch RNA-Sequenzierung von Gewebe aus elf KRKs und korrespondierendem nahegelegenen normalen Darmgewebe [3]. Transkripte von *F. nucleatum* wurden als Einzige identifiziert, die im Tumorgewebe deutlich erhöht waren, wobei in neun der elf Patienten zumindest eine Verdopplung der Transkripte gefunden wurde; im Durchschnitt waren die Transkripte um das 78-fache erhöht. Mittels quantitativer PCR und genomischer DNA konnte die Vorherrschaft von *F. nucleatum* in Tumoren im Vergleich zum normalen Darmgewebe in weiteren 88 Probanden gezeigt werden. Mit Hilfe eines aus dem Tumor gewonnenen *F. nucleatum*-Isolates konnte die Invasivität von *F. nucleatum* in die Adenokarzinom-Zelllinie CaCo-2 gezeigt werden. Eine Korrelation mit klinischen Parametern zeigte, dass Tumorpatienten mit einer hohen Abundanz von Fusobakterien in Tumoren auch mit einer höheren Wahrscheinlichkeit Lymphknotenmetastasen aufwiesen.

In der gleichen Ausgabe von Genome Research hatte eine weitere Arbeitsgruppe, basierend auf Sequenzierungsdaten von neun KRKs und korrespondierendem normalen Darmgewebe, zeigen können, dass Fusobakterienarten neben *Streptococcaceae*-DNA-Sequenzen in Karzinomen bei den meisten Patienten vermehrt vorhanden sind [14]. Mittels quantitativer PCR und 16S-rRNA-Gensequenzierung von 95 Karzinom- und normalen Darmgewebeproben konnte bestätigt werden, dass Fusobakterien im Tumor im Vergleich zum normalen Darmgewebe angereichert sind. Mittels Fluoreszenz-*in situ*-Hybridisierung (FISH) konnten auch erstmals Fusobakterien im KRK *in situ* nachgewiesen werden. Zudem konnte in zwei von elf KRK-Metastasen Fusobakterien-DNA detektiert werden.

Bis dahin war unklar, ob Fusobakterien mitunter zur Tumorentstehung beitragen können oder ob es sich um eine reine Assoziation dieser Bakterien mit dem etablierten Tumor handelt. *In vitro*-Studien zeigten, dass FadA (*Fusobacterium adhesin A*), ein Adhäsin von *F. nucleatum*, durch Bindung an das Zell-Zell-Adhäsionsmolekül E-Cadherin, den Wnt/β-Catenin-Signalweg aktiviert und durch Hochregulierung von Zielgenen (Onkogene Cyclin D1, c-myc), die Proliferation von KRK-Zelllinien antreibt [20]. Die Clathrin-abhängige Internalisierung von *F. nucleatum* hingegen ist essentiell für die Auslösung einer Immunantwort. Des Weiteren konnten die Autoren zeigen, dass aufgereinigtes FadA *in vivo* das Wachstum von Tumorzellen beschleunigt als auch notwendig für die Zellinvasion ist. Neben FadA kann *F. nucleatum* über das Lektin Fap2 an den Zuckerrest D-Galaktose-β(1-3)-N-Acetyl-D-Galaktosamin (Gal-GalNAc) binden [1, 12], welcher im KRK und Metastasen erhöht ist. Zudem kann Fap2 an TIGIT (*T cell immunoglobulin and ITIM domain*), einem Rezeptor, der auf allen natürlichen Killer-Zellen und auf manchen T-Zellen exprimiert ist, andocken und dabei eine Hemmung der zytotoxischen Wirkung von natürlichen Killer-Zellen sowie der Aktivität von Tumor-infiltrierenden T-Lymphozyten bewirken.

Sowohl FadA-Genkopien als auch fadA-mRNAs sind im humanen Darmgewebeproben erhöht, je weiter der Tumor fortschreitet, also in Adenomen mehr als im normalen Gewebe und am höchsten in Adenokarzinomen. Fusobakterien können bei der Hälfte aller Adenome detektiert werden und sind im Vergleich zum normalen angrenzenden Gewebe im Adenom angereichert [13]. Dies deutet auf eine frühe Kolonisierung von Fusobakterien im Verlauf der Tumorgenese hin, zumindest bei einer Subgruppe von Patienten. Das vermehrte Vorhandensein von Fusobakterien im Stuhl von Patienten mit kolorektalen Adenomen und Karzinomen, zeigte das Potential auf, Fusobakterien als möglichen diagnostischen Marker für Darmtumoren als Screening-Tool zu verwenden. Eine Analyse [9] von *F. nucleatum* im Gewebe von Karzinomen und der Überlebensdauer von Patienten deutet darauf hin, dass hohe Fusobakterien-Konzentrationen ein verringertes Gesamtüberleben bedeuten und somit einen unabhängigen Risikofaktor darstellen. In einer rezenten Metaanalyse [10] von fünf Studien ergab eine Überlebensanalyse von KRK-Patienten einen Risikoquotient von 1,87 (95 % CI, 1,12-3,11) bei hoher versus niedriger Häufigkeit von *F. nucleatum*. Möglicherweise kann *F. nucleatum*, neben anderen Faktoren, als prognostischer Marker für das Gesamtüberleben beim KRK eingesetzt werden.

13.1.3. Genotoxische pks+ *Escherichia coli*

Escherichia coli ist ein prominenter gramnegativer fakultativ anaerober Kommensale im Gastrointestinaltrakt. Jedoch wurden bestimme *E. coli*-Stämme als potentieller Risikofaktor für das KRK identifiziert. Mukosa-assoziierte *E. coli* findet man vermehrt bei Patienten mit KRK. Manche *E. coli*, welche die Pathogenitätsinsel Polyketidsynthase (pks) in ihrem Genom tragen, können dadurch über mehrere Enzyme das Genotoxin Colibaktin synthetisieren. Colibaktin induziert indirekt über die Alkylierung der DNA am Adenin Doppelstrangbrüche oder Interstrand-Crosslinks (Verknüpfungen von zwei Basen auf zwei unterschiedlichen komplementären DNA-Strängen). Pks+ *E. coli* sind bei ungefähr 20 % der gesunden Bevölkerung zu finden, bei Patienten mit familiärer adenomatöser Polyposis (FAP) oder einem KRK sind es bis zu 60 %.

Humane intestinale Organoide, kleine Minidärme, die Colibaktin produzierenden *E. coli* über mehrere Monate hinweg ausgesetzt waren, weisen eine bestimmte Mutationssignatur auf, die durch bestimmte Punktmutationen und Thymin-Deletionen in Poly-T-Sequenzen charakterisiert ist [17]. Solche Mutationssignaturen wurden in einem Subset (~5 %) von Tumorgenomen (und zwar vor allem beim KRK oder KRK-Metastasen) wiedergefunden. Manche der gefundenen Mutationen sind "Driver"-Mutationen beim KRK, wobei eine Häufung von Mutationen im Adenomatösen Polyposis Coli (APC)-Gen, dem am meisten mutierten Gen beim KRK, auftrat. Die Autoren vermuten einen zu Grunde liegenden Mutationsprozess, der auf ebensolche Bakterien zurückzuführen ist, die die Colibaktin-produzierende Pathogenitätsinsel aufweisen und ziehen daraus den Schluss, dass Bakterien eine ursächliche Rolle beim Entstehen von Mutationen in Epithelzellen und damit einen direkten Einfluss auf bestimmte Darmkrebsformen haben könnten. Unklar ist, welchen Vorteil Colibaktin den pks+ *E. coli* bringt. Von medizinischem Interesse ist die Tatsache, dass auch *E. coli Nissle* (Mutaflor®) pks+ ist und als Probiotikum bei Patienten mit chronisch entzündlichen Darmerkrankungen eingesetzt wird.

13.2. Chronische Entzündung und Karzinogenese am Beispiel des enterotoxischen *Bacteroides fragilis*

B. fragilis ist ein anaerober gramnegativer Kommensale im menschlichen Darmtrakt. Bestimmte enterotoxische Stämme können aber nicht nur Diarrhoe auslösen, sondern sind auch mit entzündlichen Darmerkrankungen und dem KRK assoziiert. Bei Patienten mit einem KRK ist in Schleimhautbiopsien von Tumoren, aber auch im angrenzenden Epithel, das Gen für die Toxin-Produktion (*B. fragilis*-Toxin, bft) öfters vorhanden, wobei in späten Stadien der Tumorgenese die Gewebeproben vermehrt bft-positiv sind [2]. Enterotoxischer *B. fragilis* (ETBF) kann Kolitis auslösen und die Tumorbildung in der APC^{Min}-Maus vorantreiben. Die APC^{Min}-Maus ist ein FAP-Mausmodell, welches aufgrund einer Mutation/ Deletion im APC-Gen eine Unzahl von Adenomen im Darm entwickelt. Kolonisierung mit ETBF in diesen Mäusen führte zur Entstehung einer Kolitis mit einer Aktivierung von *Signal Transducer and Activator of Transcription* 3 (Stat3) und einer spezifischen protumorigenen Th17-Immunantwort durch $CD3^+$ $TCR\gamma\delta^+$-Lamina propria-T-Zellen [24]. Inaktivierung von Interleukin 17 (IL-17) oder Auslöschung von $CD4^+$- oder $CD3^+TCR\gamma\delta^+$-T-Lymphozyten durch Antikörper führte zu einem Rückgang der Tumorbildung im Dickdarm. Neben der Aktivierung von bestimmten T-Zellen kann ETBF über die Aktivierung von Stat3 und einer IL-17 abhängigen Hochregulierung von NF-κB in distalen Darmepithelzellen und des daraus resultierenden Chemokin-Gradienten (z.B. CXCL1) zur Rekrutierung von polymorphonukleären unreifen myeloiden Zellen führen, welche die Tumorgenese im distalen Dickdarm antreiben [4]. Diese Daten weisen auf die Notwendigkeit einer Entzündungskomponente für die verstärkte Tumorentwicklung in diesem Modell hin.

13.3. Bakterielle Biofilme und kolorektales Karzinom

Biofilme sind eine sessile Lebensform von Bakterien, wobei Bakterien einer Spezies oder verschiedener Spezies eine strukturierte Gemeinschaft bilden, die oft von einer extrazellulären Matrix umgeben ist. Diese mikrobiellen Gemeinschaften können auch Viren oder Pilze beinhalten. Biofilme sind durch ihre Struktur von äußeren Einflüssen wie denen von antimikrobiellen Therapien, aber auch von Verteidigungsmechanismen des Wirts, geschützt. Biofilme spielen bei menschlichen Infektionskrankheiten eine tragende Rolle wie zum Beispiel *Streptococcus mutans* bei Karies, *Helicobacter pylori* auf der Magenschleimhaut bei B-Gastritis/Magenkrebs und *Pseudomondas aeruginosa* bei zystischer Fibrose.

Die Hypothese, dass die mukosale Mikrobiota beziehungsweise Biofilme im Darm an der Entstehung oder am Fortschreiten von Darmkrebs ursächlich beteiligt oder zumindest damit assoziiert sind, wurde in den letzten Jahren durch mehrere Studien untermauert. Im gesunden Darm schützt eine dichte Mukusschicht vor dem Eindringen von Mikroben. Kommt es aber zu einer Dysbiose, einem Ungleichgewicht der Darmflora, oder zu einem Bruch der Barriere, kann es zu einem direkten Kontakt von Mikroben mit dem Darmepithel kommen. Dies begünstigt die Entstehung von mukosalen Biofilmen.

In einer der herausragendsten Publikationen im Zusammenhang mit Biofilmen und Darmkrebs [6] konnte gezeigt werden, dass das Vorhandensein von mukosalen Biofilmen einerseits die Proliferation von Epithelzellen verstärkt und andererseits die Expression bzw. Hochregulierung von entzündungsrelevanten Mediatoren wie IL-6 und Stat3 erhöht sowie das Zell-Zell-Adhäsionsmolekül E-Cadherin vermindert. Dies geschieht schon in der tumorfreien Mukosa bei Patienten mit Biofilmen, die auf Tumoren gefunden wurden. Diese Tumor-Biofilme sind polymikrobieller Natur und eine Eigenheit von rechtsseitig (proximal der hepatischen Flexur) gelegenen Adenomen und Karzinomen und deutlich seltener auf distalen Tumoren zu finden. Innerhalb von Biofilmen findet eine bakterielle Invasion in den Tumor statt. Dem Phylum *Bacteroidetes* und der Familie *Lachnospiraceae* zugehörige Bakterienstämme (*Clostridium*, *Ruminococcus* und *Butyrivibrio*) überwiegen in Biofilmen, ein Teil der Biofilme weißt Fusobakterien als dominante Bakterienklasse auf. Im Vergleich zum mukosalen Mikrobiom von Biofilm-negativen Patienten weisen die Bakterien im Tumor-Biofilm eine Dysbiose auf. Interessant ist auch, dass sich die Mikrobiota der normalen Mukosa eines Tumor-Biofilm-Patienten nicht stark von jenem des Biofilmes am Tumor unterscheidet, die bakterielle Dichte ebenso gleich ist, jedoch die Dicke des Biofilms bei Tumoren erhöht ist. Die Autoren spekulieren, dass eine Veränderung der mukosalen Darm-Mikrobiota bis hin zur Dysbiose ein stufenweiser Prozess ist, der parallel zum Übergang von einer normalen Darmmukosa bis zum Karzinom verläuft.

13.4. Sind mukosale Biofilme karzinogen?

Um dieser Frage nachzugehen, behalf man sich zweier Mausmodelle, der $APC^{Min\Delta850/+}$-Maus und einer Doppel-*Knockout*-Maus, einer Kreuzung aus $APC^{Min\Delta850/+}$-Maus mit einem Kolitismodell, der $IL\text{-}10^{-/-}$-Maus [22]. Die Verabreichung eines intestinalen Tumorhomogenisates mit Biofilm mittels Schlundsonde führte zur Entstehung von mehreren Tumoren im Dickdarm von vormals keimfreien $APC^{Min\Delta850/+}$-Maus und $APC^{Min\Delta850/+}$-x$IL\text{-}10^{-/-}$-

Mäusen. Bei der Verabreichung von Homogenisaten der normalen Mukosa von Tumor-Biofilm positiven Patienten, sowie von Homogenisaten aus Biofilmen der normalen Darmmukosa von Patienten ohne Tumoren sah man eine ähnliche Tumorentwicklung im Darm dieser Mäuse, nicht aber bei Homogenisaten aus Schleimhautbiopsien ohne Biofilm von tumorfreien Patienten. Dies weist darauf hin, dass die Bakterien im Biofilm, zumindest in einem empfänglichen Wirt, karzinogen sein könnten und dass intestinale Biofilme generell ein karzinogenes Potential aufweisen. Wurde nun die Darm-Mikrobiota von diesen behandelten Mäusen auf eine neue Generation von Mäusen übertragen, fand ebenso eine Tumorentwicklung statt und lässt auf eine Übertragbarkeit des Phänotyps schließen. Ob auch bei nicht empfänglichen Wirten Darmtumoren entstehen würden und ob die kommensale Mikrobiota in nicht keimfreien Mäusen eine Besiedelung verhindern würde, muss noch eruiert werden.

Eine weitere Studie untersuchte Patienten mit familiärer adenomatöser Polyposis (FAP), einer vererbbaren Form von Darmkrebs, die mit Bildung hunderter Polypen im Dickdarm einhergeht und unbehandelt fast unweigerlich zur Entstehung eines Karzinoms führt [5]. Bakterielle Biofilme waren auf dem resektierten Darmgewebe der FAP-Patienten im Gegensatz zum rechtseitigen sporadischen Kolonkarzinom fleckig über den Darm verteilt und in ca. der Hälfte aller FAP-Patienten zu finden. Eine bakterielle Invasion des Epithels war in allen Biofilm-positiven Geweben zu finden. Biofilme auf diesen Polypen und im normalen Gewebe bestanden vorwiegend aus *E. coli* und *B. fragilis.* Die Gene für die Produktion der Toxine Colibaktin und bft waren in den Schleimhautproben der FAP Patienten stark angereichert. Pks+ *E. coli* und ETBF kamen oft gemeinsam auf der Schleimhaut vor. Ko-Kolonierung von $APC^{Min\Delta716/+}$ mit Pks+ *E. coli* und ETBF führte zu einem deutlichen Anstieg an Dickdarmtumoren im Vergleich zu monokolonisierten Mäusen. Eine Deletion des bft-Gens oder der pks-Pathogenitätsinsel reduzierte die Tumorlast hingegen. Im Anfangsstadium waren die ko-kolonisierten $APC^{Min\Delta716/+}$-Mäuse auch von verstärkten Entzündungsprozessen betroffen. Die Mukusdestruktion durch ETBF und die dadurch erleichtere Adhärenz von pks+ *E. coli* am Darmepithel verstärkte die DNA-Schädigung durch Colibaktin. Die Daten weisen darauf hin, dass beide Bakterien mit ihrem jeweiligen Toxin komplementär wirken und für die entzündungsverstärkte Onkogenese in diesem Mausmodell ausreichen.

13.5. Das Mikrobiom als Diagnostikum

Durch Fortschritte bei Sequenzierungstechnologien und bioinformatischen Analyseverfahren ergibt sich die Möglichkeit, das Mikrobiom als diagnostischen Marker zu erforschen. Schon 2014 konnte gezeigt werden, dass die Sequenzierung des fäkalen Metagenoms von Patienten mit einem KRK für die Detektion eines KRKs ebenso treffsicher ist, wie ein fäkaler okkulter Bluttest (FOBT). Werden beide Verfahren kombiniert, erhöht sich die Sensitivität auf das fast 1,5-fache bei gleichbleibender Spezifität [26]. Die Phyla der Fusobakterien und Proteobakterien waren bei KRK-Patienten vermehrt vorhanden, jedoch unterschied sich das Mikrobiom von Patienten mit Adenomen kaum von jenem von Kontrollpatienten ohne Neoplasien. Eine Anreicherung von zwei Fusobakterienarten, *Porphyromonas asaccharolytica* und *Peptostreptococcus stomatis* bei KRK-Patienten, war am stärksten determinierend. Eine vertiefende Analyse prokaryotischer Gene, die bei KRK-Patienten erhöht waren, zeigte mit Hilfe der Datenbanken *Carbohydrate Active EnZyme* (*CAZy*) und *Kyoto Encyclopedia of Genes and Genomes* (KEGG) eine globale metabolische Verschiebung von der Verwendung von diätetischen Ballaststoffen hin zu Energiequellen des Wirts wie zum Beispiel Glykane der Mucine und ein verstärkter Aminosäure-Metabolismus [8]. Ebenso war der Lipopolysaccharid-Metabolismus erhöht, passend zu einer Anreicherung von gramnegativen Bakterien bei KRK-Patienten. Verglichen mit fäkalen Metagenomdaten schnitten die Analyse einer hypervariablen Region des 16S-ribosomalen RNA-Gens und daraus errechnet die relativen Häufigkeiten der Bakterienpopulationen in Stuhlproben und kolonischen Biopsien fast ebenso gut ab. Dies konnte in einer weiteren Arbeit bestätigt werden, die mit Hilfe von 16S-Daten gewonnenen unterschiedlichen *operational taxonomic units* und anderen Risikofaktoren wie Alter, Ethnie und BMI (Body-Mass-Index) die Spezifität und Sensitivität für die Erkennung eines Adenoms oder KRKs erhöhen konnte [25].

Mit Zuhilfenahme von sogenannten *metagenomic linkage groups* (MLGs), einem Set an Markergenen, die signifikante Unterschiede in ihren relativen Häufigkeiten im Vergleich zwischen gesunden Probanden und Patienten mit vorgeschrittenem Adenom oder Karzinom aufwiesen, konnten Taxa identifiziert werden, die charakteristisch für eine Gruppe waren [8]. So wurden mehrere *Bacteroides-* und *Parabacteroides*-Arten sowie *Alistipes putredinis, Bilophila wadsworthia, E. coli* und Bakterien der Familie *Lachnospiraceae* vermehrt in Karzinomen identifiziert. Auch MLGs, die oralen Bakterien (wie *Fusobacterium* ssp., *Pavimonas micra, Gemella morbillorum* und *Peptostreptococcus stomatis*) zugeordnet wurden, zeigten ein Cluster auf, der positiv mit dem KRK korreliert war.

In einer Studie, die sich 16S-ribosomale RNA-Gen-Amplikon-Sequenzierung, Biofilmbildung und Metaanalyse von elf weiteren öffentlichen internationalen 16S-Datensets von Stuhl- und Gewebeproben gesunder Probanden und KRK-Patienten zu Nutze machte, konnte verifiziert werden, dass Tumore vermehrt (invasive) Biofilme aufweisen sowie *B. fragilis* als auch orale Pathogene wie *Fusobacterium nucleatum, Parvimonas micra, Gemella morbillorum* und *Peptostreptococcus stomatis* vermehrt auftreten [7]. Eine Beteiligung der Darm-Mikrobiota in 80 % aller KRK-Fälle halten die Autoren für wahrscheinlich.

Eine rezente Metaanalyse von acht fäkalen Metagenomstudien konnte die Robustheit von mikrobiellen KRK-Signaturen untermauern [23]. Mit 29 Bakterienarten und funktionellen Parametern wie Erhöhung des Protein- und Mucinkatabolisms sowie vermehrte Produktion von sekundären Gallensäuren konnte eine global generalisierbare, prädiktive KRK-Signatur geschaffen werden, die diagnostischen Charakter hat. Außerdem wurden Clostridienarten beschrieben, die bislang nicht mit dem KRK assoziiert wurden. Eine weitere Metagenomanalyse aus dem Jahr 2019 zeigte stabile KRK-Signaturen über verschiedene Kohorten hinweg, wobei schon bekannte Arten wie *F. nucleatum, Parvimonas micra, Peptostreptococcus stomatis, Porphyromonas asaccharolytica* und *Solobacterium moorei*, identifiziert wurden [21]. Das KRK-Mikrobiom zeigte eine Assoziation mit Glukoneogenese und der Verstoffwechslung von Aminosäuren mittels Putrefaction und Fermentation, wobei hier tumorfördernde Substanzen, wie Polyamine und Ammoniak entstehen können. Weiters war eine bestimmte Variante eines bakteriellen Gens (cutC), welches für den Cholinabbau wichtig ist, mit dem KRK assoziiert.

Eine Analyse funktioneller und taxonomischer Mikrobiommarker für die Erkennung eines KRKs neben etablierten klinischen Parametern (FOBT, Alter, BMI) stellt ein realistisches Szenario für die nahe Zukunft dar, da Mikrobiomanalysen einfacher, billiger und tiefgehender werden und die Prävention bzw. personalisierte Medizin einen immer größeren Stellenwert einnehmen, obwohl die Individualität des Mikrobioms jedes einzelnen Patienten sicher eine Herausforderung darstellen wird.

13.6. Einfluss der intestinalen Mikrobiota auf die Tumortherapie

13.6.1. Immuntherapie

Die Einführung von Immuncheckpoint-Inhibitoren bei hämatologischen und soliden Malignomen durch Blockierung des Zytotoxischen T-Lymphozyten-assoziierten Antigen 4 (CTLA-4), des programmierten Zelltod-Protein 1 (*programmed cell death protein* 1, PD-1) bzw. des Liganden (*programmed cell death protein ligand* 1, PD-L1) revolutionierte die onkologische Tumorbehandlung. Dieser große therapeutische Erfolg ist aber nur bei einer Subgruppe von Patienten gegeben. Dass Darmbakterien, neben vielen anderen immunologischen und tumorspezifischen Faktoren, mitunter einen bedeutenden Effekt auf die Wirksamkeit von Immuncheckpoint-Inhibitoren haben können, wurde anhand von drei gleichzeitig in Science erschienenen Publikationen eindrucksvoll gezeigt. Patienten mit fortgeschrittenem nicht-kleinzelligem Bronchialkarzinom, Urothelkarzinom oder Nierenkarzinom, die mit PD-1-Antikörpern behandelt wurden und zusätzlich vor oder nach der Antikörper-Verabreichung Antibiotika einnahmen, hatten ein verkürztes progressionsfreies Überleben und Gesamtüberleben [19]. Die Antibiotika-Einnahme war ein unabhängiger prognostischer Faktor für eine Therapieresistenz. Eine Metagenomanalyse bestätigte die Vermutung, dass eine Dysbiose der Darm-Mikrobiota Einfluss auf den Therapieerfolg haben kann. Responder, also Patienten, die auf die Therapie ansprachen, hatten vermehrt Firmikuten (z.B. *Clostridiales, Lachnospiraceae, Ruminococcaceae*) und bestimmte Genera wie *Alistipes* und *Akkermansia* (hierbei die Art *Akkermansia muciniphila*) in ihrer Stuhlmikrobiota. Mittels fäkalem Mikrobiota-Transfer (FMT) von Respondern und Non-Respondern in Antibiotika-behandelte oder keimfreie orthotopische Tumor-Mausmodelle konnte ein Mikrobiom-abhängiges Ansprechen auf eine Checkpoint-Therapie experimentell nachgewiesen werden. Mäuse, die die Mikrobiota eines Responders erhalten hatten, wiesen kleinere Tumoren auf. Die Verabreichung von *A. muciniphila* mittels Schlundsonde allein oder mit *Enterococcus hirae* gemeinsam konnte in Mäusen, die eine Non-Responder-FMT erhalten hatten, durch eine Interleukin-12 abhängige Rekrutierung bestimmter $CD4^+$ T-Zellen in die Tumoren, die Effektivität der PD-1 Blockade wiederherstellt werden.

Ähnliches konnte bei metastasierenden Melanompatienten beobachtet werden [11]. Patienten, die auf eine PD-1 Blockade ansprachen hatten eine erhöhte α-Diversität und eine höhere relative Häufigkeit von Bakterien der Familie *Ruminococcaceae* (und der Ordnung *Clostridiales*), auch war auch die Zusammensetzung ihres Darm-Mikrobioms signifikant unterschiedlich zu der von Non-Respondern, bei denen die Ordnung *Bacteroidales* vermehrt vorhanden war. Das orale Mikrobiom hingegen wies keinen solchen Zusammenhang auf. Patienten mit einer hohen Abundanz der Gattung *Faecalibacterium*, der Familie *Ruminococcaceae* zugehörig, hatten ein längeres krankheitsfreies Überleben, verglichen mit Patienten mit hohen *Bacteroidales* Werten. $CD8^+$-T-Zellen im Tumor korrelierten mit der Häufigkeit von *Faecalibacterium/ Ruminococcaceae/Clostridiales* in Stuhlproben. Auch hatten Patienten, bei denen diese Bakterien vermehrt vorhanden waren, vermehrt zirkulierende $CD4^+$- und $CD8^+$-T-Zellen, die bei PD-1-Blockade eine funktionierende Zytokinantwort zeigten. Keimfreie Mäuse, die einen FMT von Respondern erhalten hatten, wiesen kleinere subkutane Tumoren (aus transplantierten Melanomzellen) auf, hatten erhöhte *Faecalibacterium*-Werte und vermehrt $CD8^+$-T-Zellen in den Tumoren, verglichen zu Mäusen, die einen FMT von Non-Respondern erhalten hatten.

In einer weiteren Studie [15], die mittels 16S-rRNA-Gensequenzierung, Metagenom-Sequenzierung und PCR den Stuhl von metastasierenden Melanompatienten untersuchte, konnten vor allem *Bifidobakterien*, *Lactobacillus*-Arten, *Collinsella aerofaciens, Klebsiella pneumoniae, Veillonella parvula, Parabacteroides merdae* und *Enterococcus faecium* als deterministisch für ein Ansprechen auf eine PD-1-Therapie gefunden werden und unterschieden sich von der vorhergehenden Studie. Hier zeigt sich, dass unterschiedliche Methoden in der Analyse einen großen Einfluss auf die Ergebnisse haben können und dass eine Standardisierung der Probensammlung, Aufarbeitung und Auswertung unerlässlich ist, um zuverlässige Biomarker zu finden.

13.6.2. Chemotherapie

Oxaliplatin wird als Chemotherapeutikum beim Kolonkarzinom eingesetzt und kann einen immunogenen Zelltod sowie eine Immunantwort gegen den Tumor auslösen. Welche Faktoren dabei eine bedeutende Rolle spielen, wurde in einem vor kurzem erschienenen Artikel in Nature Medicine beschrieben [18]. Eine Oxaliplatin-Therapie bei Patienten mit einem Stadium 4 proximalen Kolonkarzinom induzierte eine Caspase-3/7-abhängige Apoptose in den ilealen Krytpen, einem Anstieg an $CD4^+Bcl6^+$-follikulären T-Helferzellen im Tumor und einem Rückgang an ilealen Lamina propria-follikulären T-Helferzellen. Hohe ileale Caspase 3-Werte waren ein positiver prognostischer Marker bei diesen Patienten. Die ileale Apoptose wiederum korrelierte positiv mit den relativen Häufigkeiten von *Erysipelotrichaceae* in der gesunden ilealen Mukosa und negativ mit der Familie *Fusobacteriaceae*. Hohe relative Häufigkeiten von *B. fragilis* wirkten sich positiv auf das Langzeitüberleben aus. Mit verschiedensten Mausmodellen und humanen Daten konnten die Autoren belegen, dass für die Tumor-Immunogenität ileale apoptotische Kryptenzellen von entscheidender Bedeutung sind. Ferner spielt die Wanderung eines Subsets dendritischer Zellen aus der ilealen Lamina propria in mesenterische Lymphknoten und die Auslösung einer Immunreaktion durch Produktion von IL-1β und IL-12 eine wichtige Rolle. Schlussendlich unterstützen immunogene ileale Bakterien als Adjuvans die Effektivität von Oxaliplatin-basierenden Chemotherapien. *B. fragilis, Erysipeloclostridi-*

um ramosum und *Alistipes onderdonkii* wurden als immunogene Bakterien, *F. nucleatum*, *Prevotella clara*, *Bacteroides uniformis* und *S. gallolyticus* als tolerogene Bakterien identifiziert.

Die Bedeutung des intestinalen Mikrobioms auf das Ansprechen bei Immun- oder Chemotherapie ist überraschend und faszinierend zugleich. Welche Patienten mit einer bestimmten Mikrobiota am besten von einer Therapie profitieren und inwieweit bakterielle Stämme als Adjuvans die Therapie unterstützen, muss in zukünftigen Studien eruiert werden.

Literatur

1. Abed J, Emgård JE, Zamir G et al. Fap2 Mediates *Fusobacterium nucleatum* colorectal adenocarcinoma enrichment by binding to tumor-expressed Gal-GalNAc. Cell Host Microbe 2016;20(2):215-225.

2. Boleij A, Hechenbleikner EM, Goodwin AC et al. The *Bacteroides fragilis* toxin gene is prevalent in the colon mucosa of colorectal cancer patients. Clin Infect Dis 2015;60(2): 208-215.

3. Castellarin M, Warren RL, Freeman JD et al. Fusobacterium nucleatum infection is prevalent in human colorectal carcinoma. Genome Res 2012;22(2):299-306.

4. Chung L, Thiele Orberg E, Geis AL et al. *Bacteroides fragilis* toxin coordinates a pro-carcinogenic inflammatory cascade via targeting of colonic epithelial cells. Cell Host Microbe 2018;23(3):421.

5. Dejea CM, Fathi P, Craig JM et al. Patients with familial adenomatous polyposis harbor colonic biofilms containing tumorigenic bacteria. Science 2018;359(6375): 592-597.

6. Dejea CM, Wick EC, Hechenbleikner EM et al. Microbiota organization is a distinct feature of proximal colorectal cancers. Proc Natl Acad Sci U S A 2014;111(51): 18321-18326.

7. Drewes JL, White JR, Dejea CM et al. High-resolution bacterial 16S rRNA gene profile meta-analysis and biofilm status reveal common colorectal cancer consortia. NPJ Biofilms Microbiomes 2017;3:34.

8. Feng Q, Liang S, Jia H et al. Gut microbiome development along the colorectal adenoma-carcinoma sequence. Nat Commun 2015;6:6528.

9. Flanagan L, Schmid J, Ebert M et al. *Fusobacterium nucleatum* associates with stages of colorectal neoplasia development, colorectal cancer and disease outcome. Eur J Clin Microbiol Infect Dis 2014;33(8):1381-1390.

10. Gethings-Behncke C, Coleman HG, Jordao HWT et al. *Fusobacterium nucleatum* in the colorectum and its association with cancer risk and survival: A systematic review and meta-analysis. Cancer Epidemiol Biomarkers Prev 2020;29(3):539-548.

11. Gopalakrishnan V, Spencer CN, Nezi L et al. Gut microbiome modulates response to anti-PD-1 immunotherapy in melanoma patients. Science 2018;359(6371): 97-103.

12. Gur C, Ibrahim Y, Isaacson B et al. Binding of the Fap2 protein of *Fusobacterium nucleatum* to human inhibitory receptor TIGIT protects tumors from immune cell attack. Immunity 2015;42(2):344-355.

13. Kostic AD, Chun E, Robertson L et al. Fusobacterium nucleatum potentiates intestinal tumorigenesis and modulates the tumor-immune microenvironment. Cell Host Microbe 2013; 14(2):207-215.

14. Kostic AD, Gevers D, Pedamallu CS et al. Genomic analysis identifies association of *Fusobacterium* with colorectal carcinoma. Genome Res 2012;22(2):292-298.

15. Matson V, Fessler J, Bao R et al. The commensal microbiome is associated with anti-PD-1 efficacy in metastatic melanoma patients. Science 2018;359(6371):104-108.

16. Pasquereau-Kotula E, Martins M, Aymeric L, Dramsi S. Significance of *Streptococcus gallolyticus* subsp. *gallolyticus* association with colorectal cancer. Front Microbiol 2018;9:614.

17. Pleguezuelos-Manzano C, Puschhof J, Rosendahl Huber A et al. Mutational signature in colorectal cancer caused by genotoxic pks(+) *E. coli.* Nature 2020;580 (7802):269-273.

18. Roberti MP, Yonekura S, Duong CPM et al. Chemotherapy-induced ileal crypt apoptosis and the ileal microbiome shape immunosurveillance and prognosis of proximal colon cancer. Nat Med 2020; 26(6):919-931.

19. Routy B, Le Chatelier E, Derosa L et al. Gut microbiome influences efficacy of PD-1-based immunotherapy against epithelial tumors. Science 2018;359(6371):91-97.

20. Rubinstein MR, Wang X, Liu W et al. *Fusobacterium nucleatum* promotes colorectal carcinogenesis by modulating E-cadherin/beta-catenin signaling via its FadA adhesin. Cell Host Microbe 2013; 14(2):195-206.

21. Thomas AM, Manghi P, Asnicar F et al. Metagenomic analysis of colorectal cancer datasets identifies cross-cohort microbial diagnostic signatures and a link with choline degradation. Nat Med 2019;25(4):667-678.

22. Tomkovich S, Dejea CM, Winglee K et al. Human colon mucosal biofilms from healthy or colon cancer hosts are carcinogenic. J Clin Invest 2019;129(4):1699-1712.

23. Wirbel J, Pyl PT, Kartal E et al. Meta-analysis of fecal metagenomes reveals global microbial signatures that are specific for colorectal cancer. Nat Med 2019;25(4): 679-689.

24. Wu S, Rhee KJ, Albesiano E, Rabizadeh S et al. A human colonic commensal promotes colon tumorigenesis via activation of T helper type 17 T cell responses. Nat Med 2009;15(9): 1016-1022.

25. Zackular JP, Rogers MA, Ruffin MT 4th, Schloss PD. The human gut microbiome as a screening tool for colorectal cancer. Cancer Prev Res (Phila) 2014;7(11):1112-1121.

26. Zeller G, Tap J, Voigt AY et al. Potential of fecal microbiota for early-stage detection of colorectal cancer. Mol Syst Biol 2014;10:766.

14. Antibiotika und intestinales Mikrobiom

In diesem Kapitel soll neben den Effekten von Antibiotika auf die Zusammensetzung der intestinalen Mikrobiota und deren Kolonisationsresistenz auch die assoziierte mikrobielle Resistenzentwicklung dargestellt werden. Die intestinale Mikrobiota ist einer Vielzahl von externen Faktoren ausgesetzt, welche die empfindliche Homöostase dieses Ökosystems in unterschiedlichem Ausmaß beeinflussen können, wie z.B. die individuelle Ernährungsweise oder Medikamenteneinnahmen. Besonders hervorzuheben ist diesbezüglich der Einfluss von Antibiotika. Der Begriff Antibiotika leitet sich vom griechischen *anti* (gegen) und *bios* (Leben) ab und bezeichnet verschiedene Stoffwechselprodukte von Lebewesen, die – bereits in geringer Dosierung – antimikrobielle Wirkung gegen Bakterien, Viren, Pilze oder Protozoen aufweisen. Auch Bakterien selbst produzieren antibiotisch wirksame Substanzen und nutzen diese als kompetitiven Vorteil in der Interaktion mit anderen Organismen innerhalb der mikrobiellen Gemeinschaft.

- Antibiotika umfassen demnach
  - natürliche
  - semisynthetische und
  - synthetische Substanzen

Während man bisher auch den Kategorien bakteriostatisch (Wachstumshemmung) und bakterizid (Abtötung) eine große Bedeutung zusprach und diese als entscheidende Grundlage für die Auswahl von Antibiotikatherapien nutzte, zeigen neuere Untersuchungen, dass diese Eigenschaften in Abhängigkeit der zu behandelnden bakteriellen Spezies variieren und dass die Bevorzugung bakteriostatischer oder bakterizider Antibiotika keinen Einfluss auf das klinische Ansprechen hat.

1945 erhielten Alexander Fleming und Kollegen den Nobelpreis für die Entdeckung und Entwicklung des Penicillins, des ersten kommerziell verfügbaren Antibiotikums. Diese medizinische Revolution ist nun, kaum 100 Jahre nach ihrer Entdeckung, ein bedeutender Bestandteil der Therapie von unzähligen infektiologischen Erkrankungen. Dennoch beschäftigen uns heutzutage auch die Schattenseiten des vermehrten Einsatzes von Antibiotika. Hierzu zählen primär die Reduktion bakterieller Diversität sowie der Kolonisationsresistenz und assoziierte Beeinträchtigungen immunologischer Funktionen, die u.a. durch bakterielle Stoffwechselprodukte, z.B. kurzkettige Fettsäuren (*short chain fatty acids*, SCFA), gesteuert werden.

14.1. Antibiotika-induzierte Veränderungen der Funktion und Komposition des intestinalen Mikrobioms

14.1.1. Bedeutung der Kolonisationsresistenz

Die Widerstandsfähigkeit der Mikrobiota gegenüber der Ansiedlung potentiell pathogener Mikroorganismen wird als Kolonisationsresistenz bezeichnet. Die Metabolisierung unverdaulicher Nahrungsfasern (Ballaststoffe) durch anaerobe Bakterien trägt wesentlich zu ihrer Aufrechterhaltung bei. Vertreter der Stämme *Bacteroidetes* und *Firmicutes* sind die Hauptproduzenten der SCFA Butyrat, Propionat und Acetat, den Produkten der Verstoffwechselung unverdaulicher Kohlenhydrate. Die Produktion dieser SCFA resultiert in einer Erniedrigung des pH-Wertes im proximalen Kolon sowie einer intrazellulären Ansäuerung und unterbindet auf diese Weise die Vermehrung von meist sauerstofftoleranten sog. Pathobionten. Darunter versteht man potentielle Pathogene, die unter physiologischen Bedingungen als Symbionten agieren und ihre Virulenz erst im Kontext einer Alterierung ihres Mikrobiomkontextes und/oder einer Schwächung des Immunsystems des Wirtes entfalten können (☞ Abb. 14.1).

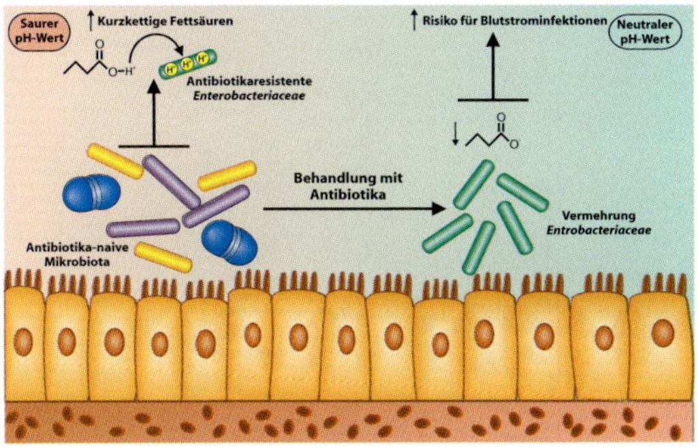

Abb. 14.1: Reduktion der Kolonisationsresistenz durch den Einfluss von Antibiotika auf die Komposition der intestinalen Mikrobiota.

Auf molekularer Ebene stellt sich dieser Zusammenhang folgendermaßen dar: Als schwache Säuren werden SCFA bei niedrigen pH-Werten protoniert und erlangen in diesem Zustand die Fähigkeit, bakterielle Membranen zu durchdringen. Die im Anschluss erfolgende intrazelluläre Freisetzung von Protonen im bakteriellen Cytoplasma stört die empfindliche pH-Homöostase und hemmt die Replikation pathogener Bakterien [1]. SCFA, allen voran Butyrat, dienen außerdem den Zellen des Darmepithels als Energielieferant. Der Energiestoffwechsel beruht normalerweise in einem gesunden Darm mit einer stabilen Mikrobiota größtenteils auf der mitochondrialen Beta-Oxidation von SCFA, die über Butyrat-induzierte Signalwege gesteuert wird und sowohl die luminale Bioverfügbarkeit von Sauerstoff (O_2) als auch von Nitrat (NO_3^-) streng reguliert [2]. Stehen keine SCFA zur Verfügung, generiert die Darmschleimhaut Energie aus der Fermentation von Glukose zu Laktat. Der durch diese Reaktion entstehende Sauerstoff (O_2) führt nun zu einer epithelialen Oxygenierung (Sauerstoffanreicherung), die aufgrund von Diffusionsprozessen zwischen biologischen Membranen auch die Verfügbarkeit von freiem Sauerstoff im Darmlumen erhöht. Dieser Prozess bevorteilt vor allem O_2-tolerante pathogene gramnegative *Enterobacteriaceae* wie *Escherichia coli*, *Salmonella enterica* und *Klebsiella pneumoniae*, deren Wettbewerbsvorteil die O_2- sowie die anaerobe Nitratatmung ist.

SCFA kontrollieren die Vermehrung von Pathogenen also über zwei wichtige Wege:
1. Passive Limitation der Verfügbarkeit von luminalem Sauerstoff und Nitrat (Aufrechterhaltung eines anaeroben Milieus)
2. Aktive Erniedrigung des intrazellulären pH-Wertes und Störung der bakteriellen pH-Homöostase

Wird die Mikrobiota durch externe Einflüsse geschädigt, gerät die Homöostase aus dem Gleichgewicht und die Kolonisationsresistenz sinkt. Durch veränderte Stoffwechselaktivität kommt es innerhalb der Mikrobiota zur Entstehung neuer ökologischer Nischen, z.B. durch ein alternatives Angebot an Ausgangsstoffen für metabolische Prozesse. Am Beispiel des Verlusts an SCFA, zeigt sich die Verschiebung von obligat anaeroben Fettsäure-Produzenten der *Bacteroidetes* hin zu der Begünstigung von O_2-toleranten pathogenen Bakterien, der eine Störung der mikrobiellen Gemeinschaften, z.B. durch Antibiotika, vorausgeht.

Eine diverse Mikrobiota stellt also ein zentrales Element für die Aufrechterhaltung der Kolonisationsresistenz dar. Eine Antibiotikaexposition kann eine relevante Störung dieses eng miteinander verknüpften und interagierenden mikrobiellen Netzwerks bewirken, die wiederum die Ansiedlung von potentiellen Pathogenen in frei gewordenen ökologischen Nischen ermöglicht. Neben der Entstehung von Nischen kann die Kolonisationsresistenz außerdem indirekt über eine Dysregulation des mit der Mikrobiota in direkter Verbindung stehenden Immunsystems beeinträchtigt werden. Im klinischen Setting geht dieser Antibiotika-assoziierte Erwerb von potentiellen Pathogenen oft der Entstehung einer invasiven Infektion voraus (☞ Abb. 14.2).

Der Erwerb potentieller Pathogene kann sowohl innerhalb des Gesundheitssystems als auch über kontaminierte Nahrung, Trinkwasser oder Tiere erfolgen. Dieser Prozess der Kolonisierung ist jedoch nicht mit einer Infektion gleichzusetzen, da eine gesunde Mikrobiota diverse Abwehrmechanismen besitzt, die eine invasive Translokation der Erreger durch die Mukosa- und Epithelbarrieren des menschlichen Organismus verhindern bzw. die Bildung von Virulenzfaktoren verhindern können. Erfolgt im Anschluss an eine Kolonisierung die weitere Exposition gegenüber Antibiotika oder

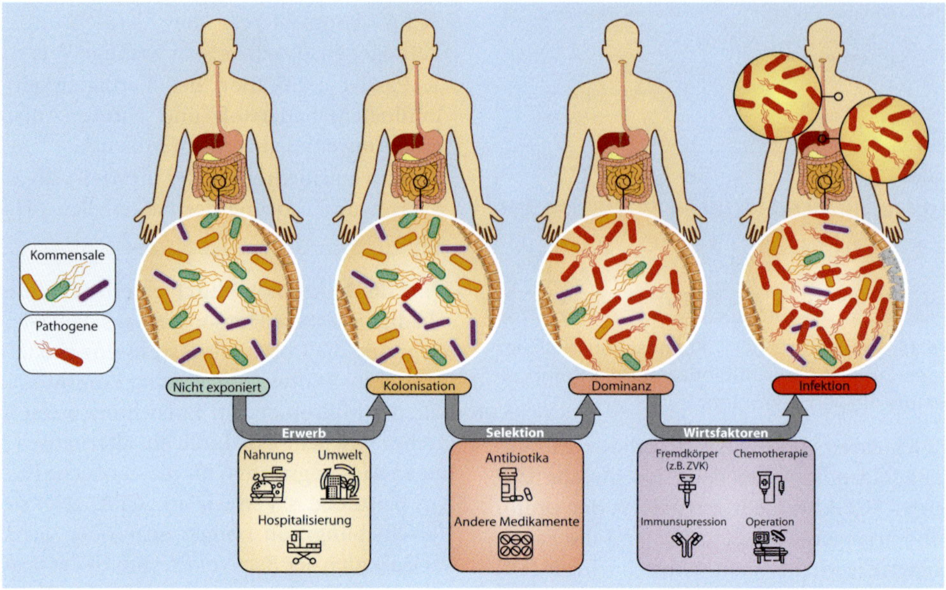

Abb. 14.2: Von der Kolonisation zur Infektion. Prozesse und wichtige Einflussfaktoren, die eine Ansiedlung und Dominanz pathogener Organismen begünstigen.

anderen Medikamenten, die einen Selektionsdruck auf die Mikrobiota ausüben, kann es zu einer klonalen Expansion der potentiellen Pathogene kommen, die mit tiefgreifenden Veränderungen der mikrobiellen Stoffwechselaktivität und Signalfunktion einhergehen. Tritt nun im Kontext dieser Dominanz der potentiellen Pathogene eine Schwächung der Barrierefunktion des Patienten auf, wird eine Translokation und anschließende Infektion begünstigt.

Ein weiteres gut erforschtes Beispiel für die Auswirkungen einer verminderten Kolonisationsresistenz ist die Infektion mit *Clostridioides difficile* (früher: *Clostridium difficile*). *C. difficile* ist die Hauptursache für nosokomiale Diarrhoen weltweit. Über die Produktion von speziesspezifischen Toxinen ruft dieses Bakterium eine Entzündungsreaktion hervor, die das gesamte Kolon betreffen und schwere Durchfälle hervorrufen kann. *C. difficile* wird in Form von Sporen oral aufgenommen, die über mehrere Wochen an unbelebten Oberflächen überleben können. Unter physiologischen Umständen wird die Aktivität von *C. difficile* über die umgebende physiologische Mikrobiota reguliert, sodass keine Toxine ausgeschüttet werden und entsprechend auch keine Entzündungsreaktion ausgelöst wird. Zentral in dieser Regulation ist hier die Rolle kommensaler Clostridien der Genera Cluster XIVa und XI, z.B. des *Clostridium scindens*. Diese metabolisieren in der Galle enthaltene, für den Fettstoffwechsel benötigte primäre Gallensäuren über eine Dehydroxylierung zu sekundären Gallensäuren, v.a. Desoxycholsäure und Lithocholsäure. Ein hoher Gehalt an sekundären Gallensäuren führt zu einer Hemmung der Aussprossung von *C. difficile*-Sporen sowie zu einer Reduktion der Toxinbildung durch die entsprechenden vegetativen Formen. Im Rahmen einer Exposition gegenüber Antibiotika, erfolgt nun über die Reduktion oben beschriebener anaerober Kommensalen ebenfalls eine Reduktion des Anteils sekundärer Gallensäuren im Darmlumen. Dadurch fallen die hemmenden Effekte auf die Teilungsrate und Syntheseaktivität von *C. difficile* weg und es kommt zur vermehrten Toxinausschüttung mit entsprechender assoziierter Klinik. Im Ergebnis kann hier also über die metabolische Leistung von Kommensalen die Aktivität und das Auftreten von Symptomen einer *C. difficile*-Infektion unterdrückt werden [3].

Neben der Produktion von SCFA und sekundären Gallensäuren bestehen noch weitere, zum Teil nicht vollständig aufgeklärte Mechanismen, die eine Kolonisationsresistenz gegenüber verschiedenen Pathogenen vermitteln. Diese umfassen die Sekretion von antimikrobiellen Verbindungen,

Konkurrenz um Nahrung, Unterstützung der Integrität der Darmbarriere und den Einsatz von Bakteriophagen.

Eine Antibiotikaexposition ermöglicht jedoch nicht nur die relative Zunahme potentiell pathogener Bakterien, sondern eröffnet auch anderen, für gewöhnlich stark unterrepräsentierten Mikroorganismen die Chance, sich rapide zu vermehren. Eine Nebenwirkung antibiotischer Behandlungen ist beispielsweise eine Expansion von Pilzen innerhalb der Mikrobiota. Dies betrifft nicht nur die empfindliche Vaginalmikrobiota, sondern konnte auch im intestinalen Milieu belegt werden [4]. Eine Antibiotika-induzierte bakterielle Dysbiose ist assoziiert mit einer verminderten Produktion bestimmter Metabolite, die eine elementare Rolle in der Regulation der Proliferation von Pilzen spielen. So kontrolliert das antimikrobielle Peptid Cathelizidin (engl. *cathelicidin antimicrobial peptide*, CRAMP) das Wachstum von *Candida* spp., und SCFA verhindern die Kolonisierung des Gastrointestinaltraktes mit *Candida albicans* [5]. Unter Antibiotikaexposition nimmt durch Selektionsprozesse auf Seiten der Bakterien der relative Anteil an Pilzen im Mikrobiom zu. Ist die Barrierefunktion der Darmschleimhaut z.B. durch Immunsuppressiva wie Chemotherapeutika gestört, erhöht sich gleichzeitig auch das Risiko für invasive Pilzinfektionen.

14.1.2. Spezifische Einflüsse verschiedener Antibiotikaklassen

Die zur Therapie von diversen Infektionskrankheiten eingesetzten Antibiotika wirken nicht nur auf das lokale Entzündungsgeschehen, sondern haben Einfluss auf alle Mikroorganismen, die empfindlich gegenüber dem Wirkstoff sind – unabhängig von ihrer Pathogenität. Dies bedeutet, dass auch kommensale Bakterien von den Auswirkungen einer antibiotischen Therapie betroffen sein können. Das Ausmaß der Schädigung variiert allerdings auch in Abhängigkeit des Administrationsweges (z.B. oral oder intravenös) und bestimmter wirtsspezifischer Faktoren wie dem Alter, der Komposition der Mikrobiota zum Zeitpunkt der Therapie oder dem Lebensstil. Um Antibiotika-induzierte Mikrobiotaschäden zu minimieren, sollte die Entscheidung für eine antibiotische Therapie Klasse, Pharmakokinetik und Pharmakodynamik, Wirkspektrum sowie Dosis, Dauer und Administrationsweg berücksichtigen. Die verursachte Reduktion der mikrobiellen Diversität unterscheidet sich außerdem von Antibiotikum zu Antibiotikum. Lincosamide (hauptsächlich Clindamycin), Cephalosporine und Carbapeneme haben sowohl in quantitativer als auch in qualitativer Hinsicht einen besonders starken Effekt auf die Mikrobiota-Zusammensetzung, während beispielsweise eine Therapie mit Trimetoprim-Sulfamethoxazol zu weniger relevanten Veränderungen der Mikrobiota führt.

Relevant ist auch die Frage der Persistenz der ausgelösten Veränderungen. So zeigt eine Studie zu den Auswirkungen von Makroliden bei Kindern, dass sich die Mikrobiota sogar zwei Jahre nach der Therapie nicht vollständig erholt haben. Im Speziellen äußern sich die strukturellen Veränderungen beispielsweise durch eine Reduktion von *Bifidobacterium* und *Lactobacillus*, zwei Bakteriengattungen mit günstigen immunmodulierenden Eigenschaften. Aber auch in Erwachsenen zeigen sich signifikante Auswirkungen von antibiotischen Substanzen auf die Mikrobiota. So erniedrigen Fluorchinolone, vor allem Ciprofloxacin, Bakterien der Gattungen *Bifidobacterium*, *Faecalibacterium* und *Ruminococcus*, wohingegen sich die Abundanz von Vertretern der Gattung *Bacteroides* erhöht. Die Normalisierung der Mikrobiota ist auch in Erwachsenen abhängig von individuellen, wirtseigenen Faktoren, dem Grad der verursachten Störung und den beeinflussten Bakterienpopulationen und benötigt bis zu 12 Monate. Aber auch langfristigere Auswirkungen von Antibiotika auf das Mikrobiom sind beschrieben. Welche Faktoren maßgeblich sind für die individuelle Intensität und Dauer dieser Veränderungen, ist noch nicht abschließend geklärt [9, 10].

Einige Breitspektrum-Antibiotika (z.B. Carbapeneme und Cephalosporine höherer Generationen) können sogar eine sogenannte Monodominanz – mit einer relativen Dominanz von mehr als 60 % – einer sonst mindervertretenen bakteriellen Spezies auslösen, was in einer Längsschnittstudie gezeigt werden konnte [11]. Die *C. difficile*-Infektion, über die oben bereits berichtet wurde, ist das wohl plakativste Beispiel für eine Antibiotika-induzierte Dysbiose. Diese geht insbesondere mit dem Verlust von Bakterien der Familien *Lachnospiraceae* und *Ruminococcaceae* einher, die eine tragende Rolle in der Produktion SCFA spielen. Auch wichtige Bakterienspezies wie *Clostridium scindens*, die mittels Metabolisierung von sekundären Gallensäuren das Auskeimen von *C. difficile*-Sporen verhindern, sind vom antibiotischen Einfluss betroffen.

Oral appliziertes Vancomycin stellt ein nicht resorbierbares Antibiotikum mit durchgreifenden Auswirkungen auf die intestinale Mikrobiota dar. Es ist das Antibiotikum der Wahl zur Therapie schwerer *C. difficile*-Infektionen. Die kurz- und langfristigen Auswirkungen auf die Mikrobiota konnten von Isaac et al. aufgedeckt werden. Die meisten Gattungen und operationale taxonomische Einheiten (engl. *operational taxonomic units*, OTUs), insbesondere alle OTUs der wichtigen SCFA-metabolisierenden *Bacteroidetes*, zeigten sich in allen getesteten Studienteilnehmern vermindert. Damit einhergehend waren die Vermehrung von potentiell pathogenen Gattungen wie *Klebsiella* und *Escherichia* spp.. Weiterführende Untersuchungen an Mäusen konnten zudem zeigen, dass die Mikrobiota während der Antibiotikatherapie anfälliger ist für die Kolonisation mit antibiotikaresistenten Erregern, vor allem VRE, was auf eine Verminderung der Kolonisationsresistenz zurückzuführen ist. Nach Beendigung der Vancomycintherapie ergaben sich intraindividuelle Unterschiede in Bezug auf die Resilienz. Diese bezeichnet die Fähigkeit der Mikrobiota, nach einer Störung in Form von externen Einflüssen in ihren Ursprungszustand zurückzufinden. In einigen wenigen Individuen erholte sich die Mikrobiota nach Beendigung der Antibiotikatherapie und glich ihrer Ausgangszusammensetzung. In vielen anderen konnten jedoch in einem Zeitraum von bis zu 22 Wochen nach Therapieende bis zu 89 % der ursprünglichen OTUs nicht mehr detektiert werden. In Mäusen konnte zudem belegt werden, dass eine verminderte Resilienz nach Antibiotikatherapie das Risiko für eine Kolonisation mit Pathogenen erhöht [12].

Führen Antibiotika-induzierte Veränderungen der mikrobiellen Komposition zur Vermehrung von nützlichen Bakterien, spricht man von einem sogenannten vorteilhaften "eubiotischen Effekt". Dieser wurde u.a. in Studien über Nitrofurantoin (temporäre Vermehrung der Gattung *Bifidobacterium*) [13] und Rifaximin (Vermehrung des antiphlogistischen *Faecalibacterium prausnitzii*) beobachtet [14].

Trotz der noch lückenhaften und häufig kontroversen Evidenzlage herrscht Einigkeit darüber, dass singuläre und wiederholte Antibiotikatherapien zu einer kurz- und häufig (abhängig von Dauer, Art und Applikationsroute des Antibiotikums) auch langfristigen (ein bis vier Jahre andauernden) Verschiebung der mikrobiellen Zusammensetzung sowie zur Entwicklung von bakteriellen Resistenzgenen führen.

Die Frage, inwiefern auch andere Aspekte der Homöostase in welchem Maße durch Antibiotikatherapien beeinflusst werden, wird im folgenden Kapitel diskutiert.

14.2. Einfluss auf die Immunhomöostase (Darm-Immun-Achse)

Die Schlüsselfunktion der Mikrobiota in der Kontrolle immunologischer Funktionen und für die Toleranz der ansässigen Bakterien im Gastrointestinaltrakt wurde bereits erwähnt. Die Interaktionsprozesse zwischen Kommensalen und der unspezifischen sowie adaptiven Immunantwort werden über verschiedene Mikrobiota-assoziierte Metabolite und gewisse strukturelle Komponenten, sogenannte MAMPs (engl. *microbe associated molecular patterns*), vermittelt und unter dem Begriff der Darm-Immun-Achse zusammengefasst. Bekannte MAMPs sind die makromolekularen Zellwandbestandteile Lipopolysaccharid (LPS), Murein-Lipoprotein, Lipoteichonsäure und Peptidoglykan. Der Kontakt dieser Moleküle mit speziellen Rezeptoren auf Epithel- oder Immunzellen erhöht die T-Zell-vermittelte Produktion von Immunglobulinen (Ig; IgA, IgM und IgG) durch B-Zellen. Außerdem kommt es zu einer verstärkten Rekrutierung von Neutrophilen, einer Erhöhung der antiviralen Immunaktivität und Phagozytoseleistung und der Expression von Entzündungsmediatoren (Cytokinen).

Insbesondere SCFA besitzen wichtige immunmodulatorische Eigenschaften. Deren Bindung an G-Protein gekoppelte Rezeptoren (GPRs), v.a. GPR_{41}, GPR_{43} und GPR_{109A}, auf den Membranen von Epithel- und Immunzellen aktiviert verschiedenste Signalkaskaden, die an der Kontrolle von Transkriptionsfaktoren, der Zellproliferation, der Stärkung der Integrität der Darmbarrierefunktion und der Produktion von antimikrobiellen Peptiden sowie antiinflammatorischen Immunfaktoren beteiligt sind. Molekularbiologisch induzieren SCFA die Ausschüttung von Prostaglandin E_2 und die Expression des antiinflammatorischen Zytokins IL-10 und stimulieren die Differenzierung von naiven T-Zellen zu T-Effektorzellen. Zudem unterbinden kurzkettige FS *Toll-like*-Rezeptor-vermittelte Signalwege in dendritischen Zellen und die Tumornekrosefaktor-alpha (TNF-α)-induzierte Expression von proinflammatorischen Interleukinen (IL) wie IL-6 und IL-8. Auch die Reifung von regulatorischen T-Zellen mit immundämpfender Wirkung wird durch SCFA gefördert [7]. Diese SCFA sind das Fermentationsendprodukt der glykolytischen Verstoffwechselung unverdaulicher Kohlenhydrate in Darmbakterien. Der Anteil an SCFA kann durch eine erhöhte Zufuhr von Ballaststoffen über die Nahrung moduliert werden, und eine entsprechende Ernährungsweise kann sich somit positiv auf inflammatorische Prozesse und die Kolonisationsresistenz auswirken.

Die immunmodulatorischen Eigenschaften der Darm-Mikrobiota werden überwiegend passiv über Metabolite vermittelt. Es existieren jedoch auch Bakterien, die selbst aktiv mit den Zellen des mukosalen Immunsystems interagieren können. Diese werden als segmentierte filamentöse Bakterien bezeichnet und unterstützen die Immunantwort, indem sie z.B. die Reifung von T-Helferzellen (Th17) regulieren [8].

Antibiotikagebrauch moduliert somit die Darm-Mikrobiota auf struktureller Ebene, greift in die Produktion essentieller Stoffwechselprodukte ein und verringert im Zuge dessen nicht nur die Kolonisationsresistenz, sondern kann auch zu einer ganzheitlich verminderten Funktionsfähigkeit des Immunsystems führen.

14.3. Fazit

Die menschliche Mikrobiota spielt eine wichtige Rolle in der Prävention von Kolonisierungen und Infektionen mit multiresistenten bakteriellen Pathogenen. Dabei sind zwei Hauptmechanismen zu unterscheiden. Einerseits entstehen durch eine Exposition gegenüber Antibiotika Veränderungen in der Zusammensetzung der Mikrobiota, die mit einer ökologischen Nischenbildung assoziiert sind. Diese Nischen können nun durch potentielle Pathogene (Pathobionten) kolonisiert werden, die unter einem persistierenden Selektionsdruck klonal expandieren und die lokale Mikrobiota dominieren. Kommt es in dieser Situation zu einer Schwächung der Barrierefunktion des Wirts, z.B. durch Traumata, Eingriffe oder eine Immunsuppression, so kann eine Translokation mit invasiver Infektion die Folge sein. Das Entstehen einer Infektion kann außerdem indirekt über eine Mikrobiota-assoziierte Modulation der Immunhomöostase erfolgen. Sowohl über bakterielle Antigene, als auch über bakterielle Metabolite kann es zu einer Dysregulation der Zellen des Immunsystems kommen, die wiederum eine Kolonisierung und Infektion begünstigt. Diese wichtigen pathophysiologischen Erkenntnisse bilden eine wichtige Grundlage für innovative Strategien der Infektionsprävention.

Literatur

1. Sorbara MT et al. Inhibiting antibiotic-resistant *Enterobacteriaceae* by microbiota-mediated intracellular acidification. J Exp Med 2019;216(1):84-98.

2. Byndloss MX et al. Microbiota-activated PPAR-γ signaling inhibits dysbiotic Enterobacteriaceae expansion. Science 2017;357(6351):570-575.

3. Kang JD et al. Bile acid 7α-dehydroxylating gut bacteria secrete antibiotics that inhibit *Clostridium difficile:* role of secondary bile acids. Cell Chem Biol 2019;26(1): 27-34.e4.

4. Dollive S et al. Fungi of the murine gut: episodic variation and proliferation during antibiotic treatment. PloS one 2013;8(8):e71806.

5. Galloway-Peña JR, Kontoyiannis DP. The gut mycobiome: The overlooked constituent of clinical outcomes and treatment complications in patients with cancer and other immunosuppressive conditions. PLoS pathogens 2020;16(4):e1008353.

6. Sorbara MT, Pamer EG. Interbacterial mechanisms of colonization resistance and the strategies pathogens use to overcome them. Mucosal Immunol 2019;12(1):1-9.

7. Parada Venegas D et al. Short chain fatty acids (SCFAs)-mediated gut epithelial and immune regulation and its relevance for inflammatory bowel diseases. Front Immunol 2019;10:277.

8. Haak BW, Prescott HC, Wiersinga WJ. Therapeutic potential of the gut microbiota in the prevention and treatment of sepsis. Front Immunol 2018;9:2042.

9. Stewardson AJ et al. Collateral damage from oral ciprofloxacin versus nitrofurantoin in outpatients with

urinary tract infections: a culture-free analysis of gut microbiota. Clin Microbiol Infect 2015;21(4):344. e1-344. e11.

10. Rashid MU et al. Determining the long-term effect of antibiotic administration on the human normal intestinal microbiota using culture and pyrosequencing methods. Clin Infect Dis 2015;60(suppl_2):S77-S84.

11. Hildebrand F et al. Antibiotics-induced monodominance of a novel gut bacterial order. Gut 2019;68(10): 1781-1790.

12. Isaac S et al. Short-and long-term effects of oral vancomycin on the human intestinal microbiota. J Antimicrob Chemother 2016;72(1):128-136.

13. Vervoort J et al. Metagenomic analysis of the impact of nitrofurantoin treatment on the human faecal microbiota. J Antimicrob Chemother 2015;70(7):1989-1992.

14. Ponziani FR et al. The role of antibiotics in gut microbiota modulation: the eubiotic effects of rifaximin. Dig Dis 2016;34(3):269-278.

15. Therapie des intestinalen Mikrobioms: Mikrobiomtransfer

Historisch gesehen ist die Modifikation der Darmflora durch Übertragung von Stuhl ein altes Prinzip. So wurde bereits lange über Kameldung als Mittel bei Durchfall berichtet und die Transfaunation bei Weidevieh durchgeführt. Der erste Bericht eines Mikrobiomtransfers oder fäkalen Mikrobiota-Transfers (FMT) bei CDI stammt aus dem Jahr 1958 [1]. Der auch in der Laienpresse häufig verwendete Begriff "Stuhltransplantation" sollte aufgrund seiner begrifflichen Unschärfe, die auch die medico-legalen Aspekte falsch darstellt, nicht verwendet werden.

15.1. Medico-legale Einordnung

Anders als in benachbarten Ländern, z.B. Österreich, wo der FMT als Heilversuch gewertet wird [2], wird der zu übertragende Fremdstuhl zum therapeutischen Einsatz in der Humanmedizin in Deutschland als Arzneimittel eingestuft und unterliegt somit den Anforderungen nach Arzneimittelgesetz (eigene Auskunft 2014 und [3]). Es sind derzeit EU-weit keine zugelassenen Arzneimittel verfügbar, die auf FMT basieren.

Die erlaubnisfreie Herstellung ist nach § 67 Abs. 1 und 2 AMG bei den jeweilig zuständigen Überwachungsbehörden der Länder anzeigepflichtig. Der durchführende Arzt muss dabei zwingend in den Herstellungs- und Verabreichungsprozess einer individuellen Arzneimittelzubereitung persönlich eingebunden sein und ist für Herstellung und Qualität persönlich verantwortlich. Die rechtlichen Vorschriften zu Medizinprodukten (MPG) oder Organtransplantation finden beim FMT keine Anwendung, daher ist die Bezeichnung "Stuhltransplantation" irreführend.

15.2. Spenderscreening

Beim FMT können zahlreiche, auch unbekannte, vitale Bestandteile des Fremdstuhls übertragen werden, darunter potentiell krankheitserregende Bakterien, Viren, Pilze, Protozoen etc. Vor diesem Hintergrund ist eine sorgfältige Spenderauswahl erforderlich, die ausführliche anamnestische und wiederholte laborchemische (Blut und Stuhl) Parameter berücksichtigen muss. Nach Berichten aus den USA über die Übertragung (mit nachfolgender Sepsis) auch multiresistenter Keime ist der Ausschluss von Spendern bereits mit erhöhtem Risiko für die Besiedlung mit solchen Keimen vom BfArMg erfordert sowie die Untersuchung des Spenderstuhls auf multiresistente Keime.

Die Daten, die das BfArM im Rahmen von klinischen Studien fordert, sind in den nachfolgenden Tab. 15.1-15.3 aufgeführt. Eine Testung auf SARS-CoV2 ist bisher nicht explizit aufgeführt, erscheint aber aufgrund der Diskussion um einen enteralen Befall bei COVID bis zum Vorliegen weiterer Daten sinnvoll. In der eigenen Erfahrung ist (außerhalb von Studien) die Diskussion um die Kostenübernahme der Testung beim (gesunden) Spender mit ggf. anderen Versicherungsverhältnissen als der Patient nicht immer einfach zu führen.

An anamnestischen Daten, die am leichtesten mit standardisierten Fragebögen erfasst werden können, sind die folgenden relevant und stellen absolute oder relative Ausschlusskriterien für den potentiellen Spender dar (☞ Tab. 15.3).

Nach 8 Wochen sollten die Tests wiederholt werden, um potentielle Infektionen, die in ihrer Inkubationszeit vorgelegen haben könnten, auszuschließen.

Die Nebenwirkungsrate des FMT beträgt kumulativ etwas 25%, am häufigsten sind Diarrhoen, Meteorismus und abdominelle Schmerzen [4]. In der o.g. Metaanlyse schien die Nebenwirkungsrate etwas höher zu sein bei Applikation der Stuhlsuspension über den OGI-/MGI-Trakt (mit je einem Fall einer GI-Blutung, Peritonitis-Episode und möglicher Enteritis bei 51 Patienten) als über den UGIT (keine schweren Nebenwirkungen bei 222 Patienten) [5]. Hintergrund der Spenderuntersuchung auf multiresistente Keime sind jedoch zwei nachgewiesene Fälle einer Übertragung von ESBL-produzierenden *E. coli* im Rahmen zweier Studien zur FMT, die durch genomische Sequenzierung einem definierten Spender zugeordnet werden konnten. Einer der Patienten verstarb im Rahmen einer Sepsis durch den übertragenen Keim [6]. Dies steht exemplarisch für die Möglichkeit, trotz ausgiebigen Screenings auch noch unbekannte Er-

Bakterien/Pilze	Viren	Parasiten
• *Salmonella* spp. • *Shigella* spp. • *Vibrio* spp. • *Campylobacter* spp. • *Yersinia enterocolitica* • *Clostridioides difficile* (Kultur) • *Clostridioides difficile*-Toxin B (PCR) • *Helicobacter pylori* • *Listeria monocytogenes* • Enterohämorrhagische *E. coli* (EHEC/STEC) • Enteroaggregative *E. coli* (EAEC) • Enteropathogene *E. coli* (EPEC) • Enterotoxigene *E. coli* (ETEC) It/st • Enteroinvasive *E. coli* (EIEC) • *Plesiomonas shigelloides* • Multidrug-resistente Organismen (MDROs): - Carbapenem-resistente *Enterobacteriaceae* (CRE) - Extended-spectrum-β-lactamase-resistente Bakterien (ESBLs) - Methicillin-resistente *S. aureus* (MRSA) - Vancomycin- und Glycopeptid-resistente *Enterococci* (VRE, GRE) • *Candida auris*	• Norovirus GI, GII • Adenovirus • Astrovirus • Rotavirus • Enteroviren (exkl. Rhinoviren) • Sapovirus (I, II, IV, V) • SARS-CoV-2	• *Entamoeba histolytica* • *Giardia lamblia* • *Cryptosporidium* spp. • *Dientamoeba fragilis* • *Blastocystis hominis* • *Cyclospora, Isospora* • Mikrosporidien • Ova

Tab. 15.1: Untersuchungen am Stuhl des Spenders (aus [Fäkale Mikrobiota-Transplantation (FMT, Stuhltransplantation): Risiko für die Übertragung von multiresistenten Erregern; 26.06.2023; https://www.bfarm.de/SharedDocs/Risikoinformationen/Pharmakovigilanz/DE/RI/2019/RI-FMT.html; Zugriff 24.7.24] [3]).

Bakterien	Viren	Parasiten
• *Treponema pallidum*	• Cytomegalievirus (CMV) • Eppstein-Barr Virus (EBV) • Hepatitis A-, B-, C-, E-Virus • HIV-1, -2	• *Strongyloides stercoralis* • *Trichinella* spp. • *Toxoplasma gondii*
• **Serologie:** HAV IgM, HBc-Ab, HBs-Ag, anti-HCV, HEV-IgG/IgM, anti-HIV-1/2/p24-AG, anti-HTLV-1/2, anti-Treponema pallidum, EBV IgM/IgG*, CMV IgM/IgG* • **Nukleinsäurenachweis:** HBV, HCV, HEV, HIV-1/2, HTLV-1/2		

Tab. 15.2: Untersuchungen am Blut des Spenders (aus [3]).
*: EBV- und CMV-Testungen dienen zur Sicherstellung der Serokonkordanz mit dem Empfänger

	Absolut	Relativ
Erkrankungen	• GI-Erkrankungen (eigene/familiär): Colitis ulcerosa, Morbus Crohn, andere entzündliche Darmerkrankungen, Reizdarmsyndrom, chronische Verstopfung oder Diarrhoe, Zöliakie, Darmresektion, Magenverkleinerung • Akute Diarrhoe (eigene/Umfeld) in den letzten 4 Wochen • Ungeformter Stuhl in den letzten 4 Wochen • Positive Erregertestung im Stuhl/Blut (☞ oben) • Frühere Typhus- (bzw. allgem. Salmonella-)Infektionen • Tuberkuloseerkrankung (akut/historisch) • Systemische Autoimmunerkrankungen (u.a. MS) • Atopie • Neurologische oder psychiatrische Erkrankungen (Depression, chronische Schmerz-Syndrome [Fibromyalgie, chronisches Fatigue-Syndrom etc.]) • Maligne Erkrankungen • Metabolische Erkrankungen (Diabetes, Adipositas (BMI >30) • Risikofaktoren für vCJD-Erkrankungen • Krankenhausaufenthalt in den letzten 6 Monaten	
Medizinische Behandlung	• Langfristige medikamentöse Behandlung (z.B. Antibiotika, Immunsuppressiva, Protonenpumpenhemmer, systemische antineoplastische Mittel) • Antibiotikabehandlung in den letzten 3 Monaten • Teilnahme als Proband an klinischen Studien in den letzten 6 Monaten	• Kurzfristige medikamentöse Behandlung
Reisen	• In den letzten 6 Monaten Reisen in Länder mit erhöhtem Risiko für infektiöse Darmerkrankungen	
Soziale Faktoren	• Hochrisiko-Sexualverhalten • Gefängnisaufenthalt • Drogengebrauch • Körpermodifikationen wie Tattoo oder Piercing etc. in den letzten 6 Monaten • Bluttransfusionen in den letzten 5 Jahren • Berufliche Tätigkeit im Krankenhaus/Altenheim/Landwirtschaft	• Alter: <18 und >65 Jahre • Nahrungsmittelallergie • Schwangerschaft

Tab. 15.3: Ausschlusskriterien für potentielle Stuhlspender (aus [3]).

reger aus dem Spenderstuhl zu übertragen, über die explizit aufgeklärt werden sollte.

Ebenso ungeklärt wie pathophysiologisch herausfordernd ist die Möglichkeit der Übertragung einer Krankheitsprädisposition, die mit der interindividuell unterschiedlichen Mikrobiota assoziiert sein kann. Angesichts der Vielzahl an Krankheiten, deren Assoziation mit der individuellen Mikrobiota diskutiert wird, und angesichts unserer allenfalls partiellen Kenntnis der Zusammensetzung und Bedeutung der Mikrobiota, ist hier eine gewisse Zurückhaltung bezüglich des FMT außerhalb der etablierten Indikation (s.u.) notwendig.

15.3. Spenderwahl und -screening

Die o.g. Kriterien zeigen die Schwierigkeit einer geeigneten Spenderauswahl. Die Verwendung von Stuhl eines nahestehenden Spenders (z.B. Ehegatte, Kinder) hat den Vorteil einer höheren Akzeptanz potentieller Spenderscreening-Lücken und ggf. einer Verringerung des Ekelgefühls bei der Übertragung fremden Stuhls (eigene unpublizierte Daten). Ebenfalls ist zumindest die Infektionsgefahr als niedriger einzuschätzen, da ein gewisser Austausch zwischen im selben Haushalt eng zusammenlebenden Personen als wahrscheinlich gelten kann, so dass die Karenzzeit nach Aufklärung ggf. weniger strikt beachtet werden muss. Sie erfordert jedoch die *Ad-hoc*-Zubereitung einer frischen Stuhlsuspension. Die Verwendung von Fremdstuhl aus einer "Stuhlbank" analog einer Blutbank bietet hingegen große Vorteile bezüglich der Verfügbarkeit umfassend und wiederholt getesteter Stuhlproben und der Quarantänisierung der Stuhlspende bis zum Einsatz. Idealerweise wird der Stuhl (oder Stuhlbestandteile) verkapselt und tiefgekühlt gelagert, um neben einem standardisierten Spenderscreening (wie oben angegeben) die repetitive perorale Einnahme zu ermöglichen.

Ein konsistent nachweisbarer Unterschied in der Effektivität des FMT bei rCDI von verwandten vs. nicht-verwandten Spendern existiert nicht [5], allerdings scheinen besonders effektive Spender zu existieren [7]. Die für die Effektivität des FMT wirksamen Komponenten des Spenderstuhls sind nicht abschließend bekannt. Klar ist, dass eine Suspension aus komplettem Spenderstuhl effektiv ist. Allerdings ist auch die Effektivität von nur Stuhl-Sterilfiltrat (bei allerdings kleiner Patientenzahl) bekannt [8]. Die Dauer der Änderung des Mikrobioms beim Empfänger ist variabel. So tritt bei einem Großteil der Patienten nach FMT eine (zumindest vorübergehende) Zusammensetzung ähnlich der des gesunden Spenders auf, bei wenigen Patienten jedoch auch eine kurzfristige Rückkehr zur Vor-FMT-Komposition [9]. Beide Gruppen haben dennoch gleichartig angesprochen, kein einzelnes Phylum/Genus wirkte protektiv. Auch Wochen nach dem Transfer traten langsam weitergehende Veränderungen ein.

15.4. Technische Durchführung

Zur Übertragung von Spenderstuhl in den Empfänger stehen verschiedene Methoden zur Verfügung. So kann suspendierte Stuhllösung direkt in den GIT eingebracht oder erst nach Aufarbeitung und Verkapselung übertragen werden. In einer vielbeachteten initialen Studie zum FMT bei rCDI wurde Spenderstuhl über eine jejunale Sonde infundiert [10]. Hier ist die Überprüfung der korrekten Sondenlage unbedingt erforderlich. Die Stuhlsuspension muss hierbei den Dünndarm passieren, um im Colon wirken zu können.

Die Applikation peranal kann entweder durch eine komplette oder partielle Koloskopie oder über Klysmen erreicht werden. Zum Vergleich der Applikation via OGI/MGI-Trakt vs. UGI-Trakt liegt für CDI eine Metaanalyse vor, die eine signifikant höhere Beschwerdefreiheit bei Applikation via den UGI-Trakt beschreibt (91 % vs. 82 %) [5]. Dies erscheint angesichts des hauptsächlich postulierten Wirkmechanismus im Colon plausibel, bezieht allerdings neuere Studien nicht mit ein. Inwiefern eine Vorbehandlung mit Vancomycin bei CDI zum FMT-Erfolg beiträgt, ist nicht abschließend geklärt, ebensowenig ob die Abführmaßnahmen vor Koloskopie (die ebenfalls mit einer Änderung/Reduktion der Mikrobiota einhergehen) sich positiv auf die Effektivität des FMT auswirken.

Die o.g. enterale Applikation erfordert in der Regel eine Zubereitung des Stuhls als Suspension (in 0,9% NaCl) und Abfilterung der Feststoffe, so dass eine flüssige Lösung zur Applikation resultiert. Diese kann z.B. über 50ml-Spritzen, die über einen Luer-Lock-Anschluss an den Endoskop-Arbeitskanal angeschlossen werden können, fraktioniert in das Colon eingebracht werden, alternativ kann ein Sprühkatheter verwendet werden (☞ Abb. 15.1).

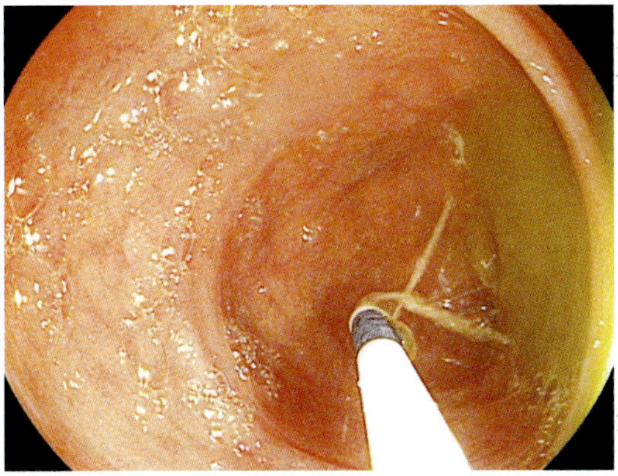

Abb. 15.1: Applikation der Fremdstuhlsuspension über Sprühkatheter.

Neben der Herstellung einer Suspension aus frischem Stuhl zum sofortigen Transfer kann diese auch tiefgefroren aufbewahrt werden. Letzteres hat den Vorteil einer raschen, bedarfsorientierten Verfügbarkeit ohne kurzfristige Notwendigkeit eines Spenderscreenings (s.u.), analog zur Vorhaltung von Blutprodukten im Rahmen einer Blutbank. Die längerfristige Lagerung auch über mehrere Monate scheint nicht mit einer reduzierten Wirksamkeit einherzugehen. Die Verkapselung der Mikrobiota in magenssaftresistente Kapseln ermöglicht eine nichtinvasive, unkomplizierte Applikation [4, 11, 12]. Sie könnte außerdem aufgrund der Trennung von Herstellung und Applikation die Verfügbarkeit der FMT erleichtern, die aufgrund der medico-legalen Erwägungen derzeit eingeschränkt ist. Nach Lyophilisierung war in einer randomisierten Studie die Effektivität des FMT etwas geringer als mit frischer oder gefrorener Stuhlsuspension, jedoch mit 78 % Ansprechrate immer noch gut [13]. Die wiederholte Applikation von Multidonor-Mikrobiota oder Stuhlfiltrat als tiefgefrorene Kapseln wird gerade in einer multizentrischen, randomisierten Studie bei der Colitis ulcerosa evaluiert [*Transfer of FRozen Encapsulated multi-donor Stool filtrate for active ulcerative Colitis* (FRESCO): *study protocol for a prospective, multicenter, double-blind, randomized, controlled trial.* Koordinator A. Stallmach, Jena NCT03843385].

15.5. Indikationen

15.5.1. FMT bei *C. difficile*-Infektion

Nach mehreren Fallberichten wurde 2013 die erste randomisierte, unverblindete Studie zum FMT bei Pat mit dem mindestens zweiten Rezidiv durchgeführt [10]. Bei 43 Patienten wurde randomisiert entweder standardisiert Vancomycin, Vancomycin mit Darmlavage oder Vancomycin (über 4 Tage) mit FMT via nasoduodenale Sonde verglichen. Die Studie wurde nach einer Interimanalyse vorzeitig beendet, da 81 % der FMT-Patienten, aber nur 27 % der Vancomycin-therapierten Patienten durchfallfrei wurden ($p<0{,}001$).

In einer 2017 publizierten Studie wurde die Verwendung einer tiefgefroren gelagerten Stuhlsuspension und deren bedarfsorientierter Anwendung via Koloskopie vs. Kapseln (40 Kapseln) randomisiert untersucht [11]. In beiden Gruppen blieben 96 % der Patienten zu Woche 12 durchfallfrei. Neben weiteren randomisierten Studien zeigte 2019 ein randomisierter Vergleich zwischen FMT (via Koloskopie oder nasojejunaler Sonde, nach 4-10 d Vancomycin) vs. 10 d Fidaxomicin vs. 10 d Vancomycin einen signifikanten Unterschied im klinischen Ansprechen (keine Diarrhoe mehr) mit 92 % vs. 42 % vs. 19 % [14]. Nach FMT entwickelten 10 Patienten (42 %) milde Nebenwirkungen (Bauchschmerzen, Blähungen, Verstopfung, Durchfall, eine Patientin eine sepsisartige Episode 3 h nach unkomplizierter FTM via Koloskopie. In einer 2022 publizierten dänischen randomisierten, doppelblinden, placebokontrolierten Studie wurden Patienten mit einer ersten oder zweiten CDI-Episode randomisiert: nach 4 × 125 mg Vancomicin über 10 d wurden entweder je ein FMT an d1 und zwischen d3 und d7 oder aber Placebo appliziert [15]. Die Studie wurde nach einer Interimsanalyse abgebrochen, nachdem 19/21 Verumpatienten, aber nur 7/21 Placebopatienten zu Woche 8 krankheitsfrei blieben ($p=0{,}0003$).

In der S2k-Leitlinie Gastrointestinale Infektionen der Deutschen Gesellschaft für Gastroenterologie, Verdauungs- und Stoffwechselkrankheiten (DGVS) wird eine "kann"-Empfehlung für den FMT bei multiplen Rezidiven einer CDI im Anschluss an eine Standardtherapie gegeben [2024, im Druck].

In der europäischen ESCMID-Leitlinie wird der FMT bei zweitem oder weiterem Rezidiv in Ergänzung einer Standard-Antibiotikagabe bei der CDI empfohlen [16].

15.5.2. Chronisch entzündliche Darmerkrankungen

Bei nahezu allen weiteren Indikationen, bei denen der FMT gerade in Studien kritisch überprüft wird, besteht wahrscheinlich ein fundamentaler Unterschied zur Anwendung bei der CDI: Bei der CDI wird durch exogene Einflüsse (z.B. Antibiotika-Therapie) die zuvor ungestörte Mikrobiota kurzzeitig verändert. In dieser ökologischen Nische kann *C. difficile* krankheitsauslösend wirken. Der FMT dient der Wiederherstellung der balancierten Mikrobiota. Bei den übrigen untersuchten Indikationen wird eine à priori oder im Verlauf der Erkrankung dauerhaft alterierte Mikrobiota (oder deren Interaktion über die Grenzfläche der Mukosa) pathogenetisch mit der Erkrankung in Verbindung gebracht. Daher erscheint ein wiederholter FMT erforderlich, um die Mikrobiota dauerhaft zu ändern.

Zu den chronisch entzündlichen Darmerkrankungen (CED) wurden in den letzten Jahren mehrere randomisierte kontrollierte Studien zum Vergleich von FMT mit Placebo durchgeführt, deren Ergebnisse in der Folge in einer Metaanalyse zusammengefasst wurden [17]: Sechs RCT mit insgesamt 324 Patienten zeigten ein im Vergleich zu Placebo signifikant besseres Ansprechen (OR 4,11; CI 2,19-7,72, p<0,0001). Die Verwendung eines Multidonor- vs. Einzelspenderstuhls zeigte keinen signifikanten Unterschied, ebensowenig frisch zubereitete Suspension vs. tiefgefrorene, Applikationsart und Anzahl der Applikationen. Sowohl die klinische Remission oder Ansprechen als auch die endoskopische Remission war signifikant höher bei FMT-Patienten als unter Placebo (p<0,05). Zu grundsätzlich ähnlichen Ergebnissen kommt eine etwas ältere Cochrane-Analyse mit insgesamt 277 erwachsenen Patienten, die eine milde oder moderate Aktivität einer C. ulcerosa aufwiesen, gemeinsam ausgewertet [18]. Bei drei Studien wurde via Kolon, bei einer via nasoduodenaler Sonde infundiert. Zu Woche 8 waren 37 % der FMT-Patienten in Remission (vs. 18 % bei Placebo, sign.), auch das endoskopische Ansprechen war mit 35 % (FMT) gegenüber Placebo (10 %) überlegen. Hier wiesen 78 % milde Nebenwirkungen auf (bei 75 % in der Placebogruppe). Für M. Crohn existieren keine vergleichbaren Studien, auch zur Pouchitis existieren lediglich Fallberichte.

Somit ist bei den CED lediglich für die Colitis ulcerosa die Studienlage ermutigend, die aktualisierte Leitlinie der DGVS sieht noch keinen festen Stellenwert für den FMT außerhalb der CDI [19, 20]. Weitere Studien müssen außerdem die optimalen Parameter des Stuhltransfers im Hinblick auf Administrationsweg, Häufigkeit, Zubereitung, Spenderauswahl und Stellenwert und Zeitpunkt des FMT im Therapiealgorithmus etablieren.

Bei der Pouchitis nach Proktokolektomie bei Colitis ulcerosa ist der Einsatz der FMT naheliegend, da die Wirksamkeit einer antimikrobiellen Therapie häufig zu einer Besserung führt. In der Folge von eigenen frühen Beobachtungen einer nicht ausreichenden Wirksamkeit [21] sind mittlerweile systematische Beobachtung (bei weiterhin spärlicher Datenlage) publiziert: aus neun Studien und Fallserien mit insgesamt 103 Patienten ließ sich eine Effektivität der FMT bei Pouchitis von 29,8 % (Remission) bzw. 42,6 % (klinisches Ansprechen) errechnen [22].

15.5.3. Weitere Indikationen

In zahlreichen Studien werden derzeit weitere Indikationen für den Fremdstuhltransfer überprüft. So wird untersucht, ob die Mikrobiota die Wirkung einer tumorspezifischen Immuntherapie modulieren kann [23, 24]. Auch bei Graft-versus-Host Disease scheinen frühe Studien zur FMT erfolgreich sein [25]. Großes Interesse auch in der Laienpresse findet die Anwendung des FMT beim Reizdarmsyndrom [26] und bei Adipositas [27] und/oder gestörter Glucosetoleranz [9] sowie bei einer Vielzahl weiterer Erkrankungen [28]. Zusammengefasst bleibt aber die bisher einzig gesicherte Indikation die Anwendung bei rCDI, ermutigend sind auch die Daten bei der Colitis ulcerosa. Alle anderen Indikationen sind aktuell spekulativ und sollten außerhalb von klinischen Studien nicht mittels FMT therapiert werden.

Literatur

1. Eiseman B, Silen W, Bascom GS, Kauvar AJ. Fecal enema as an adjunct in the treatment of pseudomembranous enterocolitis. Surgery 1958;44:854-859.

2. Kump PK, Krause R, Steininger C et al. [Recommendations for the use of faecal microbiota transplantation "stool transplantation": consensus of the Austrian Socie-

ty of Gastroenterology and Hepatology (OGGH) in co-operation with the Austrian Society of Infectious Diseases and Tropical Medicine]. Z Gastroenterol 2014;52: 1485-1492.

3. https://www.bfarm.de/SharedDocs/Risikoinformationen/Pharmakovigilanz/DE/RI/2019/RI-FMT.html. Zugriff 25.9.2020.

4. Stallmach A, Steube A, Grunert P et al. Fecal microbiota transfer. Dtsch Arztebl Int 2020;117:31-38.

5. Kassam Z, Lee CH, Yuan Y, Hunt RH. Fecal microbiota transplantation for *Clostridium difficile* infection: systematic review and meta-analysis. Am J Gastroenterol 2013;108:500-508.

6. DeFilipp Z, Bloom PP, Torres Soto M et al. drug-resistant *E. coli* bacteremia transmitted by fecal microbiota transplant. N Engl J Med 2019;381:2043-2050.

7. Wilson BC, Vatanen T, Cutfield WS, O'Sullivan JM. The super-donor phenomenon in fecal microbiota transplantation. Front Cell Infect Microbiol 2019;9:2.

8. Ott SJ, Waetzig GH, Rehman A et al. Efficacy of sterile fecal filtrate transfer for treating patients with *Clostridium difficile* infection. Gastroenterology 2017;152:799-811 e797.

9. Vrieze A, Van Nood E, Holleman F et al. Transfer of intestinal microbiota from lean donors increases insulin sensitivity in individuals with metabolic syndrome. Gastroenterology 2012;143:913-916 e917.

10. van Nood E, Vrieze A, Nieuwdorp M et al. Duodenal infusion of donor feces for recurrent *Clostridium difficile.* N Engl J Med 2013;368:407-415.

11. Kao D, Roach B, Silva M et al. Effect of oral capsule- vs colonoscopy-delivered fecal microbiota transplantation on recurrent *Clostridium difficile* infection: A randomized clinical trial. JAMA 2017;318:1985-1993.

12. Youngster I, Russell GH, Pindar C et al. Oral, capsulized, frozen fecal microbiota transplantation for relapsing *Clostridium difficile* infection. JAMA 2014;312: 1772-1778.

13. Jiang ZD, Ajami NJ, Petrosino JF et al. Randomised clinical trial: faecal microbiota transplantation for recurrent Clostridum difficile infection - fresh, or frozen, or lyophilised microbiota from a small pool of healthy donors delivered by colonoscopy. Aliment Pharmacol Ther 2017;45:899-908.

14. Hvas CL, Dahl Jorgensen SM, Jorgensen SP et al. Fecal microbiota transplantation is superior to fidaxomicin for treatment of recurrent *Clostridium difficile* infection. Gastroenterology 2019;156:1324-1332 e1323.

15. Baunwall SMD, Andreasen SE, Hansen MM et al. Faecal microbiota transplantation for first or second Clostridioides difficile infection (EarlyFMT): a randomised, double-blind, placebo-controlled trial. Lancet Gastroenterol Hepatol 2022;7:1083-1091.

16. van Prehn J, Reigadas E, Vogelzang EH et al. European Society of Clinical Microbiology and Infectious Diseases: 2021 update on the treatment guidance document for Clostridioides difficile infection in adults. Clin Microbiol Infect 2021;27 Suppl 2:S1-S21.

17. El Hage Chehade N, Ghoneim S, Shah S et al. Efficacy of fecal microbiota transplantation in the treatment of active ulcerative colitis: A systematic review and meta-analysis of double-blind randomized controlled trials. Inflamm Bowel Dis 2023;29:808-817.

18. Imdad A, Nicholson MR, Tanner-Smith EE et al. Fecal transplantation for treatment of inflammatory bowel disease. Cochrane Database Syst Rev 2018;11: CD012774.

19. Aktualisierte S3-Leitlinie Colitis ulcerosa - Konsultationsfassung, Zugriff 28.9.2020. https://www.dgvs.de/wp-content/uploads/2020/08/Leitlinie-Aktualisierung-LLColitis-ulcerosa-2020_04.08.20_Konsultationsfassung-1.pdf.

20. Kucharzik T, Dignass A, Atreya R et al. Aktualisierte S3-Leitlinie Colitis ulcerosa (Version 6.2). Z Gastroenterol 2024;62(5):769-858.

21. Schmid M, Frick JS, Malek N, Goetz M. Successful treatment of pouchitis with Vedolizumab, but not fecal microbiota transfer (FMT), after proctocolectomy in ulcerative colitis. Int J Colorectal Dis 2017;32:597-598.

22. Zaman S, Akingboye A, Mohamedahmed AYY et al. Faecal Microbiota Transplantation [FMT] in the treatment of chronic refractory pouchitis: A systematic review and meta-analysis. J Crohns Colitis 2024;18:144-161.

23. Chen D, Wu J, Jin D et al. Fecal microbiota transplantation in cancer management: Current status and perspectives. Int J Cancer 2019;145:2021-2031.

24. Yachida S, Mizutani S, Shiroma H, Shiba S et al. Metagenomic and metabolomic analyses reveal distinct stage-specific phenotypes of the gut microbiota in colorectal cancer. Nat Med 2019;25:968-976.

25. Kakihana K, Fujioka Y, Suda W et al. Fecal microbiota transplantation for patients with steroid-resistant acute graft-versus-host disease of the gut. Blood 2016;128: 2083-2088.

26. Jamshidi P, Farsi Y, Nariman Z et al. Fecal microbiota transplantation in irritable bowel syndrome: A systematic review and meta-analysis of randomized controlled trials. Int J Mol Sci 2023;24.

27. Aron-Wisnewsky J, Clement K, Nieuwdorp M. Fecal microbiota transplantation: A future therapeutic option for obesity/diabetes? Curr Diab Rep 2019;19:51.

28. Ooijevaar RE, Terveer EM, Verspaget HW et al. Clinical application and potential of fecal microbiota transplantation. Annu Rev Med 2019;70:335-351.

16. Therapie des intestinalen Mikrobioms: Probiotika

Im Allgemeinen wird der Begriff "Probiotikum" Werner Kollath zugeschrieben, ursprünglich Mikrobiologe, überzeugter Nationalsozialist, der sich mit gesunder Ernährung und Vollwertkost auseinandersetzte. Kollath schlug 1953 den Begriff als Gegensatz zu gesundheitsschädlichen Antibiotika vor und definierte Probiotika als aktive Substanzen, die für ein gesundes Leben bedeutsam sind.

Im Laufe der Jahre wurde der Begriffsinhalt immer wieder modifiziert. Heute wird überwiegend die Definition der FAO/WHO zu Grunde gelegt. Demnach sind Probiotika *"lebende Mikroorganismen, die, wenn in ausreichender Menge verabreicht, dem Wirtsorganismus einen gesundheitlichen Nutzen bringen"*.

Neuerdings wird im vor allem englischen Schrifttum auch der Begriff *"Live Biotherapeutic Products"* (LBP) verwendet, der etwas weiter gefasst ist. Eine allgemein akzeptierte Definition steht jedoch (noch) aus.

Am Beginn der wissenschaftlichen Publikationen stand die Schrift *The prolongation of life* des Nobelpreisträgers (1906) Ilja I. Metschnikoff, in der er die *"Umstimmung der putrefaktiven Darmflora durch den Verzehr fermentierter, Milchsäurebakterien enthaltender Milchprodukte als Grundlage eines langen Lebens"* propagierte. In den folgenden Jahrzehnten waren Probiotika eher Gegenstand von Empfehlungen außerhalb der akademischen Medizin. Mit der Entwicklung neuer wissenschaftlicher Methoden in der Mikrobiologie, Molekularbiologie und der Molekulargenetik wurde das Mikrobiom immer besser verstanden. Dies führte zur evidenzbasierten Erforschung der Probiotika. Das in den letzten Jahren erheblich gewachsene wissenschaftliche Interesse an diesem Konzept ist unter anderem an der Zahl der Publikationen zu erkennen. In PubMed finden sich 1990 drei Arbeiten zu diesem Thema, in 2019 sind es 2.021 Artikel.

Vorab sei auf die Definition hingewiesen, die den Weg, über den die Verabreichung von Probiotika erfolgt, nicht eingrenzt. Er kann oral sein, aber auch rektal oder vaginal. Dieses Kapitel konzentriert sich auf die orale Gabe.

16.1. Anforderungen und wünschenswerte Eigenschaften von Probiotika

Probiotika werden in Form eines Medikaments und als Zusatz in Nahrungsmitteln, vor allem in Yoghurt, zugeführt. Die Definition fordert "lebende" Keime. Nur lebende Keime sind reproduktionsfähig, bio- und stoffwechselaktiv. Das jeweilige Probiotikum sollte also im eingenommenen Produkt und bei Transport durch Ösophagus und Magen überleben. Allerdings wird die Forderung nach "Lebensfähigkeit" der Keime immer wieder zweifelnd hinterfragt und es gibt neue Studien, die auch die klinische Wirksamkeit (bei Reizdarm) von abgetöteten Probiotika nachgewiesen haben [1].

Probiotika unterliegen in Milchprodukten vielfältigen Einflüssen durch Nahrungsmittelzusätze, Temperatur und pH-Wert. Der pH-Wert wird u.a. durch die den Produkten zugesetzten Laktobakterien zeitabhängig gesteuert. Zugesetzte Probiotika werden also mit der Zeit immer weniger an Zahl. In Kenntnis dieser Problematik hat die FAO (*Food and Agriculture Organization of the United Nations*) deswegen eine überlebende Anzahl von mindestens 10^7 CFU (*colony forming units*)/g zum Zeitpunkt des Verzehrs festgelegt – eine Forderung, die sich in verschiedenen Untersuchungen nicht immer als wirklichkeitsnah erwiesen hat. Die Nahrungsmittelindustrie unternimmt Versuche, die zugesetzten Probiotika durch Verkapselung zu schützen.

Die Lebensfähigkeit zugeführter Probiotika ist eine wesentliche Anforderung. In Tab. 16.1 sind weitere Qualitätsmerkmale dargestellt. Konsumenten und die meisten Ärzte sind in der Regel überfordert mit der Überprüfung des Angebots. Sicher kann man gehen, wenn das Probiotikum als Medikament zugelassen ist und nicht nur als Nahrungsmittelzusatz, was leider nur selten zutrifft. Als Minimum sollte dann wenigstens eine sachgerechte Information zum Produkt geliefert werden.

Probiotika – Qualitätsmerkmale	
Wirkungsweise	• Wachstumshemmung von pathogenen Keimen (*quorum sensing*) • Kommunikation mit Darmepithel und Immunsystem (*cross talk*) • Kolonisierungsmöglichkeit • Optimierung des intestinalen Milieus (Eubiose) und Metabolismus
Klinische Wirksamkeit	• Adäquate klinische Studien • Untersuchungen für definierte Diagnosen und Studienziele • Reproduzierbare biopharmazeutische Qualität
Sicherheit	• Keine Pathogenität • Wissenschaftlich korrekte Nomenklatur (keine Phantasienamen) • Verlässliche (reproduzierbare) Identifikation und Differenzierung • Genetische Stabilität (kein Uptake fremder DNA)

Tab. 16.1: Qualitätsmerkmale von Probiotika.

16.2. Unerwünschte systemische Wirkungen und Verträglichkeit

Probiotika gelten allgemein als nebenwirkungsarm und sicher. Das heißt aber nicht, dass es keine unerwünschten Reaktionen und Risiken gibt [2]. Dabei geht es nicht so sehr um Nebenwirkungen im Gastrointestinaltrakt, die eher milde Befindlichkeitsstörungen hervorrufen wie Meteorismus, Nausea oder Stuhlgangsbesonderheiten. Es gilt vielmehr teils schwere Komplikationen systemischer Art zu berücksichtigen.

Um direkte systemische Wirkungen zu erzielen bedarf es für eine oral aufgenommene Substanz der Resorption, der Aufnahme in die Zirkulation und dort einer pharmakologischen Wirkung. So besteht für die weitverbreiteten Probiotika der Spezies *Lactobacilli* eine Serumresistenz, d.h. bei einer Translokation aus dem Darm in die systemische Zirkulation können diese Keime überleben und Pathogenität hervorrufen. Beispielhaft fand eine finnische Studie bei 46 Bakteriämien mit *Lactobacillus rhamnosus* in 22 Fällen Isolate, die von *Lactobacillus* GG, einem weit verbreiteten Probiotikum, nicht unterscheidbar waren. Die klinische Bedeutung dieser Befund bleibt allerdings umstritten.

Viele *E. coli*-Stämme zeigen Serumresistenz mit nachfolgenden klinischen Krankheitsbildern z.B. in Form eines Harnwegsinfektes oder einer Sepsis. Serumresistenz ist allerdings nicht spezifisch für diese Spezies. Es gibt auch Stämme, die nicht serumresistent sind und deshalb auch keine systemischen Krankheitserscheinungen zeigen. Ein Beispiel ist das Probiotikum *E. coli Nissle* [3]. Hier wird noch einmal belegt, dass Untersuchungen zur Sicherheit eines kommerziell verwendeten Probiotikums notwendig sind.

Ein weiteres bakterielles Merkmal für die Pathogenität ist die Hämolysinbildung. Diese dient zur Akquise von Eisen – ein überlebensnotwendiger Vorgang für verschiedene Bakterien. Andere intestinale Bakterien, vor allem Enterokokken-Arten, sind Träger transferierbarer Multiresistenzen und besitzen so Wirksamkeit gegen Antibiotika. Alle pathogenen Eigenschaften von Probiotika sollten deshalb vor einer breiten und unkontrollierten Anwendung auf pathogene Eigenschaften geprüft sein.

Eine besondere Schwierigkeit ergibt sich bei der Frage nach der Sicherheit von Multispezies-Präparaten. Ein solches, das vier *Lactobacillus*-Stämme, *Bifidobacterium bifidum* und *B. lactis* in einem Präparat kombinierte, wurde in den Niederlanden bei schwerer Pankreatitis gegen Placebo verglichen. Das tragische Ergebnis zeigte in der mit Probiotka therapierten Gruppe eine signifikant höhere Mortalität als bei den Placebo-Patienten. Die probiotische Mischung wurde hochkonzentriert über eine Nasensonde verabreicht. Ob dies nur eine Assoziation zu den auffällig vielen ischämischen Mukosaläsionen in der Verum-Gruppe darstellt oder eine Ursache, bleibt ungeklärt, weist aber erneut auf die Wichtigkeit einer besseren Kenntnis über Applikationsformen und Konzentrationen (Keimzahlen) von Probiotika hin.

Zusammengefasst gibt es Risikogruppen für eine erhöhte Zahl von schweren systemischen Komplikationen durch Probiotika. Diese umfassen

- schwer kranke Patienten in stationärer Behandlung
- Patienten mit Schwächung des Immunsystems aus allen möglichen Gründen
- alte Menschen und möglicherweise
- bestimmte Kinder [2]

Bei diesen Risikogruppen sollte generell Zurückhaltung bei der Verordnung von Probiotika mit sorgfältiger Abwägung von Risiko und Nutzen geübt werden.

Für Probiotika mit serumresistenten Keimen sind Sepsitiden und Endokarditiden beschrieben. Auch entzündliche Veränderungen der Haut sind berichtet. Neben diesen direkten systemischen Wirkungen werden auch vielfache indirekte Wirkungen diskutiert, z.B. Stimulation verschiedener Immunreaktionen. Ganz grundsätzlich sind Probiotika Lebewesen mit entsprechender genetischer Information. Die Möglichkeit eines Gentransfers kann nicht ausgeschlossen werden und wurde in Experimenten beschrieben [2].

Abschließend sei betont, dass viele dieser hier beschriebenen Nebenwirkungen (sehr) selten sind, manche hinsichtlich der klinischen Bedeutung in der Diskussion. Aber wie zu erwarten, sind wirksame Probiotika nicht grundsätzlich frei von unerwünschten Wirkungen.

16.3. Mechanismen der Wirkungen von Probiotika

Die Wirkungen von Probiotika auf das intestinale Ökosystem und auf die damit verbundenen Effekte auf das Darmepithel und den systemischen Organismus sind bei Gesunden sowie bei Krankheiten äußerst komplex und trotz intensiver Forschung keineswegs umfassend geklärt. Probiotische Mikroorganismen besitzen im Unterschied zu chemisch definierten Medikamenten eine Vielfalt an individuellen genetisch fixierten Aktivitäten, weshalb auch die biologischen Eigenschaften von Stamm zu Stamm unterschiedlich sind. Wirkungen eines Probiotikums können nicht auf andere Probiotika extrapoliert werden.

16.3.1. Interaktionen zwischen Probiotika und dem autochthonen Mikrobiom des Wirts

Inwieweit Probiotika das Mikrobiom Gesunder verändern können ist ungeklärt. Die überwiegende Zahl der Studien dazu konnte keine Fähigkeit zur Modulation nachweisen. Eine Rekonstitution eines "kranken" Mikrobioms in Richtung "gesund" mag möglich sein, z.B. bei Antibiotika-Anwendung. Probiotika können hier als "Platzhalter" für durch Antibiotika entfernte Keime dienen, um so eine Kolonisation von Pathogenen oder eine Dysbiose mit nachfolgender Antibiotika-assoziierten Diarrhoe zu vermeiden [4].

Eine in diesem Zusammenhang oftmals gestellte Frage ist die nach der Fähigkeit eines Probiotikums zur Kolonisation, also einer dauerhaften Ansiedlung nach temporärer Gabe. Ursprünglich wurde eine solche Eigenschaft als Qualitätsmerkmal betrachtet – eine Überlegung, die aus heutiger Sicht sehr kritisch beurteilt wird. Bei Neugeborenen oder Menschen, die ihr autochthones Mikrobiom verloren haben, mag eine Kolonisation möglich und wünschenswert sein, nicht aber im Regelfall. Beim Erwachsenen mit ausgebildetem Mikrobiom scheint dauerhafte Kolonisation nicht möglich, wie in Versuchen bei Gesunden gezeigt werden konnte [5].

16.3.2. Antibakterielle Eigenschaften von Probiotika und Schutz gegen Pathogene

Die vielfältigen Interaktionen des intestinalen Mikrobioms mit dem Wirtsorganismus werden in Abb. 16.1 schematisch dargestellt [4].

Probiotika besitzen in zweifacher Weise antimikrobielle Eigenschaften:

- *Direkte Wirkungen* werden durch die Synthese von Bakteriozinen, durch Säureproduktion und Interferenzen an mukosalen Rezeptoren erzielt, indirekte Wirkungen werden durch Änderungen des intestinalen Ökosystems vermittelt. Eine wichtige Eigenschaft von Probiotika ist die Produktion von kurzkettigen Fettsäuren (u.a. Butyrat, Lactat) mit vielfältigen Auswirkungen auf die Erhaltung der Homöostase von Enterozyten und die Reduktion der Resorption von Aminen.

- Andere Mechanismen betreffen eine kompetitive Verdrängung (Antagonismus, *quorum sensing*) pathogener Mikroorganismen durch Bildung selektiver Metabolite und Entzug essentieller Nahrungsstoffe. Adhäsion an epitheliale Zellen ist eine wesentliche Voraussetzung für die Wirkungen von Mikroorganismen. Aufgrund spezifischer Adhäsionsfähigkeiten bestimmter Probiotika durch Interaktion zwischen deren Oberflächenproteinen und Mucin kommt es durch fehlende Adhäsion zu einer kompetitiven Verdrängung von Pathogenen an epithelialen Oberflächen.

16.3.3. Probiotika und die mukosale (epitheliale) Barriere

Die epitheliale Oberfläche des Intestinums ist funktionell durch eine "Barriere" vom Mikrobiom getrennt. Details dazu sind in Kapitel 3. beschrieben. Hier geht es um die vielfältigen Einflüsse von Probiotika auf Funktionen dieser Barriere (☞ Abb. 16.1). Probiotika wirken direkt und indirekt antagonistisch auf Pathogene wie dokumentierte Ef-

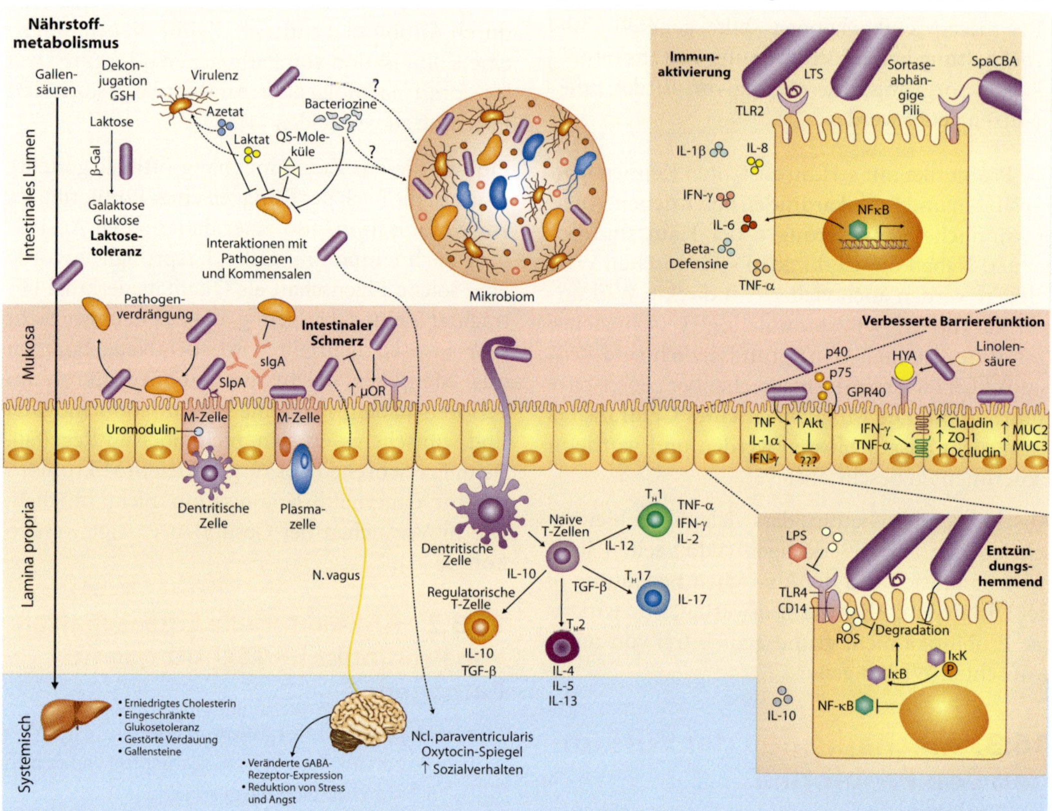

Abb. 16.1: Interaktionen zwischen Probiotika, dem Wirtsorganismus und seinem Mikrobiom. Probiotika können verschiedene Wirkungen auf den Wirt haben. Hierzu gehören beispielsweise der Nährstoffmetabolismus zur Verbesserung der Verdauung (z.B. von Laktose) oder systemische Wirkungen (z.B. über Gallensalze), ein direkter und indirekter Pathogenantagonismus (aber möglicherweise auch mit Förderung der Virulenz), eine verbesserte Barrierefunktion, die Veränderung des Mikrobioms, die Beeinflussung der Signalübertragung zum Nervensystem sowie die Immunmodulation. Diese Abläufe können entweder kontaktabhängig sein und/oder durch Oberflächenmoleküle (z.B. Lipoteichonsäure [**LTS**], Exopolysaccharide auf der Zelloberfläche (**sEPS**), SpaCBA und Sortase-abhängige Pili) oder durch sezernierte Moleküle wie kurzkettige Fettsäuren, Bakteriozine, p40 oder auch p75 vermittelt werden. Weitere Abkürzungen: **GSH** = Gallensalzhydrolase, **β-Gal** = β-Galaktosidase; **SlpA** = S-layer-Protein A, **µOR** = µ-Opioidrezeptor, **TGF-β** = *Transforming growth factor beta*, **TLR** = *Toll-like*-Rezeptor, **LPS** = Lipopolysaccharid, **ROS** = reaktive Sauerstoff-Spezies. Modif. nach [4].

fekte auf die Barrierefunktion *in vitro* zeigen. Einschränkend muss jedoch kritisch angemerkt werden, dass es oftmals nicht gelungen ist die Ergebnisse aus Tierversuchen und Zellkulturen in klinischen Studien zu bestätigen [4]. Zusammenfassend kann festgestellt werden, dass Probiotika die intestinale Barrierefunktion als Reaktion auf Stressoren oder bei Erkrankungen verstärken [21].

Seit längerem bekannte und immer wieder bestätigte Eigenschaften der Probiotika sind Hochregulation von *Tight Junction*-Proteinen (Claudin-1, Occludin und ZO-1), Verstärkung des transepithelialen elektrischen Widerstands, und die Stimulation der Mukussekretion (MUC2, MUC3 und MUC1) in den Epithelzellen des Kolons [4]. In mehreren Studien konnte gezeigt werden, dass Probiotika über die Hochregulierung von Genen, die für *Tight Junction Signalling* codieren, die Integrität der mukosalen Barriere stärken.

Darüber hinaus konnten für *E. coli Nissle* noch zusätzliche Wirkungen auf die Barrierefunktion in Form von Reparatureigenschaften nach disruptiver Barrierezerstörung durch Pathogene gezeigt werden. Diese Effekte sind über eine Hochregulierung und Redistribution von *Tight Junction*-Proteinen der Zonula occludens (ZO-2) und der Proteinkinase C (PKC) vermittelt [6]. Auch für *Lactobacillus casei* konnten ähnliche Effekte gezeigt werden.

Die Barrierefunktion ist äußerst komplex und schließt die verschiedensten Mechanismen ein, die natürlich auch Verbindungen zu Immunologischen Reaktionen haben. In einem Modell wurde gezeigt, dass *Lactobacillus Gordon Gorbach*, ein klassisches Probiotikum, lösliche Proteine sezerniert (p40, p75), die wichtig sind für die epitheliale Homöostase, indem sie die Zytokin-vermittelte Apoptose epithelialer Zellen inhibieren. Effekte von Probiotika auf das Immunsystem werden im nächsten Abschnitt erläutert.

16.3.4. Probiotika und Immunmodulation

Die Immunmodulation durch Probiotika wurde in einer Fülle von Arbeiten beschrieben Eine breite Evidenz zeigt, dass intestinale Immunzellen mit Probiotika interagieren. Diese Interaktion kann die wirtsseitige Immunhomeostase und Immunfunktionen verbessern [22]. Probiotika können mit Epithel- und dentritischen Zellen interagieren so wie auch mit Monozyten/Makrophagen und Lymphozyten (☞ Abb. 16.1). In Hinblick auf klinische Indikationen ist es bedeutsam, dass Probiotika sowohl das adaptive wie auch das angeborene (innate) Immunsystem beeinflussen können. Absicht dieses Abschnittes ist es nicht eine systematische Übersicht zu bieten, sondern durch Beispiele die umfassenden Wirkungen von Probiotika auf das Immunsystem darzustellen.

Zahlreiche Studien berichten über Probiotika, die die Expression von Genen stimulieren, die für immunologische Reaktionen in Entzündungsvorgängen von herausragender Bedeutung sind. Solche Effekte schließen die Modulation in intestinalen Epithelzellen von NF-κB, Mitogen-aktivierter Proteinkinase (MAPK), Phosphoinositid-3-Kinase, PI3K, Peroxisom-aktiviertem Rezeptor-γ, CRP, Interleukin (IL)-6, IL-8, Tumornekrosefaktor (TNF)-α, IL-1β und Interferon-γ (IFN-γ) ein.

Toll-like-Rezeptoren, kurz TLR, sind eine Klasse von *Pattern-Recognition*-Rezeptoren (PRR). TLRs werden im Allgemeinen in Epithelzellen, dendritischen Zellen und Makrophagen exprimiert. Durch ihre Struktur erkennen die TLR so genannte PAMPs (*pathogen associated molecular patterns*). Extrazelluläre TLR binden vor allem Proteine, Lipide und Kohlenhydrate (z.B. Lipopolysaccharide oder Flagellin) auf der Oberfläche von Mikroorganismen. Sie sind daher für die angeborene Immunität von großer Bedeutung. Indem sie in der Aktivierung des antigen-spezifischen erworbenen (adaptiven) Immunsystems eine wichtige Rolle spielen, stellen TLRs sozusagen die Verbindung vom angeborenen zum erworbenen Immunsystem dar.

Vor allem von probiotischen *Lactobacillus*-Stämmen, aber auch für Bifidobakterien und *E. coli Nissle* sind "down-regulierende" Wirkungen auf die TLR-Expression bekannt mit daraus resultierenden inhibierenden Effekten auf TNF aus mononukleären Zellen und Hemmung von NF-κB-Signalling in Enterozyten [7].

Das intrazelluläre Pendant zu den extrazellulären TLR ist eine andere Familie von membrangebundenen Rezeptoren, die intrazellulären NLR (*NOD-like*-Rezeptoren), deren bekannteste Vertreter NOD1 und NOD2 sind. Die NLR werden im Zytosol von Antigen-präsentierenden Zellen (APC) exprimiert, im entzündeten Darm aber auch von Epithelzellen, was insbesondere in der Pathogenese des M. Crohn eine wichtige Rolle spielen könnte.

Die Wirkungen von Probiotika auf NLR sind wenig erforscht, aber es gibt interessante Ansätze für verschiedene probiotische *Lactobacilli*. Protektive Eigenschaften von *L. salivarius* korrelieren mit der lokalen Produktion des antiinflammatorischen Zytokins IL-10. Verschiedene *Lactobacillus*-Stämme stimulieren, wie auch im Menschen gezeigt wurde, die Expression von NLRP3. Damit wäre ein erster Schritt getan zur Aktivierung des NLRP3-Signalwegs zur immunologischen Antwort auf pathogene Moleküle und PAMP-Stimuli.

16.3.5. Sonstige Mechanismen probiotischer Aktivität

Oxidativer Stress verursacht vielfältige pathogene Folgen, die letztlich das Überleben der Zelle gefährden. In zahlreichen Untersuchungen konnten vorteilhafte, stammspezifische Effekte von Probiotika auf die Reaktionen gegen oxidativen Stress gezeigt werden.

Ein weiterer interessanter Wirkmechanismus könnte der Einfluss auf die Darm-Hirn-Achse sein. Studien haben mit verschiedenen probiotischen Stämmen, überwiegend aus der Gruppe der *Lactobacilli*, nicht nur im Tierversuch, sondern auch beim Menschen verschiedene Wirkungen beschrieben, vor allem im Bereich der Emotionen, des kognitiven Systems und verschiedenen neurologischen Funktionen. Einzuräumen bleibt auch hier, dass sich einige tierexperimentelle Versuchsergebnisse am Menschen nicht bestätigt haben und dass zu den Mechanismen der Wirkungen wenig Klarheit besteht. Ein Aspekt könnte die Veränderung der elektrophysiologischen Erregungsschwelle in den Neuronen des enterischen Nervensystems sein. Ein Beispiel dafür sind verminderte Aktionspotentiale nach elektrischer Stimulation in mit *Bifidobacterium longum* gefütterten Tieren. Für verschiedene Lactobacillen sind ähnliche Ergebnisse bekannt [8].

Der Metabolismus von Gallensäuren hat verschiedenste Einflüsse auf den Stoffwechsel von Lipiden und Kohlenhydrate. Dies spielt bei Adipositas, Diabetes und Hyperlipidämien eine Rolle. Schlüsselenzyme des Gallensäureabbaus sind Hydrolasen. Diese Fähigkeit der Hydrolysierung von Gallensäuren besitzen verschiedenste Bakterien, Kommensale und auch einige probiotische Stämme von Lactobacillen und Bifidobakterien. Grund für diese enzymatischen Eigenschaften sind wahrscheinlich genetische Homologien wie sie in vielen intestinalen Mikrobiota anzufinden sind.

16.4. Klinische Indikationen für eine Therapie mit Probiotika

Im Rahmen des "*hype*"-artigen Interesses an Probiotika findet sich kaum mehr ein Feld in der Therapie, auf dem nicht auch Probiotika erwähnt werden. In der folgenden Besprechung werden nur Indikationen berücksichtigt, für die eine gewisse wissenschaftliche Evidenz besteht. Eingangs sollen zwei allgemeine Probleme angesprochen werden. Das eine betrifft die Frage der optimalen Menge der zu verabreichenden Keime, sowie die Überlegung ob die Therapie mit einzelnen Keimen Präparaten mit verschiedenen Stämmen, sogenannten Multispezies-Präparaten, unterlegen ist. Mangels wissenschaftlicher und empirischer Daten kann dazu keine aussagekräftige Antwort gegeben werden.

Das andere Problem betrifft ein weit verbreitetes Missverständnis. Probiotika sind nicht alle "gleich" und "in einen Sack zu werfen". Ebenso wenig, wie es "*die* Herzpille" gibt, existiert "*das* Probiotikum". Probiotika umfassen die Vielfalt aller der Definition entsprechenden bakteriellen Präparate, die sich in mikrobiologischen, biologischen und pharmakologischen Eigenschaften voneinander unterscheiden, genauso wie auch chemisch definierte Medikamente oder Biologika spezifische Charakteristika aufweisen. Aus der Gesamtheit der Probiotika müssen bei Bedarf wie bei jeder anderen medikamentösen Behandlung krankheitsspezifische und stammspezifische Präparate ausgewählt werden. Einschränkend muss dazu erläutert werden, dass die Berücksichtigung dieser Prämisse auf Grund der eingeschränkten Datenlage nicht immer befolgt werden kann.

Ganz allgemein gibt es für einzelne Indikationen durchaus eine relevante Anzahl von Studien, auch randomisiert und Placebo kontrolliert, deren Qualität häufig kritisch beurteilt wird.

In Tab. 16.2 sind klinische Indikationen aufgelistet, die im Folgenden besprochen werden.

Probiotika – Klinische Indikationen
• Chronische entzündliche Erkrankungen - Colitis ulcerosa - Induktion einer Remission - Erhaltungstherapie/Rezidivprophylaxe - Morbus Crohn - Induktion einer Remission - Erhaltungstherapie/Rezidivprophylaxe - Pouchitis - Mikroskopische Colitis - Kollagene Colitis / lymphozytäre Colitis • Infektiöse Erkrankungen - *Clostridioides*-Infektion - Prävention - Aktive Erkrankung - Reizdarmsynsyndrom/Funktionelle gastrointestinale Erkrankungen - Akute Diarrhoe/Reisediarrhoe - Divertikelkrankheit - Nicht-steroidale Antirheumatika (NSAR)-induzierte Enteropathie • Pädiatrische intestinale Erkrankungen • Extraintestinale Erkrankungen

Tab. 16.2: Klinische Indikationen für Probiotika.

Wie in vorausgegangenen Kapiteln beschrieben ist das Mikrobiom bei verschiedenen intestinalen Erkrankungen alteriert. Dadurch unterscheiden sich auch die Wechselwirkungen zwischen dem intestinalen Milieu und der Schleimhautbarriere bei Gesunden und Patienten. Stand der Erkenntnisse derzeit ist, dass diese besondere Wechselwirkung ein wesentlicher Faktor in der Pathogenese verschiedener intestinaler Erkrankungen ist. Der Gedanke, mittels einer probiotischen Therapie das Mikrobiom günstig zu beeinflussen und damit die Schleimhautbarriere zu "restaurieren", scheint daher sinnvoll und attraktiv.

16.4.1. Chronisch entzündliche Darmkrankheiten

16.4.1.1. Colitis ulcerosa

Probiotika zur Behandlung einer Colitis ulcerosa haben eine lange Tradition. Der Freiburger Mikrobiologe Alfred Nissle erwähnte bereits 1917 als erster die Wirksamkeit eines später nach ihm benannten probiotischen *E. coli*-Keims in der Behandlung eines Patienten mit aktiver C. ulcerosa.

Eine Metaanalyse beschrieb neun randomisierte, kontrollierte Studien zur *Induktion einer klinischen Remission.* Die Studienprotokolle waren sehr unterschiedlich, ebenso die probiotischen Spezies, die untersucht wurden. Letzteres wurde in der Analyse berücksichtigt, indem drei Gruppen gebildet wurden. Ein Multispezies-Präparat mit acht Keimen (VSL#3) zeigte signifikante Wirksamkeit, während weder *E. coli Nissle* (ECN) noch Bifidobakterien diesen Nachweis erbringen konnten [9]. Interessanterweise untersuchte eine Studie die dosisabhängige Wirkung von Einläufen mit *E. coli Nissle* im Vergleich zu Placebo und fand signifikante Wirksamkeit [10]. Das jüngste Cochrane-Review kommt zu der Aussage:Probiotika können die Induktion einer klinischen Remission im Vergleich zu Placebo verbessern (geringe Evidenz). Subanalysen in verschiedenen klinischen Untergruppen erbrachten keine neuen Erkenntnisse [11].

Die Langzeittherapie mit 5-Aminosalizylsäure (5-ASA) zur Erhaltung der Remission ist der Standard bei C. ulcerosa. Eine Alternative wäre von klinischem Nutzen. Ein älteres Review berücksichtigte insgesamt fünf randomisierte, kontrollierte Studien (RCT), die die *Rezidivhäufigkeit bei Patienten in klinischer Remission* untersuchten [9]: Drei Studien verglichen eine Erhaltungstherapie mit ECN gegen den etablierten Standard 5-ASA, eine Studie untersuchte die Rezidivhäufigkeit unter Zugabe von Lactobacillen gegen die Kombination aus diesen Probiotika plus 5-ASA, und eine Studie verglich bei Kindern VSL#3 gegen die Kombination aus diesen Probiotika plus Steroide. Die Analyse der Wirksamkeiten ergab keine signifikanten Unterschiede zwischen den Vergleichsgruppen, was die Zahl der in der Remission aufgetretenen Rezidive betraf.

Das letzte Cochrane Review (2020) schloss elf RCTs ein, von denen neun den Qualitätsansprüchen für eine Analyse genügten [12]. Leider zeigte sich auch hier das typische Problem bei Probiotikastudien, nämlich eine große Diversität der Studiendesigns und der applizierten Keime. Auf Grund dieser Einschränkungen sahen sich die Autoren nicht in der Lage, etwas über die Vergleichbarkeit von Probiotika und Placebo in der Remissionserhaltung bei C. ulcerosa auszusagen. Auch wenn hier ebenso Unsicherheiten bestanden, so kamen die Autoren doch zu dem Schluss, dass kein Unterschied in der Effizienz einer Rezidivprophylaxe zwischen Probiotika und 5-ASA bestand. Das Review betonte mehrmals an verschiedenen Stellen die höchst unterschiedliche, teils fragwürdige Qualität einzelner Studien.

Es gibt jedoch auch Ausnahmen. So untersuchte die größte (n=327) randomisierte und verblindete Studie die Häufigkeit von Rezidiven über 12 Monate im Vergleich eines Probiotikums (ECN) mit Mesalazin [13]. Das Ergebnis war eine statistisch gesicherte Äquivalenz beider Interventionen bei der Erhaltung der Remission. Kritische Bewertungen der Studienqualität zeigten keine relevanten Einschränkungen auf. Die äquivalente Wirksamkeit von *E. coli Nissle* in der Remissionserhaltung bei C. ulcerosa mit der seit Jahrzehnten etablierten Standardtherapie durch 5- ASA findet auch in der aktuellen Leitlinie der DGVS eine Empfehlung.

16.4.1.2. Morbus Crohn

Möglicherweise auf Grund eher negativer Ergebnisse gibt es bei M. Crohn weniger Studien zum Einsatz von Probiotika als bei C. ulcerosa. Drei randomisierte, placebokontrollierte Studien zur *Induktion einer klinischen Remission* zeigten in einer Pilotuntersuchung bei Patienten mit Kolon-Crohn unter Zugabe von *E. coli Nissle* lediglich eine Tendenz zur Einsparung von Prednisolon, eine Studie mit *Lactobacillus GG* war komplett negativ und die dritte Studie folgte einem Protokoll mit einem Synbiotikum, bestehend aus der Kombination *Bifidobacterium longum* und Inulin, gegeben über 6 Monate. In der Verumgruppe kam es nach 6 Monaten zu einer signifikanten Absenkung des *Crohn's Disease Activity Score*, nicht jedoch unter Placebo. Eine klinische Remission wurde in 62 % mit dem Synbiotikum und in 45 % unter Placebo erreicht. Bemerkenswert war eine signifikante Besserung der Histologie in der Verumgruppe sowie eine ebenfalls ein signifikanter Abfall der mukosalen TNF-Konzentration. Auch diese Untersuchung war durch eine sehr kleine Zahl von Patienten gekennzeichnet, so dass derzeit insgesamt kein sicherer Beleg für die Wirksamkeit einer probiotischen Therapie zur Induktion einer Remission bei M. Crohn besteht. Die genaue Analyse der Ergebnisse könnte jedoch Anlass zu weiteren Studien mit einem angepassten Design geben.

Zur Erhaltungstherapie mit dem Ziel, Rezidive zu verhüten, gibt es vier Placebo-kontrollierte Studien, nahezu alle mit Lactobacillen. In der Regel waren es Studien im Anschluss an eine Induktionstherapie. Weitere zwei Placebo-kontrollierte Studien mit *Lactobacillus* wurden mit dem Ziel der Verhütung eines endoskopischen Rezidivs nach Ileocoecalresektion durchgeführt. Keine der hier aufgelisteten Probiotika zeigt Wirksamkeit in der Erhaltungstherapie [10]. Eine weitere placebokontrollierte Studie mit einem Multistrain-Probiotikum bei asymptomatischen Patienten fand erneut keine Wirksamkeit [23].

Zusammengefasst zeigten Probiotika in den vorliegenden Studien weder in der aktiven Situation bei M. Crohn noch zur Remissionserhaltung ausreichende Evidenz für Wirksamkeit.

16.4.1.3. Pouchitis

Für bestimmte Situationen im Verlauf einer C. ulcerosa ist die Proctocolectomie mit Anlage eines Ileumpouches und ileoanaler Anastomose für die Patienten ein gewaltiger Fortschritt. Nichtsdestotrotz ist dieser Erfolg durch eine 30-50%ige Rate an entzündlichen Komplikationen im Pouch beeinträchtigt. Die Mikrobiota des Pouches spielen in der Pathogenese der Entzündung eine herausragende Rolle. Noch ein weiterer Aspekt ist zu erwähnen: Im Unterschied zu C. ulcerosa und M. Crohn sind die etablierten Therapiemöglichkeiten bei Pouchitis sehr begrenzt.

Insgesamt liegen drei randomisierte, Placebo-kontrollierte Studien für Probiotika bei Pouchitis vor. Alle wurden mit einem Multispezies-Präparat (VSL#3) durchgeführt [9]. Eine Erhaltungstherapie zur Verhinderung von Rezidiven zeigte bei zwei Studien signifikante Überlegenheit über Placebo. Die dritte Studie wählte statt einer Sekundärprophylaxe den Weg einer Primärprophylaxe. Die Patienten erhielten unmittelbar postoperativ die Therapie. Auch hier zeigte sich das Probiotikum in der Verhinderung von Rezidiven signifikant überlegen. So eindrucksvoll diese Ergebnisse sind, so deutlich meldet sich bei näherer Betrachtung auch Kritik. Alle Studien wurden mit einem einzigen Präparat durchgeführt, zwei davon als *Single Center*-Untersuchung. Zur Praktikabilität gibt es seit Jahren Streitigkeiten, welches der auf dem Markt erhältlichen VSL#3 dem der Originalstudien entspricht. Neuerdings wird das ursprünglich in den Studien getestete Multispezies-Präparat VSL#3 generisch als "De Simone Formulation" bezeichnet und unter dem Handelsnamen Vivomixx® in der EU vertrieben.

16.4.1.4. Mikroskopische Kolitis (kollagene Kolitis/lymphozytäre Kolitis)

Inwieweit diese Entitäten als chronisch entzündliche Darmerkrankungen bezeichnet werden können, mag dahingestellt bleiben, spielt aber hier keine wesentliche Rolle. Bei der in den Details noch ungeklärten Pathogenese spielt das Mikrobiom und die Barrierefunktion nach gegenwärtigem Verständnis eine wichtige Rolle.

In zwei offenen Studien mit VSL#3 und *E. coli Nissle* wurde ein symptomatischer Effekt beschrieben. Zwei Placebo-kontrollierte Studien mit einem Multispezies-Präparat (*Lactobacillus* und Bifidobakterien) zeigten ebenfalls gewisse symptomatische Effekte, besonders bei der lymphozytären Colitis, jedoch keine Änderungen objektiver Parameter wie Histologie.

16.4.2. Reizdarmsyndrom/Funktionelle gastrointestinale Erkrankungen

Für diese Krankheitsbilder liegen in Hinsicht auf die Verwendung von Probiotika die meisten Erfahrungen und Studienergebnisse vor. Das mag dadurch begründet sein, dass für viele Krankheitssituationen auf diesem Gebiet keine befriedigenden und etablierten sonstigen Behandlungskonzepte vorliegen. Andererseits verwischen sich bei diesen Patienten mitunter die Grenzen zwischen Krankheit und Befindlichkeitsstörungen. Eine Selbstbehandlung mit frei verkäuflichen Präparaten und Lebensmittelzusätzen ist hierbei häufig anzutreffen. Im Vordergrund stehen also Überlegungen zu Sicherheit und Verträglichkeit.

Diese Bemerkungen dürfen nicht missverstanden werden. In den letzten Jahren konnte eine Fülle von Erkenntnissen zu den molekularen, metabolischen und funktionellen Grundlagen sogenannter "funktioneller Erkrankungen" gewonnen werden. Auch wenn die Patienten *quo ad vitam* eine sehr gute Prognose haben, besteht ein großer Leidensdruck. Allgemein gelten das Mikrobiom, eine Dysfunktion der Mikrobiota und die probiotische Therapie als Schlüsselfaktoren in der Pathogenese und Therapie des Reizdarmsyndroms. Besondere Aufmerksamkeit verdienen dabei Einflüsse der Probiotika auf viszerale Hypersensitivität und immunregulierende Effekt auf Zytokine und *Toll-like*-Rezeptoren.

Die Ergebnisse zahlreicher Metaanalysen und systematischen Reviews zu einer großen Zahl von randomisierten, kontrollierten Studien wurden mit dem Verweis auf methodische Schwächen immer wieder eingeschränkt: verschiedenste Probiotika bei klinisch sehr unterschiedlichen Patienten in nicht nachvollzierbaren Dosierungen und mit uneinheitlichen Endpunkten. Nichtsdestotrotz haben auch die beiden letzten Metaanalysen, einmal mit 53 RCTs [14] und einmal mit 24 RCTs, bei Betrachtung aller Arten von Probiotika und ohne Berücksichtigung unterschiedlicher Patienten-Phänotypen eine signifikante symptomatische Wirksamkeit beschrieben. Es zeigten sich positive Effekte auf einen globalen Symptomen-Score somit auf abdominelle Schmerzen, Blähungen, Flatulenz und Obstipation. Es wurden verschiedenste Probiotika getestet. Die meisten Studien enthielten *Lactobacilli*, gefolgt von Bifidobakterien. Letztere zeigten grenzwertige Signifikanz. Ansonsten war der wichtigste Befund, dass Multispezies-Präparate besser wirksam waren als Studien, in denen nur ein Probiotikum getestet wurde [14]. Diese Ergebnisse der älteren Metaanalyse [14] mit ihren auf schwacher Evidenz basierenden positven Aussagen reflektiert einige wesentliche Fragen: Welche probiotischen Stämme sind es, die therapeutische Wirksamkeit zeigen? und bei welchen führenden Symptomen des "Syndroms" (Phänotypus) haben sich welche probiotischen Keime als wirksam erwiesen. Eine jüngste (2023), sehr umfangreiche Netzwerkanalyse versucht, bei trotz neuer Studien immer noch deutlich eingeschränkter Datenlage Antworten zu geben [24]. In einem Ranking werden *Lactobacillus acidophilus* DDS-1, *Bifidobacterium animalis* subsp. *lactis* UABla-12 und *Bifidobacterium longum* R.0175 als besonders vielversprenchende probiotische Keime genannt. Eine entsprechende Empfehlung findet sich in dem detaillierten Kapitel der aktuellen deutschen Leitlinie zum Reizdarmsyndrom (www.dgvs.de). Dort heißt es "*Ausgewählte Probiotika sollten in der Behandlung des Reizdarmsyndroms eingesetzt werden. Dabei kann die Wahl des Stamms nach der Symptomatik erfolgen*".

Besondere Erwähnung verdienen Sicherheit und Verträglichkeit der Probiotika. Im Vergleich zu den Placebo-behandelten Patienten ergaben sich keine Unterschiede, unerwartete Nebenwirkungen traten nicht auf.

16.4.3. Antibiotika-assoziierte Diarrhoe und *C. difficile*-Infektion

Eine Antibiotika-assoziierte Diarrhoe (AAD) wird definiert als nicht erklärbare Durchfälle im Rahmen einer Antibiotikagabe. Patienten, bei denen dabei *Clostridioides difficile* (früher: *Clostridium difficile*) nachgewiesen wird, werden als solche mit *C. difficile*-Infektion (CDI) bezeichnet. Der Stuhltransfer ist hierbei besonders intensiv untersucht und hat sich als herausragend wirksam gezeigt. Einzelheiten dazu werden in Kap. 15. erwähnt. Hier soll nur die klassische probiotische Therapie ohne Stuhltransfer beschrieben werden.

Als Grundlage der Wirksamkeit werden hauptsächlich zwei Mechanismen beschrieben: zum einen eine Stärkung der Barrierefunktion durch Bildung von Mucinen und antibakteriellen Peptiden und zum anderen durch kompetitive Hemmung intraluminaler Adhärenz.

Eine Metaanalyse über 30 Placebo-kontrollierte *Studien bei AAD*, in denen präventiv zum Antibiotikum ein Probiotikum gegeben wurde, zeigt eine eindrucksvolle Wirksamkeit dieser kombinierten Behandlung. Einschränkend muss erwähnt werden, dass diese Wirksamkeit der Probiotika nur für Patienten bis 65 Jahre galt. Für ältere Patienten konnte dieses Ergebnis nicht bestätigt werden, was die Autoren allerdings mit statistischen Besonderheiten erklärten [15]. Als signifikant wirksam erwiesen sich Probiotika, alleine oder in Mischpräparaten, wenn sie *Lactobacillus*, Bifidobakterien oder *Saccharomyces boulardii* enthielten.

Die Möglichkeiten für die Prävention einer CDI mit Probiotika bei einer Antibiotikatherapie wurde in einer Metaanalyse basierend auf 19 Placebokontrollierten Studien beschrieben. Eine CDI wurde in über 50 % der Patienten durch die kombinierte Einnahme von Anti- und Probiotika verhindert (RR 0,42 [95 % CI, 0,30-0,57]). Die Probiotika wurden in einem Zeitraum von 1 bis 7 Tagen nach Antibiotikabeginn verabreicht: je früher, desto effektiver die Prävention. Mit jedem Tag Abstand zum Antibiotikabeginn stieg das Risiko einer CDI um 18 %. In 14 von 19 Studien kamen verschiedenste probiotische *Lactobacilli* zum Einsatz, entweder als Einzelkeim oder in Mischungen, in fünf Studien wurde *Saccharomyces boulardii* getestet. Eindeutige Überlegenheiten haben sich dabei nicht gezeigt.

Weitere zwei Placebo-kontrollierte Einzelstudien verdienen Beachtung. Patienten mit CDI wurden mit einer Kombination aus Vancomycin/Metronidazol und einem Multispezies-Probiotikum behandelt. Bis auf eine klinisch unwesentliche Verkürzung des Durchfalls unter Probiotika gab es keinen Unterschied. Auch in der zweiten Studie wurde in Kombination behandelt, hier mit dem Probiotikum *Saccharomyces boulardii.* Bemerkenswert war, dass bei Patienten, die schon mehrere Episoden mit CDI hinter sich hatten, die Sekundärprophylaxe in Hinblick auf eine nächste Episode mit CDI in der Probiotika-Gruppe signifikant erfolgreicher war [16].

Im jüngsten Cochrane Review war die Häufigkeit einer CDI 1,5 % in der Gruppe mit Probiotika-Prophylaxe und 4,0% bei den Kontroll-Patienten, entsprechend einem eindrucksvoll niedrigern Risikofaktor im Vergleich zu Plazebo (RR 0,40; 95 % CI 0,30; 0,52). Die Analyse der Wirksamkeit einzelner Probiotikastämme beschrieb diese vor allem bei *Lactobacillus acidophilus* und *casei*, entweder als Single-Gabe oder in Kombinationen. Die vorsichtige Schlussfolgerung war dementsprechend: Die kurzeitige (im Studienmittel 7,5 Tage) Zugabe von Probiotika zu Antibiotika scheint in immunkompetenten Patienten sicher und effektiv [25]. Eine jüngere praxisorientierte, offene, kontollierte Studie fand bei 5574 hospitalisierten Patienten in 0,96 % der Patienten mit Probiotkaprophylaxe eine CDI im Vergleich zu 2,19 % in der Kontrollgruppe [26]. Für die Praxis von Interesse ist die Frage der Verabreichungsform von Probiotika. In einer randomisierten, multizentrischen Studie wurden Probiotika als Joghurt gegeben. Es fand sich kein Unterschied des Effekts zu Plazebo [27]. Es empfiehlt sich doch die Verwendung pharmazeutischer, inhaltsdefinierter Präparate.

16.4.4. Divertikelkrankheit

Überraschenderweise ist die Studienlage trotz dieses sehr häufigen Krankheitsbildes zum Thema Probiotika deutlich eingeschränkt. Über das Mikrobiom bei Divertikulitis gibt es keine aussagekräftigen Studien, bei der (asymptomatischen) Divertikulose sind die Aussagen dazu kontrovers oder tendieren eher in Richtung keiner Störung. Die mikrobiologischen Untersuchungen und Ansätze zu einer Therapie konzentrieren sich ganz auf die unkomplizierte Divertikelkrankheit, im Schrifttum auch als SUDD (symptomatische unkomplizierte Divertikelkrankheit) bezeichnet. Hier gibt es immerhin einzelne Ergebnisse zu mikrobiologischen Untersuchungen in einzelnen Darmabschnitten, im Stuhl und in Mukosabiopsien. Ein eindeutiges Muster lässt sich jedoch daraus nicht erkennen.

Trotzdem wurden bei dieser Indikation mehrere Therapiestudien durchgeführt, auch kontrolliert und randomisiert. Das einzige bis jetzt publizierte systematische Review kommt zu dem Schluss, dass die eingeschränkte Datenlage keine eindeutigen Empfehlungen für Probiotika zulässt. Die begründeten und häufig bei der Divertikelkrankheit angewendeten Ballaststoffzusätze (Plantago) wirken möglicherweise über ihre präbiotischen Eigenschaften auf die Zusammensetzung der Mikrobiota. Dies könnte als Hinweis gedeutet werden, dass Probiotika vor allem in der Prävention bei der Divertikelkrankheit wirksam sein könnten.

16.4.5. Nicht-steroidale Antirheumatika (NSAR)-induzierte Enteropathie

Wahrscheinlich gehört die NSAR-assoziierte Enteropathie zu den unterdiagnostizierten intestinalen Erkrankungen. Neuere diagnostische Verfahren wie Kapselendoskopie und die Ballonenteroskopie lassen heute zunehmend die NSAR-assoziierte Enteropathie als Ursache intestinaler Krankheitserscheinungen diagnostizieren. Eine zunehmende Zahl von Studien in vitro, im Tiermodell und auch im Menschen hat gezeigt, dass es unter NSAR zu Änderungen im Muster der Mikrobiota kommt, die mit einer Schädigung der intestinalen Mukosa einhergehen. Allerdings zeigen verschiedene NSAR unterschiedliche Einflüsse auf das Mikrobiom, so dass es derzeit nicht möglich ist, eine allgemeine Aussage über die Mikrobiota unter NSAR zu treffen [17, 28]. Repräsentative Studien im Tiermodell, aber auch einige kontrollierte Studien im Menschen, vorzugsweise unter ASS, belegen die präventive Wirkung von Probiotika bei dieser Enteropathie. Die gleichzeitige Einnahme von NSAR und Probiotika verhindern die Entstehung mukosaler Läsionen. Besondere Wirksamkeit wurde für *Bifidobacterium breve* und die beiden *Lactobacillus*-Stämme *gasseri* und *plantarum* nachgewiesen [17, 28].

16.4.6. Probiotika in der Pädiatrie

Möglicherweise auch aus emotionalen Gründen spielen Probiotika in der Pädiatrie eine besondere Rolle. Kinder reagieren häufig mit hohem Fieber – ein Umstand, der vielfach zu einem intensiven Antibiotikagebrauch führt. Antibiotika in der Kindheit und die daraus resultierenden Veränderungen des Mikrobioms werden heute für verschiedene Erkrankungen im Erwachsenenalter verantwortlich gemacht, was einen weiterer Grund dafür darstellt, bei Infektionen Antibiotika nur bei strenger Indikation zu verschreiben und stattdessen mit Probiotika zu behandeln.

Die am weitesten verbreitete Indikation für Probiotika bei Kindern ist die akute infektiöse Diarrhoe. Dazu gibt es eine Fülle von klinischen Studien, insbesondere für *Lactobacillus rhamnosus GG* und *Saccharomyces boulardii*. Mit vielen Probiotika vor allem aus der Gruppe der Laktobazillen kann eine Verkürzung der Durchfallsymptomatik erreicht werden. Interessanterweise gibt es für diese Therapie Dosisangaben. Nur Dosen $\geq 10^9$ CFU zeigen Wirksamkeit. Zu dieser Therapie gibt es positive Empfehlungen der Fachgesellschaften (ESPID, ESPGHAN) [18].

Auch Koliken, verbunden mit Schreiattacken, können ein quälendes Symptom bei Kleinkindern sein. Für den Einsatz von Probiotika, insbesondere *Lactobacillus reuteri*, gibt es positive Studien. Verschiedene weitere gastrointestinale Erkrankungen treten während der gesamten Lebenszeit auf. Der Einsatz von Probiotika hierbei ist wegen der im Allgemeinen besseren Datenlage bei Erwachsenen besprochen.

Eine gefürchtete Erkrankung ist die nekrotisierende Enterokolitis bei Frühgeborenen. Zahlreiche Studien haben nachgewiesen, dass Probiotika, präventiv gegeben, das Risiko und die Mortalität vermindern können. Jüngste Metaanalysen sind jedoch unsicher bezüglich der zu empfehlenden probiotischen Stämme. Am ehesten gibt es eine Präferenz für *Bifidobacterium brevis* [18]. Im Zusammenhang mit dieser Indikation wird allgemein darauf hingewiesen, dass das Risiko einer Verabreichung von Probiotika bei Kindern mit sehr niedrigem Geburtsgewicht unklar ist.

Der Einsatz von Probiotika bei Nahrungsmittelallergien wird in Fachgesellschaften sehr kontrovers diskutiert. Allgemeine positive Empfehlungen gibt es nicht. Die deutschen Leitlinien zur Prävention von Allergien stellen einen evidenz-basierten positiven Effekt von Probiotika für das atopische Ekzem fest, vermeiden jedoch die Empfehlung für spezifische probiotische Keime [29].

16.4.7. Extraintestinale Erkrankungen

Es gibt kaum ein Organ und nur wenige Erkrankungen, die nicht im Zusammenhang mit dem intestinalen Mikrobiom und den sich daraus ergebenden Möglichkeiten einer Therapie gebracht werden. Schon aus Platzgründen werden hier nur zwei Felder besprochen: Lebererkrankungen und das metabolische Syndrom.

Die Leber ist auf direktem Weg mehrfach mit dem Mikrobiom verbunden: über die Gallengänge, über das Portalvenensystem und die systemische Zirkulation. Sie ist dabei nicht nur passiver Rezipient von bakteriellen Produkten aus dem Intestinum, sondern sie kontrolliert über die Aktivierung der hepatischen Immunreaktion und über Metabolisierung den *Spillover* dieser Produkte in die systemische Zirkulation. Dysbiose wird im Zusammenhang mit der Pathogenese zahlreicher Lebererkrankungen, von alkoholischen und nicht-alkoholischen Lebererkrankungen über chronische Virushepatitiden, Cholangiopathien und Zirrhose bis hin zum hepatozellulären Karzinom diskutiert [19].

Die meisten Probiotika-Studien befassen sich mit der Nicht-alkoholischen Lebererkrankung (NAFLD). Eine Metaanalyse über 25 Studien kam zu dem Ergebnis, dass Probiotika in der Lage sind, Body-Mass-Index, Transaminasen, Serum-Cholesterin und Triglyzeride zu senken, nicht aber die Entzündung zu beeinflussen [20]. Probiotika wurden in verschiedenster Form getestet, so dass sich in der Metaanalyse kein Hinweis auf eine spezielle probiotische Spezies ergab.

Leberzirrhose als fortgeschrittene Form verschiedenster Lebererkrankungen kann in Assoziation mit Dysbiose und bakteriellen Reaktionen zu fatalen Folgen wie einer spontanen bakteriellen Peritonitis oder hepatischen Enzephalopathie führen. Lange schon wird therapeutisch die Mikrobiota beeinflusst, z.B. durch nicht-resorbierbare Antibiotika oder durch Lactulose, ohne dass man die größeren Zusammenhänge mit dem intestinalen Mikrobiom berücksichtigt hat. Im Lichte neuer wissenschaftlicher Erkenntnisse werden zunehmend Studien zum Einfluss von Probiotika durchgeführt. In zwei neueren Metaanalysen zeigten sich Wirkungen auf die Endotoxinämie und Ammoniakspiegel, auf die Verbesserung und Prävention einer hepatischen Enzephalopathie und auf die fortschreitende Verschlechterung der Leberfunktionen [19]. Auch hier müssen weitere Untersuchungen den Wert einzelner probiotischer Spezies differenzieren.

Viele der hier skizzierten physiologischen und pathophysiologischen Wirkungen der intestinalen Mikrobiota legen eine pathogenetische Verbindung mit dem metabolischen Syndrom nahe. In der Tat sind Dysbiose, einige Bakterien-Spezies und deren Produkte mit subakuter systemischer Entzündung, mit Insulinresistenz und einem erhöhten Risiko für Kardio-vaskuläre Erkrankung in Verbindung gebracht worden. Diese Erkenntnisse haben Anlass zu zahlreichen therapeutischen Studien gegeben.

Verschiedene systematische Reviews und Metaanalysen mit verschiedensten Probiotika haben mehrfach signifikante Effekte auf einzelne Symptome gefunden, dabei aber jeweils die eher marginale Effektgröße betont. Es scheint also Wirksamkeit zu bestehen, die aber klinisch nicht relevant ist. Vielleicht sollten weitere Studien der Dosisfrage vermehrt Aufmerksamkeit schenken.

16.5. Die Zukunft der Probiotika

Probiotika stellen ein sehr attraktives Therapieprinzip dar, das allerdings noch weitergehender wissenschaftlicher Arbeit bedarf. Abgesehen von wenigen "*high quality*"-Therapiestudien fehlen Daten zur Dosis. Natürlich muss sich die unspezifische Verordnung in eine spezifische Anwendung hinsichtlich der verschiedenen probiotischen Bakterienstämme und des Therapieziels entwickeln.

Darüber hinaus wird es eine nächste Generation von probiotischen Bakterien geben, von der intensivere Wirkungen auf das Mikrobiom und das Metabolom erwartet werden. Solche vielversprechenden Stämme sind z.B. *Prevotella* und *Christensenel-*

la mit ihrer Fähigkeit Insulinresistenz zu kontrollieren, *Akkermansia muciniphila* bei Adipositas und *Faecalibacterium prausnitzii* zur mukosalen Protektion bei entzündlichen Darmerkrankungen.

Neben dieser Art von "konventionellen" wissenschaftlichen Arbeiten, scheint es im Zeitalter von "Bioengineering" naheliegend, dass versucht wird mit den modernen Verfahren der Molekulargenetik probiotische Keime so zu verändern, dass Sie in ihre Wirkungen auf Gesundheit und Krankheiten gezielt verstärken. In einem systematischen Review werden erste therapeutische Effekte genetisch modifizierter Probiotika im Colitis-Mausmodell beschrieben [30]. Manche werden diese Manipulationen ablehnen, widersprechen sie doch der Überzeugung, dass es sich bei Probiotka um etwas "Natürliches" handelt. Wie die Geschichte zeigt, wird aber der Forscherdrang nicht aufzuhalten sein.

Literatur

1. Andresen V, Gschossmann J, Layer P. Heat-inactivated *Bifidobacterium bifidum* MIMBb75 (SYN-HI-001) in the treatment of irritable bowel syndrome: a multicentre, randomised, double-blind, placebo-controlled clinical trial. Lancet Gastroenterol Hepatol 2020;5(7):658-666

2. Sotoudegana F, Danialib M, Hassanib S et al. Reappraisal of probiotics' safety in human. Food ChemTox 2019;129:22-29

3. Grozddanov L, Raasch C, Schulze J et al. Analysisof the genome structured of the nonpathogenic probiotic *Escherichia coli* strain Nissle 1917. J Bacteriol 2004;186: 5432-41

4. Suez J, Zmora N, Segal E, Elinav E. The pros, cons, and many unknowns of probiotics. Nature Med 2019;25: 716-29

5. Joeres-Nguyen-Xuan TH, Boehm SK et al. Survival of the probiotic *Escherichia coli Nissle 1917* (EcN) in the gastrointestinal tract given in combination with oral mesalamine to healthy volunteers. Inflamm Bowel Dis 2010;16(2):256-62

6. Zyrek AA, Cichon C, Helms S et al. Molecular mechanisms underlying the probiotic effects of *Escherichia coli* Nissle 1917 involve ZO-2 and PKC redistribution resulting in tight junction and epithelial barrier repair. Cell Microbiol 2007;9:804-816

7. Gómez-Llorente C, Muñoz S, Gil A. Role of Toll-like receptors in the development of immunotolerance mediated by probiotics. Proc Nutr Soc 2010; 69: 381-389

8. Sarkar A et al. Psychobiotics and the manipulation of bacteria-gut-brain signals. Trends Neurosci. 39, 763-781 (2016)

9. Shen J, Zuo Z-X, Mao A-P. Effect of probiotics on inducing remission and maintaining therapy in ulcerative colitis, Crohn's disease, and pouchitis: Meta-analysis of randomized controlled trials. Inflamm Bowel Dis 2014; 20:21-35

10. Matthes H, Krummenerl T, Giensch M, et al. Clinical trial: probiotictreatment of acute distal ulcerative colitis with rectally administered *Escherichia coli* Nissle 1917 (EcN). BMC Complement Altern Med 2010;10:13

11. Kaur L, Gordon M, Baines PA, Iheozor-Ejiofor Z et al. Probiotics for induction of remission in ulcerative colitis. Cochrane Database of Systematic Reviews 2020, Issue 3. Art. No.: CD005573

12. Iheozor-Ejiofor Z, Kaur L, Gordon M, Baines PA, Sinopoulou V, Akobeng AK. Probiotics for maintenance of remission in ulcerative colitis. Cochrane Database Syst Rev 2020;3(3):CD007443

13. Kruis W, Fric P, Pokrotnieks J et al. Maintaining remission of ulcerative colitis with the probiotic *Escherichia coli* Nissle 1917 is as effective as with standard mesalazine. Gut 2004;53: 1617-23

14. Ford AC, Quigley EM, Lacy BE et al. Efficacy of prebiotics, probiotics, and synbiotics in irritablebowel syndrome and chronic idiopathic constipation: systematic review and meta-analysis. Am J Gastroenterol 2014; 109:1547-1561

15. Jafarnejad S, Shab-bidar S, Speakman JR, et al. Probiotics reduce the risk of antibiotic-associated diarrhea in adults (18 - 64 years) but not the elderly (> 65 Years): a meta-analysis. Nutr Clin Pract 2016;31(4):502-513

16. Mcfarland LV, Surawicz CM, Greenberg RN et al. A randomizedplacebo-controlled trial combination with standard antibiotics for *Clostridium difficile* disease. JAMA 1994;271(24):1913-1918

17. Rekatsina M, Paladini A, Cifone MG et al. Influence of microbiota on NSAID enteropathy: A systematic review of current knowledge and the role of probiotics. Adv Ther 2020;37: 1933-1945

18. Sansotta N, Peroni DG, Romano S et al. The good bugs: the use of probiotics in pediatrics. Curr Opin Pediatr 2019;31(5):661-669

19. Giuffrè M, Campigotto M, Campisciano G et al. A story of liver and gut microbes: how does the intestinal flora affect liver disease? A review of the literature. Am J Physiol Gastrointest Liver Physiol 2020; 318(5):G889-G906

20. Loman BR, Hernández-Saavedra D, An R, Rector RS. Prebiotic and probiotic treatment of nonalcoholic fatty

liver disease: a systematic review and meta-analysis. Nutr Rev 2018;76:822-839

21. Bron PA, Kleerebezem M, Brummer R-J, et al. Human intestinal barrier: Effects of stressors, diet, prebiotics, and probiotics. Clin Transl Gastroenterol 2021; 12(1):e00308.

22. Mazziotta C,, Tognon M, Martini F et al. Probiotics mechanism of action on immune cells and beneficial effects on human health. Cells 2023;12(1):184.

23. Bjarnason I, Sission G, Hayee B. A randomised, double-blind, placebo-controlled trial of a multi-strain probiotic in patients with asymptomatic ulcerative colitis and Crohn's disease. Inflammopharmacol 2019;27(3): 465-473.

24. Xie P, Luo M, Deng X et al. Outcome-specific efficacy of different probiotic strains and mixtures in irritable bowel syndrome: A systematic review and network meta-analysis. Nutrients 2023;15(17):3856.

25. Goldenberg JZ, Yap Ch, Lytvyn L et al. Cochrane Database Syst Rev 2017;12(12):CD006095.

26. Goldenberg JZ, Yap Ch, Lytvyn L et al. Probiotics for the prevention of Clostridium difficile-associated diarrhea in adults and children. Am J Infect Control 2019; 47(8):1028-1029.

27. Rajkumar C, Wilks M, Islam J et al. Do probiotics prevent antibiotic-associated diarrhoea? Results of a multicentre randomized placebo-controlled trial. Hosp Infect 2020;105(2):280-288.

28. Xianglu Wang X, Tang Q, Hou H et al. Gut microbiota in NSAID enteropathy: New insights from inside. Front Cell Infect Microbiol 2021;11:679396.

29. http://www. awmf. org/leitlinien/aktuelle-leitlinien/ll-liste/deutsche-gesellschaft-fuer-allergologie-und-klinische-immunologie.html

30. Zhang T, Zhang J, Duan L. The role of genetically engineered probiotics for treatment of inflammatory bowel disease: A systematic review. Curr Nutr Rep 2023;12(1): 83-97.

17. Abkürzungsverzeichnis

Abkürzung	Bedeutung
AAD	Antibiotika-assoziierte Diarrhoe
AIH	Autoimmunhepatitis
AMPs	Antimikrobielle Peptide
AMS	*Antimicrobial stewardship*
BSH	Gallensalz-Hydrolase (*bile salt hydrolase*)
BT	Bakterielle Translokation
CCA	Cholangiozelluläres Karzinom
CDI	*C. difficile*-Infektion
CED	Chronisch entzündliche Darmerkrankungen
CFU	*Colony forming units*
EAE	Experimentelle autoimmune Enzephalomyelitis
ECN	*E. coli Nissle*
FMT	Fäkaler Mikrobiota-Transfer
FODMAPS	*Fermentable oligo-di-mono-sacharides and polyols*
FS	Fettsäuren
GABA	Gamma-Aminobuttersäure
GF	keimfrei (*germ-free*)
GPR	G-Protein gekoppelte Rezeptoren
GvHD	Graft-versus-Host-Disease
HCC	Hepatozelluläres Karzinom
HERV	Humane endogene Retroviren
HSC	Hepatische Sternzellen
HT	Hashimoto-Thyreoiditis
IBS	*Irritable bowel syndrome* (Reizdarmsyndrom)
ICC	Intrahepatisches Cholangiokarzinom
IDO	Indoleamin-2,3-Dioxygenase
IL	Interleukin
ISD	Immunsuppressive Domäne
KBE	Kolonie-bildende Einheiten
KC	Kupffer-Zellen
KRK	Kolorektales Karzinom
LPS	Lipopolysaccharide
MACs	*Microbiota-accessible carbohydrates*
MAMPs	*Microbe associated molecular pattern*
MRE	Multiresistente Erreger
MS	Multiple Sklerose
NAFLD	Nicht-alkoholische Fettlebererkrankung
NSAR	Nicht-steroidale Antirheumatika
OTU	Operationale taxonomische Einheit
PAMPs	*Pathogen associated molecular patterns*
PBC	Primäre biliäre Cholangitis
PCR	Polymerase-Kettenreaktion
PSC	Primär sklerosierende Cholangitis
RA	Rheumatoide Arthritis
rCDI	Rekurrente *C. difficile*-Infektion
RDS	Reizdarmsyndrom
SCFA	Kurzkettige Fettsäuren (*short chain fatty acids*)
SIBO	*Small intestinal bacterial overgrowth*
SLE	Systemischer Lupus erythematodes
T1D	Typ 1-Diabetes mellitus
T2D	Typ 2-Diabetes mellitus
TLR	*Toll-like*-Rezeptoren
TMAO	Trimethylamin-N-oxid
TNF-α	Tumornekrosefaktor-alpha
VLP	*Virus-like particles*
VRE	Vancomycin-resistente Enterokokken

Tab. 17.1: Auswahl von im Buch verwendeten Abkürzungen und deren Bedeutung. Weitere Abkürzungen sind in deren direktem Umfeld oder in Abbildungs- und Tabellenlegenden erklärt.

Index

S

T

V